U0199466

妇产科疾病处方速查

总 主 编 袁 洪 左笑丛

主　　编 薛 敏 潘 琼

编　　者（以姓氏笔画为序）

马洁稚　王 晨　王陆颖　叶明珠

冯 晴　朱小刚　李立杰　李瑞珍

易水晶　高 舟　蒋 斌　蒋建发

曾向阳　樊志文　潘 琼　薛 敏

总编写秘书 吴 甜

人民卫生出版社

·北 京·

图书在版编目（CIP）数据

妇产科疾病处方速查 / 薛敏，潘琼主编 . —北京：
人民卫生出版社，2021.7

ISBN 978–7–117–31102–1

Ⅰ.①妇… Ⅱ.①薛…②潘… Ⅲ.①妇产科病 —处
方 Ⅳ.①R710.5

中国版本图书馆 CIP 数据核字（2021）第 005651 号

| 人卫智网 | www.ipmph.com | 医学教育、学术、考试、健康，购书智慧智能综合服务平台 |
| 人卫官网 | www.pmph.com | 人卫官方资讯发布平台 |

妇产科疾病处方速查
Fuchanke Jibing Chufang Sucha

总 主 编：	袁 洪　左笑丛
主　　 编：	薛 敏　潘 琼
出版发行：	人民卫生出版社（中继线 010-59780011）
地　　 址：	北京市朝阳区潘家园南里 19 号
邮　　 编：	100021
E - mail：	pmph @ pmph.com
购书热线：	010-59787592　010-59787584　010-65264830
印　　 刷：	北京盛通印刷股份有限公司
经　　 销：	新华书店
开　　 本：	787 × 1092　1/32　印张：9.5
字　　 数：	243 千字
版　　 次：	2021 年 7 月第 1 版
印　　 次：	2021 年 8 月第 1 次印刷
标准书号：	ISBN 978-7-117-31102-1
定　　 价：	49.00 元

打击盗版举报电话：**010-59787491**　E-mail: **WQ @ pmph.com**
质量问题联系电话：**010-59787234**　E-mail: **zhiliang @ pmph.com**

前　言

　　妇产科临床工作千头万绪,诊断和治疗的技术日新月异。面对各类指南、规范、共识、专著等,临床医师在开具处方时往往难以抉择。由此,本书应运而生。希望本书能为临床医师治疗妇产科疾病提供简明、规范、合理的用药参考方案。

　　本书分为21章进行阐述,针对每种疾病进行概述,简介其临床特征、基本治疗原则,并根据不同病情给出相应的推荐处方及相关注意事项,力求做到便捷实用、简明扼要。

　　本书的编写团队是由长期工作在临床一线、有扎实理论基础和丰富临床实践经验的医师和药师组成的,书中的每个章节都经过他们仔细斟酌推敲而成,旨在为广大读者在妇产科的日常临床工作提供实用、客观、简明、有效的帮助。由衷感谢我们团队的所有人!

　　清代蔡复一在《答刘学宪书》中写到"国医处方,剂剂皆中"。希望本书能成为这样一本"剂剂皆中"的好书,为广大妇产科医师在临床实践中提供一些指导和帮助,同时也衷心希望广大读者对本书的不足之处提出宝贵意见。

湘雅三医院妇产科　薛敏　教授

2021 年 1 月

目　录

第一章

女性生殖系统炎症

第一节　外阴及阴道炎症

正常情况下需氧菌及厌氧菌寄居于阴道内,形成正常的阴道菌群。需氧菌包括棒状杆菌、非溶血性链球菌、肠球菌、表皮葡萄球菌。兼性厌氧菌有乳杆菌、加德纳尔菌和大肠埃希菌。厌氧菌包括消化球菌、消化链球菌、类杆菌、梭杆菌和动弯杆菌等。此外,还有支原体及念珠菌。阴道与这些菌群形成一种平衡的生态,阴道环境影响菌群,菌群也影响阴道环境。正常阴道中乳杆菌占优势,在维持阴道正常菌群中起关键作用。

虽然有外阴及阴道的防御机制存在,但由于外阴前与尿道毗邻,后与肛门邻近,易受污染;外阴及阴道又是经血流出、性交、分娩及各种宫腔操作的必经之道,容易受到损伤及各种外界病原体的感染。此外,虽然阴道内的菌群为正常菌群,但当大量应用抗生素、体内激素发生变化或各种原因致机体免疫能力下降,阴道与菌群之间的生态平衡被打破,也可形成条件致病菌。

外阴阴道炎是女性生殖道感染最常见的疾病,是不同疾病引起的多种外阴阴道黏膜炎症性疾病的总称。外阴及阴道炎症的共同特点是阴道分泌物增加及外阴瘙痒,由于炎症的病因不同,分泌物的特点、性质及瘙痒轻重程度也不相同。

最常见的外阴阴道感染包括非特异性外阴炎、前庭大腺囊肿、前庭大腺炎、滴虫性阴道炎、外阴阴道念珠菌病、细菌性阴道病、老年性阴道炎、婴幼儿外阴阴道炎。

一、非特异性外阴炎

【概述】

非特异性外阴炎(nonspecific vulvitis)是由物理、化学因素,而非病原体所致的外阴皮肤或黏膜炎症。

【临床特征】

1. 病史　长期穿紧身的尼龙内裤或经期长时间使用卫生用品的物理和化学刺激病史;糖尿病、尿瘘、粪瘘史。

2. 症状　外阴部瘙痒、疼痛及灼热感,于活动、性交、排尿及排便时加重。

3. 妇科检查　外阴局部充血、肿胀、糜烂,常有抓痕,有时呈片状湿疹,严重时可见脓疱形成或浅小溃疡。慢性炎症可使皮肤增厚、粗糙、皲裂,甚至苔藓样变。

【治疗原则】

治疗原则为保持局部清洁、干燥,对症治疗,重视消除病因。积极寻找病因,若发现糖尿病,应及时治疗糖尿病;若有尿瘘、粪瘘,应及时行修补术。

【推荐处方】

处方 1. 0.1% 聚维酮碘溶液,坐浴,2 次 /d,每次 15~30 分钟。

处方 2. 1∶5 000 高锰酸钾溶液,坐浴,2 次 /d,每次 15~30 分钟。

处方 3. 苦参、蛇床子、白癣皮、土茯苓、黄柏各 15g,川椒 6g,水煎,熏洗外阴部,1~2 次 /d。

处方 4. 若外阴有破溃:紫草油,适量,涂搽患处,3 次 /d。

【注意事项】

1. 教会患者正确的坐浴方法,包括坐浴液的浓度、温度、坐浴时间及注意事项。坐浴液的浓度要按比例配制,浓度过高易致皮肤黏膜损伤,浓度过低影响治疗效果。坐浴液温度需适宜,建议温水坐浴。温度不适宜太高,高温度会加快药液的分解,不利于坐浴。坐浴时间15~30分钟。时间太短不能够达到杀菌消炎的作用,但是也不要超过30分钟,长时间的药液坐浴不利于皮肤的保养。

2. 注意个人卫生,穿纯棉内裤并经常更换,保持外阴清洁、干燥,勿搔抓外阴,勿用刺激性药液或肥皂清洗外阴。月经期、阴道出血禁止坐浴。

3. 积极治疗可能引起外阴炎的疾病,如阴道炎、宫颈炎、糖尿病等。急性期注意休息,禁止性生活。

二、前庭大腺囊肿

【概述】

前庭大腺囊肿(Bartholin gland cyst)系因前庭大腺管开口部阻塞,分泌物积聚于腺腔而形成囊肿。前庭大腺管阻塞的原因:①前庭大腺脓肿消退后腺管阻塞,脓液吸收后被黏液分泌物所代替而形成囊肿;②腺腔内的黏液浓稠或先天性腺管狭窄,分泌物排出不畅,导致囊肿形成;③非特异性炎症阻塞,如分娩时会阴与阴道裂伤后瘢痕阻塞腺管口,或会阴后-侧切开术损伤腺管。前庭大腺囊肿可继发感染形成脓肿反复发作。

【临床特征】

1. 症状　若囊肿小且无感染,患者可无自觉症状;若囊肿大,患者可感到外阴有坠胀感或有性交不适。

2. 妇科检查　见囊肿多为单侧,也可为双侧,囊肿呈椭圆形、大小不等,可持续数年不变。

【治疗原则】

现多行前庭大腺囊肿造口术取代以前的囊肿剥出术,因造口术方法简单,损伤小,术后还能保留腺体功能。

【推荐处方】

无特殊用药,囊肿造口后局部用药,促进伤口愈合。

处方 1. 0.1% 聚维酮碘溶液,坐浴,2 次/d,每次 15~30 分钟。

处方 2. 1:5 000 高锰酸钾溶液,坐浴,2 次/d,每次 15~30 分钟。

【注意事项】

前庭大腺囊肿造口时,造口宜大,术后及时换药,避免造口粘连、缩小及复发。

三、前庭大腺炎

【概述】

前庭大腺位于两侧大阴唇后 1/3 深部,腺管开口于处女膜与小阴唇之间。因解剖部位和发病部位的特点,在性交、分娩或其他情况污染外阴部时,病原体容易侵入而引起前庭大腺炎(bartholinitis)。炎症急性发作时首先侵犯腺管,腺管呈急性化脓性炎症,腺管开口往往因肿胀或渗出物凝聚而阻塞,脓液不能外流、积存而形成脓肿,称前庭大腺脓肿(abscess of Bartholin gland)。本病多发于育龄妇女,常为混合感染,主要病原体为内源性病原体及性传播疾病的病原体。前者如葡萄球菌、大肠埃希菌、链球菌及肠球菌等,后者主要为淋病奈瑟球菌及沙眼衣原体。

【临床特征】

1. 症状 炎症多发生于一侧。初起时局部肿胀、疼痛、灼热感,行走不便,有时会致大小便困难。

2. 妇科检查 局部皮肤红肿、发热、压痛明显。若为淋病奈瑟球菌感染,挤压局部可流出稀薄、淡黄色的脓液。当脓肿形成时,可触及波动感,脓肿的直径可达 5~6cm,患者出现发热等全身症状。当脓肿内的压力增大时,表面皮肤变薄,脓肿自行破溃。若破孔大,可自行引流,炎症可较快消退而痊愈;若破孔小,引流不畅,则炎症持续不消退,并可反复急性发作。

【治疗原则】

急性炎症发作时需卧床休息。可取前庭大腺开口处的分泌物进行细菌培养,确定病原体。根据病原体选用抗生素。在获得培养结果之前,可选用广谱抗生素。脓肿形成后可切开引流并做造口术,尽量避免切口闭合后形成囊肿或反复感染。

【推荐处方】

治疗时应根据病原体选用抗生素。

处方 1. 青霉素,80 万 ~200 万 U/d,分 3~4 次肌内注射(皮试阴性),连用 3~5 天。

处方 2. 环丙沙星,200mg,口服,3 次/d,连用 3~5 天。

处方 3. 局部用药:1∶5 000 高锰酸钾溶液,坐浴,2 次/d,每次 15~30 分钟。

处方 4. 局部用药:0.1% 聚维酮碘溶液,坐浴,2 次/d,每次 15~30 分钟。

处方 5. 局部用药:蒲公英、紫花地丁、金银花、连翘各 10g,川椒 6g,煎汤,局部热敷或坐浴,2 次/d。

【注意事项】

1. 保持外阴清洁是预防感染的主要方法。每日清洗外阴,不穿化纤内裤,患外阴炎时及时治疗,在一定程度上能预防前庭大腺炎的发生。

2. 前庭大腺炎已形成脓肿应及时切开引流。

3. 前庭大腺炎患者如反复发作,需检测尿糖、血糖,排除糖尿病。如有糖尿病,应控制血糖。

四、滴虫性阴道炎

【概述】

滴虫性阴道炎(trichomonas vaginitis,TV)是常见的阴道炎,由阴道毛滴虫引起。适宜滴虫生长的是温度为25~40℃、pH 为 5.2~6.6 的潮湿环境。滴虫性阴道炎患者的阴道 pH 一般在 5~6.5,月经前后阴道 pH 发生变化,月经后接近中性,故隐藏在腺体及阴道皱襞中的滴虫于月经前后常得以繁殖,引起炎症发作。它能消耗或吞噬阴道上皮细胞内的糖原,阻碍乳酸生成。滴虫不仅寄生于阴道,还常侵入尿道或尿道旁腺,甚至膀胱、肾盂以及男方的包皮皱襞、尿道或前列腺中。

【临床特征】

1. **症状**　阴道分泌物增多及外阴瘙痒,间或有灼热、疼痛、性交痛等。分泌物的特点为稀薄脓性、黄绿色、泡沫状、有臭味。瘙痒部位主要为阴道口及外阴,若尿道口有感染,可有尿频、尿痛,有时可见血尿。

2. **妇科检查**　见阴道黏膜充血,严重者有散在的出血斑点,甚至宫颈有出血点,呈"草莓状"外观。后穹隆有多量白带,呈灰黄色、黄白色稀薄液体或黄绿色脓性分泌物,常呈泡沫状。带虫者的阴道黏膜常无异常改变。

3. 对可疑患者,若多次阴道分泌物悬滴法未能发现滴虫时,可送培养,准确性可达 98% 左右。取分泌物前的24~48 小时避免性交、阴道灌洗或局部用药,取分泌物前不做双合诊、阴道窥器不涂润滑剂。

【治疗原则】

对滴虫检查阳性的患者,不论有无症状均应进行治疗。滴虫性阴道炎的治疗原则:①常合并泌尿系统、前庭大腺滴虫感染,因此治疗强调全身用药,不推荐局部用药;②对性伴侣应进行治疗,可提高患者的治愈率;③对孕妇进行治疗,国内将甲硝唑认定为禁用药物,故临床中应权衡利弊,知情选择。

【推荐处方】

1. 初次滴虫性阴道炎治疗

处方 1. 全身用药:首选以下药物。

(1)甲硝唑,2g,单次口服;或 400mg,口服,2 次 /d,连用 7 天。

(2)替硝唑,2g,单次口服;或 500mg,口服,2 次 /d,连用 7 天。

处方 2. 局部用药:不能耐受口服药物或不适宜全身用药者可选择以下药物。

甲硝唑阴道泡腾片,200mg,阴道上药,每晚 1 次,连用 7~10 天。

2. 初次滴虫性阴道炎治疗失败者

(1)重复应用甲硝唑,400mg,口服,2~3 次 /d,连用 7 天。

(2)若治疗仍失败:甲硝唑,2g,口服,1 次 /d,连用 3~5 天。

3. 妊娠期滴虫性阴道炎的治疗(权衡利弊,知情选择)

甲硝唑,2g,单次口服;或 400mg,口服,2 次 /d,连用 7 天。

【注意事项】

1. 服用甲硝唑或替硝唑的主要副作用是胃肠道症状,如恶心、畏食、呕吐;偶见头痛、皮疹及白细胞减少等,一旦发现应立即停药。治疗期间及停药后的 24 小时内禁饮酒,因其与乙醇结合可出现皮肤潮红、恶心、呕吐、腹泻等双硫仑样反应。

2. 妊娠期应用甲硝唑的安全性在近年来被证实和广泛接受。美国食品和药品管理局(FDA)认定甲硝唑可用于妊娠期。尽管如此,国内的甲硝唑药品说明书中均写孕妇禁用,不主张在孕早期应用甲硝唑,整个妊娠期应用甲硝唑应采用知情选择原则。

3. 对于服用甲硝唑的哺乳期女性,应于治疗期间及服药后的 24 小时内避免哺乳;对于服用替硝唑的哺乳期女性,应于治疗期间及服药后的 3 天内避免哺乳。

4. 患者的内裤及洗涤用毛巾应煮沸 5~10 分钟以消灭病原体,并应对其性伴侣进行治疗。

5. 治愈标准:滴虫性阴道炎常于月经后复发,故治疗后检查滴虫阴性时,仍应每次月经后复查白带,若经 3 次检查均阴性,方可称为治愈。

6. 对滴虫性阴道炎患者,无症状无须随诊,有症状者需进行随诊。部分滴虫性阴道炎治疗可发生再次感染或于月经后复发,治疗后需随访至症状消失,对症状持续存在者,治疗后 7 天复诊。

五、外阴阴道念珠菌病

【概述】

外阴阴道念珠菌病(vulvovaginal candidiasis,VVC)是由念珠菌引起的常见外阴阴道炎症,也称外阴阴道假丝酵母菌病。国外显示约 75% 的女性一生中患过 1 次外阴阴道念珠菌病,40%~50% 的妇女经历过 2 次或者 2 次以上发作。

白念珠菌为条件致病菌,10%~20% 的非孕妇及 30% 的孕妇阴道中有此菌寄生,并不引起症状。有念珠菌感染的阴道 pH 在 4.0~4.7,通常 pH<4.5。阴道内的糖原增加、酸度增高、局部细胞免疫力下降等条件适合念珠菌繁殖而引起炎症,故多见于孕妇、糖尿病患者及接受大量雌激素治疗者。此外,长期应用抗生素改变阴道内微生物之间的相互制约关系,皮质激素或免疫缺陷综合征使机体抵抗力降低,穿紧身化纤内裤、肥胖可使会阴局部的温度及湿度增加,也易使念珠菌得以繁殖而引起感染。

VVC 分为单纯性 VVC 和复杂性 VVC。单纯性 VVC 是指正常非孕宿主发生的、散发的、由白念珠菌所致的轻或中度 VVC;复杂性 VVC 包括复发性 VVC、重度 VVC、妊娠期 VVC、非白念珠菌所致的 VVC 或宿主为未控制的糖尿病和免疫低下者。重度 VVC 是指临床症状严重,外阴或阴道皮肤黏膜有破损,按 VVC 评分标准(表 1-1),评分 7 分为重度 VVC。复发性 VVC 是指 1 年内有症状性 VVC 发作 4 次或 4 次以上。

表 1-1　VVC 评分标准

评分项目	0	1	2	3
瘙痒	无	偶有发作,可被忽略	能引起重视	持续发作,坐立不安
疼痛	无	轻	中	重
充血、水肿	无	轻	中	重
抓痕、皲裂、糜烂	无	–	–	有
分泌物量	无	较正常稍多	量多,无溢出	量多,有溢出

【临床特征】

1. 症状 外阴瘙痒、灼痛,严重时坐卧不宁、异常痛苦,还可伴有尿频、尿痛及性交痛。急性期阴道分泌物增多,特征是白色稠厚呈凝乳或豆腐渣样。

2. 妇科检查 外阴潮红、水肿,可见抓痕或皲裂,小阴唇内侧及阴道黏膜附着白色膜状物,擦去后可见黏膜红肿,有浅表糜烂或溃疡。阴道内可见较多的白色豆渣样分泌物,可呈凝乳状。

3. 白带常规 可找到白念珠菌的芽孢和菌丝。复发性 VVC 或有症状但多次显微镜检查阴性者应采用培养法诊断,同时进行药敏试验。

【治疗原则】

VVC 的治疗原则:①积极去除 VVC 的诱因;②规范化应用抗真菌药,首次发作或首次就诊是规范化治疗的关键时期;③性伴侣无须常规治疗,但复发性 VVC 患者的性伴侣应同时检查,必要时给予治疗;④不主张常规阴道冲洗;⑤VVC 急性期应避免性生活;⑥同时治疗其他性传播疾病;⑦强调治疗的个体化;⑧长期口服抗真菌药应注意监测肝、肾功能及其他有关的毒副作用。

【推荐处方】

1. 单纯性 VVC 的治疗 首选阴道给药,其次是口服给药。

处方 1. 阴道给药

(1) 硝酸咪康唑栓,200mg,1 粒 /d, 连用 7 天;或 400mg,1 粒 /d,连用 3 天;或 1 200mg,1 次。

(2) 克霉唑栓,150mg,1 粒 /d,连用 7 天;或 150mg,早、晚各 1 粒,连用 3 天;或 500mg,1 次。

(3) 制霉菌素泡腾片,1 粒(10 万 U),每晚 1 次,连用 10~14 天。

（4）制霉菌素片,50 万 U,每晚 1 次,连用 10~14 天。

处方 2. 口服给药

（1）氟康唑片,150mg,顿服。

（2）伊曲康唑胶囊,200mg,2 次/d,1 天;或 200mg,1 次/d,连用 3~5 天。

2. 重度 VVC 的治疗　首选口服用药,症状严重者局部应用低浓度的糖皮质激素软膏或唑类乳膏。

处方 1. 口服给药

（1）伊曲康唑胶囊,200mg,2 次/d,连用 2 天。

（2）氟康唑片,150mg,顿服,3 天后重复 1 次。

处方 2. 阴道给药:应在治疗单纯性 VVC 治疗方案的基础上,延长疗程 7~14 天。

处方 3. 外阴症状严重者外阴涂药

（1）咪康唑乳膏,适量,涂外阴,1~2 次/d。

（2）联苯苄唑乳膏,适量,涂外阴,1~2 次/d。

（3）酮康唑乳膏,适量,涂外阴,1~2 次/d。

3. 妊娠期 VVC 的治疗　孕早期权衡利弊慎用药物。选择对胎儿无害的唑类抗真菌药如硝酸咪康唑栓、克霉唑栓或制霉菌素阴道给药方式,禁用口服唑类药物。具体方案同单纯性 VVC。

4. 复发性 VVC 的治疗　包括强化治疗和巩固治疗。根据培养和药敏试验结果选择药物。在强化治疗达到真菌学治愈后,给予巩固治疗至半年。

处方 1. 强化治疗口服给药

（1）伊曲康唑胶囊,200mg,2 次/d,连用 2~3 天。

（2）氟康唑片,首次 150mg,第 4 和第 7 天各加服 1 次。

处方 2. 强化治疗阴道给药

（1）咪康唑栓,400mg,每晚 1 次,连用 6 天;或 200mg,每晚 1 次,连用 7~14 天。

（2）克霉唑栓,500mg,第 4 和第 7 天各加用 1 次;或 100mg,每晚 1 次,连用 7~14 天。

处方 3. 巩固治疗口服给药:唑类抗真菌药,小剂量、长疗程达 6 个月。

氟康唑片,150mg,1 次 /w,连用 6 个月。

处方 4. 巩固治疗阴道给药

(1)咪康唑栓,400mg,1 次 /d,每月 3~6 天,连用 6 个月。

(2)克霉唑栓,500mg,1 次 /w,连用 6 个月。

【注意事项】

1. 患者的内裤及洗涤用毛巾应煮沸 5~10 分钟以消灭病原体。

2. 治疗顽固病例时需注意有无合并糖尿病,合理应用抗生素,积极治疗糖尿病是预防感染的主要措施。

3. 长期口服抗真菌药要注意监测肝、肾功能及其他有关的毒副作用。孕妇及哺乳期妇女禁用口服唑类药物。

4. 关于 VVC 再发:曾经有过 VVC,再次确诊发作,由于 1 年内的发作次数达不到 4 次,不能诊断为复发性VVC,称为 VVC 再发。对于这类 VVC,建议仍按照症状与体征评分,分为单纯性 VVC 或重度 VVC。治疗上,建议根据此次发作的严重程度,按照单纯性 VVC 或重度 VVC治疗,可以适当在月经后巩固 1~2 个疗程。

5. VVC 易合并其他病原体感染,常见的混合感染有VVC 合并滴虫性阴道炎以及细菌性阴道病等,应针对各种病原体感染治疗。

6. 随访:对 VVC 在治疗结束后的 7~14 天和下次月经后进行随访,2 次随访真菌学检查阴性为治愈;对复发性VVC 在治疗结束后的 7~14 天、1 个月、3 个月和 6 个月(通常为月经后)各随访 1 次。

六、细菌性阴道病

【概述】

细菌性阴道病(bacterial vaginosis,BV)是阴道内的正常菌群失调所致的一种混合感染。曾被命名为嗜血杆菌阴道炎、加德纳尔菌阴道炎、非特异性阴道炎,现称细菌性阴道病。称细菌性是由于阴道内有大量不同的细菌,称阴道病是由于临床及病理特征无炎症改变。

细菌性阴道病的患者阴道内的乳杆菌减少而其他细菌大量繁殖,主要有加德纳尔菌、动弯杆菌及其他厌氧菌,部分患者合并支原体感染,其中以厌氧菌居多。厌氧菌的浓度可以为正常妇女的 10~1 000 倍。厌氧菌繁殖的同时可产生胺类物质,碱化阴道,使阴道分泌物增多并有臭味。

【临床特征】

1. 症状　阴道分泌物增多,有恶臭味,可伴有轻度外阴瘙痒或烧灼感。分泌物呈灰白色、均匀一致、稀薄、黏度很低,容易将分泌物从阴道壁拭去。阴道黏膜无充血的炎症表现。细菌学检查无滴虫、真菌或淋病奈瑟球菌。

2. 辅助检查　①阴道口的 pH>4.5 (pH 多为 5.0~5.5); ②胺臭味试验阳性:取阴道分泌物少许放在玻片上,加入 10% 氢氧化钾 1~2 滴,产生一种烂鱼肉样腥臭气味即为阳性;③线索细胞(clue cell):取少许分泌物放在玻片上,加 1 滴 0.9% 氯化钠注射液混合,置于高倍光镜下见到 >20% 的线索细胞。

【治疗原则】

细菌性阴道病的治疗原则:①治疗指征为有症状的患者、妇科和产科手术前患者、无症状的孕妇;②对无症状的 BV 患者无须常规治疗,但应对拟进行妇产科手术的所有 BV 患者进行治疗,以避免术后感染;③ BV 不是性传播疾病,无须常规治疗患者的性伴侣,但对复发性 BV 患者的性伴侣可考虑给予治疗。

【推荐处方】

处方 1. 初次细菌性阴道病的治疗
(1)甲硝唑,400mg,口服,2 次 /d,连用 7 天。

（2）克林霉素，300mg，口服，2 次 /d，连用 7 天。

（3）替硝唑 2g，口服，1 次 /d，连用 3 天；或 1g，口服，1 次 /d，连用 5 天。

（4）甲硝唑泡腾片或栓剂，200mg，阴道上药，每晚 1 次，连用 7 天。

（5）2% 克林霉素软膏，5g，阴道上药，每晚 1 次，连用 7 天。

处方 2. 复发性细菌性阴道病的治疗

（1）甲硝唑，400mg，口服，2 次 /d，连用 10~14 天。

（2）0.75% 甲硝唑软膏或凝胶，5g，阴道上药，1 次 /d，连用 10 天。

处方 3. 复发性细菌性阴道病的巩固治疗

0.75% 甲硝唑软膏或凝胶，5g，阴道上药，2 次 /w，连用 4~6 个月。

处方 4. 妊娠期细菌性阴道病的治疗

（1）甲硝唑 400mg，口服，2 次 /d，连用 7 天。

（2）克林霉素 300mg，口服，2 次 /d，连用 7 天。

（3）0.75% 甲硝唑软膏或凝胶，5g，阴道上药，1 次 /d，连用 5 天。

【注意事项】

1. 性伴侣不需常规治疗，治疗期间禁止性生活。不要滥用阴道冲洗剂或消毒水冲洗阴道。

2. 服用甲硝唑或替硝唑的主要副作用是胃肠道症状，如恶心、畏食、呕吐；偶见头痛、皮疹及白细胞减少等，一旦发现应立即停药。治疗期间及停药后的 24 小时内禁饮酒，因其与乙醇结合可出现皮肤潮红、恶心、呕吐、腹泻等双硫仑样反应。

3. 妊娠期应用甲硝唑的安全性在近年来被证实和广泛接受。美国食品和药品管理局（FDA）认定甲硝唑可用于妊娠期。尽管如此，国内不主张在孕早期应用甲硝唑，整个妊娠期应用甲硝唑采用知情选择原则。哺乳期 BV 的治疗应选择局部用药,尽量避免全身用药。

4. 治疗 BV 后若症状消失,无须随访。对症状持续存在或症状反复出现者,需接受随访。对有症状的 BV 孕妇及无症状的早产高风险孕妇均需筛查及治疗,治疗后需要随访。

七、老年性阴道炎

【概述】

老年性阴道炎(senile vaginitis)常见于绝经后的老年妇女,因卵巢功能衰退,雌激素水平降低,阴道壁萎缩、黏膜变薄,上皮细胞内的糖原含量减少,阴道内的 pH 增高,局部抵抗力降低,以需氧菌为主的致病菌入侵繁殖而引起炎症。

【临床特征】

1. 症状　阴道分泌物增多及外阴瘙痒、灼热感。阴道分泌物稀薄、呈淡黄色,严重者呈血样脓性白带。可伴有性交痛。

2. 检查　见阴道呈老年性改变,上皮萎缩,皱襞消失,上皮变得平滑、菲薄。阴道黏膜充血,有小出血点或点状出血斑,有时见浅表溃疡。

3. 白带常规　镜检见大量白细胞,未见滴虫、念珠菌等致病菌。对有血性白带者,应与子宫恶性肿瘤相鉴别,须常规做宫颈刮片,必要时行分段诊刮术。对阴道壁肉芽组织及溃疡需与阴道癌相鉴别,可行局部组织活检。

【治疗原则】

治疗原则为补充雌激素、增加阴道抵抗力,使用抗生素抑制细菌生长。对于无雌激素使用禁忌证的患者,应给予局部或全身使用雌激素来增加阴道抵抗力,局部应用抗生素及阴道冲洗抑制细菌生长。

【推荐处方】

处方 1. 局部用雌激素治疗

(1)雌三醇软膏,0.5g(含 0.5mg 雌三醇),阴道给药,1~2 次 /d,连用 14 天。

(2)普罗雌烯乳膏,1 粒,阴道用药,每晚 1 次,连用 14 天。

(3)氯喹那多 - 普罗雌烯阴道片,1 粒,阴道用药,每晚 1 粒,连用 14 天。

(4)妊马雌酮软膏,局部涂抹,2 次 /d,连用 14 天。

处方 2. 全身用雌激素治疗

(1)替勃龙片,2.5mg,口服,1 次 /d,连用 2~3 个月。

(2)雌二醇屈螺酮片(含雌二醇 1mg 和屈螺酮 2mg),口服,1 片 /d,28 天为 1 个疗程(1 盒),1 盒药服完后立即开始服用下一盒,中间不要间隔。一般服用 2~3 盒。

处方 3. 阴道冲洗治疗和局部抗菌药

(1)1% 乳酸或 0.5% 乙酸溶液,冲洗阴道,1 次 /d,阴道冲洗后局部应用抗生素治疗。

(2)诺氟沙星栓,100mg,放于阴道深处,1 次 /d,连用 7~10 天。

【注意事项】

1. 应用雌激素之前检查乳腺和子宫内膜,排除癌变。有血栓性静脉炎或血栓性栓塞疾病者、疑有雌激素依赖性肿瘤或疑有乳腺癌者、患有未确诊的异常阴道出血者禁用雌激素药物。患有心脏病,肝、肾功能受损,胆囊病,高血压,糖尿病或哮喘等疾病者用药应慎重。

2. 发生老年性阴道炎时不要因外阴瘙痒而用热水烫洗外阴,虽然这样做能暂时缓解外阴瘙痒,但会使外阴皮肤干燥粗糙,之后不久瘙痒会更明显。

3. 患病期间每日换洗内裤,内裤要宽松舒适,选用纯棉布料。

八、婴幼儿外阴阴道炎

【概述】

婴幼儿外阴阴道炎(infantile vaginitis)常见于 5 岁以下的幼女,多与外阴炎并存,是因婴幼儿的外阴皮肤黏膜薄、雌激素水平低及阴道内异物等所致的外阴阴道继发感染。

【临床特征】

1. 症状　阴道分泌物增加,呈脓性。由于大量分泌物刺激引起外阴痛痒,患儿哭闹、烦躁不安或用手搔抓外阴,部分患儿排尿时分道。

2. 妇科检查　可见外阴、阴蒂、尿道口、阴道口黏膜充血、水肿,有脓性分泌物自阴道口流出。病变严重者外阴表面可见溃疡,小阴唇可见粘连,粘连的小阴唇遮盖阴道口及尿道口,只在其上、下方留有一小孔,尿自小孔排出。在检查时还应做肛诊,排除阴道异物及肿瘤。

3. 用细棉棒或吸管取阴道分泌物找滴虫、白念珠菌或做涂片染色查细菌(包括淋球菌)、支原体、衣原体,以明确病原体,必要时可做细菌培养。大便查蛲虫卵。

【治疗原则】

治疗原则:①保持外阴清洁、干燥,减少摩擦;②针对病原体选择相应的抗生素治疗,用吸管将抗生素溶液滴入阴道内;③对症处理,有蛲虫者给予驱虫治疗;小阴唇粘连者应予以分离,并涂以抗生素软膏;若阴道有异物,应及时取出。

【推荐处方】

处方 1. 0.1% 聚维酮碘溶液,坐浴,2 次/d。
处方 2. 1∶5 000 高锰酸钾溶液,坐浴,2 次/d。

处方 3. 金霉素软膏,适量,涂外阴,1~2 次 /d。

处方 4. (小阴唇粘连分离术后)雌三醇软膏,0.5g(含 0.5mg 雌三醇),适量,涂外阴,1~2 次 /d。

【注意事项】

1. 保持外阴清洁、干燥,减少摩擦;衣服要柔软、宽松、舒适。不能忽视大小便后的清洁,特别是小便后,应用柔软的卫生纸拭擦尿道口及周围;大便后应用清洁的卫生纸由前向后方擦拭,以免将粪渣拭进阴道内。此外,儿童的浴盆、毛巾等要固定专人专用,避免与大人交叉感染。

2. 应首先排除特殊感染,先将分泌物送检确定有无滴虫、白念珠菌,必要时可做培养,明确致病菌。大便查蛲虫卵。

第二节　宫 颈 炎

宫颈炎是妇科最常见的疾病,占妇科门诊总数的 40%~50%,多发生于育龄妇女。正常情况下,宫颈具有多种防御功能:①宫颈阴道部表面覆以复层鳞状上皮,具有较强的抗感染能力;②宫颈内口紧闭,宫颈管黏膜被分泌黏液的高柱状上皮覆盖,黏膜形成皱襞、嵴突或陷窝,从而增加黏膜表面积;③宫颈管分泌大量黏液形成黏液栓,内含溶菌酶、局部抗体 - 抗白细胞蛋白酶,这对保持内生殖器无菌非常重要。但宫颈易受分娩、宫腔操作的损伤,宫颈管单层柱状上皮的抗感染能力较差,并且由于宫颈管黏膜皱襞多,一旦发生感染,很难将病原体完全清除,而导致慢性宫颈炎。因宫颈阴道部鳞状上皮与阴道鳞状上皮相延续,阴道炎症均可引起宫颈阴道部炎症。若宫颈炎得不到及时彻底治疗,则可引起上生殖道炎症。

一、急性宫颈炎

【概述】

急性宫颈炎（acute cervicitis）为病原体感染宫颈引起的急性炎症，主要见于感染性流产、产褥感染、不洁性生活、宫颈损伤或阴道异物，致病原体进入而发生感染。目前急性宫颈炎最常见的病原体为淋病奈瑟球菌、沙眼衣原体。淋病奈瑟球菌及沙眼衣原体均感染宫颈管柱状上皮，沿黏膜面扩散引起浅层感染，引起黏液脓性宫颈黏膜炎。除宫颈管柱状上皮外，淋病奈瑟球菌还常侵袭尿道移行上皮、尿道旁腺及前庭大腺。沙眼衣原体感染只发生在宫颈管柱状上皮，不感染鳞状上皮，故不引起阴道炎，仅形成急性宫颈炎。

【临床特征】

1. 主要症状　阴道分泌物增多、呈黏液脓性，阴道分泌物刺激可引起外阴瘙痒，伴有腰酸及下腹部坠痛。此外，常有下泌尿道症状，如尿急、尿频、尿痛。沙眼衣原体感染还可出现经量增多、经间期出血、性交后出血等症状。

2. 妇科检查　见宫颈充血、水肿、糜烂，有黏液脓性分泌物从宫颈管流出。衣原体宫颈炎可见宫颈红肿、黏膜外翻、宫颈触痛，且常有接触性出血。淋病奈瑟球菌感染还可见到尿道口、阴道口黏膜充血、水肿以及多量脓性分泌物。

3. 宫颈黏液革兰氏染色涂片中中性粒细胞 >30 个 / 高倍视野或阴道分泌物湿片检查白细胞 >10 个 / 高倍视野。

4. 诊断的关键是明确病原体。宫颈分泌物涂片做革兰氏染色、分泌物培养、聚合酶链反应、酶联免疫吸附试验直接检测淋病奈瑟球菌或培养物鉴定。沙眼衣原体的检查方法有直接培养法、酶联免疫吸附试验及单克隆抗体免疫荧光直接涂片法，目前已有试剂盒供临床应用。

【治疗原则】

主要为抗生素类药物治疗。对于获得病原体者,针对病原体选择抗生素。经验性治疗应包括针对各种可能的病原微生物的治疗,需包括需氧菌、厌氧菌、衣原体(和 / 或淋病奈瑟球菌)、支原体等。有性传播疾病高危因素的患者,尤其是年龄 <25 岁、有新性伴侣或多性伴侣、未使用避孕套的妇女,应使用针对沙眼衣原体的抗生素。对低龄和易患淋病者,使用针对淋病奈瑟球菌的抗生素。

【推荐处方】

处方 1. 急性宫颈炎的推荐治疗方案(未获得病原体检测结果)

(1)多西环素,100mg,口服,2 次 /d,连用 7 天。

(2)阿奇霉素,1g,单次顿服。

(3)莫西沙星,400mg,口服,1 次 /d,连用 7 天。

处方 2. 单纯淋病奈瑟球菌性宫颈炎的治疗　主张大剂量、单次给药,常用药物有头孢菌素类及头霉素类。

(1)头孢曲松钠,250mg,单次肌内注射。

(2)头孢唑肟,500mg,单次肌内注射。

(3)头孢噻肟钠,500mg,单次肌内注射。

(4)头孢西丁钠,2g,单次肌内注射。

(5)大观霉素,4g,单次肌内注射。

(6)头孢克肟,400mg,单次口服。

处方 3. 沙眼衣原体性宫颈炎的治疗

(1)多西环素,100mg,口服,2 次 /d,连用 7 天。

(2)米诺环素,100mg,口服,2 次 /d,连用 7~10 天。

(3)阿奇霉素,1g,单次顿服。

(4)克拉霉素,0.25g,口服,2 次 /d,连用 7~10 天。

(5)红霉素,500mg,口服,4 次 /d,连用 7 天。

(6)氧氟沙星,300mg,口服,2 次 /d,连用 7 天。

(7)左氧氟沙星,500mg,口服,1 次 /d,连用 7 天。

(8) 莫西沙星,400mg,口服,1 次 /d,连用 7 天。

【注意事项】

1. 注意外阴及阴道清洁。定期妇科检查(每年 1 次)、避免不洁性生活史。禁止急性期做宫颈活检、息肉切除等手术。

2. 由于淋病奈瑟球菌感染常伴有衣原体感染,因此若为淋球菌性宫颈炎,治疗时除选用抗淋病奈瑟球菌感染的药物外,同时应用抗衣原体感染的药物。

3. 对于合并细菌性阴道病者,同时治疗细菌性阴道病,否则将导致宫颈炎持续存在。

4. 治疗后症状持续存在者,应告知患者随诊。对持续性宫颈炎,需了解有无再次感染性传播疾病、性伴侣是否已进行治疗、阴道菌群失调是否持续存在。

二、慢性宫颈炎

【概述】

慢性宫颈炎(chronic cervicitis)多由急性宫颈炎转变而来,常因急性宫颈炎治疗不彻底,病原体隐藏于宫颈黏膜内形成慢性炎症,多见于分娩、流产或手术损伤宫颈后病原体侵入而引起感染。也有的患者无急性宫颈炎的症状,直接发生慢性宫颈炎。慢性宫颈炎的病原体主要为葡萄球菌、链球菌、大肠埃希菌及厌氧菌。目前沙眼衣原体及淋病奈瑟球菌感染引起的慢性宫颈炎亦日益增多,已引起注意。此外,单纯疱疹病毒也可能与慢性宫颈炎有关。

【临床特征】

1. 主要症状是阴道分泌物增多,分泌物呈乳白色黏液状,有时呈淡黄色脓性,伴有息肉形成时易有血性白带或性交后出血。当炎症沿宫骶韧带扩散到盆腔时,可有腰骶部疼痛、盆腔部下坠痛等。宫颈黏稠脓性分泌物不利于精子穿过,可造成不孕。

2. 妇科检查时可见宫颈有不同程度的糜烂、肥大,有时质较硬,有时可见息肉、裂伤、外翻及宫颈腺囊肿。

3. 常规做宫颈细胞学检查、人乳头瘤病毒(HPV)检测,必要时做阴道镜检查及活体组织检查以排除宫颈上皮内病变或宫颈癌。

【治疗原则】

不同的病变采用不同的治疗方法。如无任何症状,只表现为生理性柱状上皮改变,无须处理。物理治疗是最常用的有效治疗方法,多用于糜烂面积较大、有接触性出血且反复药物治疗无效的病例,常用的物理疗法有激光、冷冻、微波治疗等。若为宫颈管黏膜炎,需了解有无淋病奈瑟球菌及沙眼衣原体再次感染、性伴侣是否进行治疗、阴道微生物群失调是否持续存在,针对病因给予治疗。若为子宫颈息肉,行宫颈息肉摘除,术后将切除息肉送组织学检查。若单纯子宫颈肥大,一般无须治疗。

【推荐处方】

无具体的药物处方。

【注意事项】

1. 治疗前取宫颈管分泌物做培养及药敏试验,排除淋病奈瑟球菌及沙眼衣原体感染,根据检测结果采用相应的抗感染药。

2. 宫颈物理治疗的注意事项 在治疗前,应常规做宫颈细胞学检查。治疗时间应选在月经干净后的 3~7 天内,有急性生殖器炎症者列为禁忌。各种物理疗法术后均有阴道分泌物增多,甚至有大量水样排液,在术后 1~2 周脱痂时可有少许出血。在创面尚未完全愈合期间(4~8 周)禁盆浴、性交和阴道冲洗。治疗后须定期复查,观察创面愈合情况直到痊愈。复查时应注意有无颈管狭窄。

第三节　盆腔炎性疾病

【概述】

盆腔炎性疾病(pelvic inflammatory disease, PID)是由女性上生殖道炎症引起的一组感染性疾病,主要包括子宫内膜炎(endometritis)、输卵管炎(salpingitis)、输卵管卵巢脓肿(tubo-ovarian abscess, TOA)、盆腔腹膜炎(peritonitis)。盆腔炎大多发生在性生活跃期、有月经的妇女。炎症可局限于1个部位,也可同时累及几个部位,最常见的是输卵管炎及输卵管卵巢炎,单纯的子宫内膜炎或卵巢炎较少见。性传播感染的病原体如淋病奈瑟球菌、沙眼衣原体是主要致病原,一些需氧菌、厌氧菌、病毒和支原体等也参与PID的发病过程。多数引起PID的致病微生物是由阴道上行而来的,且多为混合感染,延误对PID的诊断和有效治疗都可能导致上生殖道感染后遗症(输卵管因素不孕和异位妊娠等)的发生。

【临床特征】

1. 临床表现　可有下腹痛伴发热,若病情严重可有寒战、高热、头痛、食欲缺乏。若有腹膜炎,则出现消化系统症状如恶心、呕吐、腹胀、腹泻等。若有脓肿形成,可有下腹包块及局部压迫刺激症状;包块位于子宫前方可出现膀胱刺激症状如排尿困难、尿频,若引起膀胱肌炎还可有尿痛等;包块位于子宫后方可有直肠刺激症状;若在腹膜外可致腹泻、里急后重感和排便困难。若有输卵管炎的症状及体征并同时有右上腹疼痛者,应怀疑有肝周围炎。

2. 体征

(1)全身症状:呈急性病容,体温升高,心率增快,下腹可有肌紧张、压痛及反跳痛。

(2)妇科检查:①将宫颈表面的分泌物拭净,可见脓性分泌物从宫颈口流出。②宫颈充血、水肿,宫颈举痛明显。③宫体稍大,有压痛,活动受限;子宫两侧压痛明显,若为单纯输卵管炎,可触及增粗的输卵管,压痛明显;若为输卵管积脓或输卵管卵巢脓肿,则可触及包块且压痛明显、不活动;宫旁结缔组织炎时,可扪及宫旁一侧或两侧片状增厚,或两侧宫骶韧带高度水肿、增粗,压痛明显。④若有盆腔脓肿形成且位置较低时,可扪及后穹隆或侧穹隆有明显触痛,后穹隆可能饱满、有肿块或波动感,三合诊常能协助进一步了解盆腔情况。

3. 诊断标准　通常按照最低诊断标准、附加标准、特异性标准等来一起考虑。

(1)PID 的最低诊断标准:①宫颈举痛;②子宫压痛;③附件压痛。在性活跃女性及有其他性传播感染风险者,可以根据 PID 的最低诊断标准开始 PID 的经验性治疗。

(2)PID 的附加标准:①体温超过 38.3℃(口表);②宫颈或阴道的异常黏液脓性分泌物;③阴道分泌物 0.9% 氯化钠注射液涂片见到白细胞;④红细胞沉降率升高;⑤ C 反应蛋白升高;⑥实验室证实的宫颈淋病奈瑟球菌或衣原体阳性。在诊断中要注意:①大多数 PID 患者都有宫颈黏液脓性分泌物或阴道分泌物镜检白细胞增多;②如果宫颈分泌物的外观正常,并且阴道分泌物镜检无白细胞,则 PID 诊断成立的可能性不大,需要考虑其他可能引起下腹痛的病因;③如有条件应积极寻找致病微生物。

(3)PID 的特异性标准:①子宫内膜活检证实子宫内膜炎;②阴道超声或磁共振检查显示输卵管增粗、输卵管积液、伴或不伴有盆腔积液或输卵管卵巢肿块以及腹腔镜检查发现 PID 征象。

(4)腹腔镜诊断 PID 的标准:①输卵管表面明显充血;②输卵管管壁水肿;③输卵管伞端或浆膜面有脓性渗出物。腹腔镜诊断准确,并能直接采取感染部位的分泌物做细菌培养,但临床应用有一定的局限性,不是每个 PID 都需要或都能够做这项检查的。

【治疗原则】

盆腔炎的治疗原则以抗生素抗感染治疗为主,必要时行手术治疗。根据经验选择广谱抗生素以覆盖可能的病原体,包括淋病奈瑟球菌、沙眼衣原体、支原体、厌氧菌和需氧菌等,当病原体检查阳性时,应根据药敏试验结果调整用药。①所有治疗方案都必须对淋病奈瑟球菌和沙眼衣原体有效,因为子宫内膜和宫颈分泌物筛查无阳性发现并不能除外上生殖道感染;②目前推荐的治疗方案中,抗菌谱应覆盖厌氧菌;③一经诊断立即开始治疗,因为及时合理地应用抗生素与远期预后直接相关;④选择治疗方案应综合考虑有效性、费用、患者依从性和药物敏感性等因素;⑤适宜的中医、中药治疗也可产生一定疗效。

【推荐处方】

处方 1. 适用于盆腔炎的静脉给药治疗:头霉素或头孢菌素类

(1) 0.9% 氯化钠　100ml 头孢西丁钠　2g	静脉滴注,每 6 小时 1 次。
(2) 0.9% 氯化钠　100ml 头孢替坦　2g	静脉滴注,每 12 小时 1 次。

(3) 多西环素,100mg,口服或静脉滴注,每 12 小时 1 次。

临床症状、体征改善后的至少 24~48 小时后转为多西环素,100mg,口服,每 12 小时 1 次,连用 14 天;或米诺环素,100mg,口服,每 12 小时 1 次,连用 14 天;或阿奇霉素,250mg,口服,1 次 /d,连用 7 天(首次剂量加倍)。

其他第二或第三代头孢菌素(如头孢唑肟、头孢噻肟和头孢曲松)也可能对 PID 有效并有可能代替头孢替丁和头孢西丁,而后两者的抗厌氧菌效果更强。

对输卵管卵巢脓肿患者,通常在多西环素(或米诺环素或阿奇霉素)的基础上加用克林霉素或甲硝唑,从而更有效地对抗厌氧菌。

处方 2. 适用于盆腔炎的静脉给药治疗:克林霉素与氨基糖苷类药物联合

0.9% 氯化钠注射液　100~200ml	静脉滴注,每 8
克林霉素　900mg	小时 1 次。

加用庆大霉素的负荷剂量(2mg/kg),维持剂量为 1.5mg/kg,静脉滴注或肌内注射,每 8 小时 1 次。

临床症状、体征改善后,继续静脉给药至少 24~48 小时,继续口服克林霉素,450mg,4 次/d,共 14 天;或多西环素,100mg,口服,每 12 小时 1 次,连用 14 天。

该处方对以厌氧菌为主的感染疗效较好,常用于治疗输卵管卵巢脓肿患者。对输卵管卵巢脓肿患者应用多西环素(或米诺环素或阿奇霉素)加甲硝唑或多西环素(或米诺环素或阿奇霉素)加克林霉素,比单纯应用多西环素(或米诺环素或阿奇霉素)对治疗厌氧菌感染更优越。注意庆大霉素的不良反应。

处方 3. 适用于盆腔炎的静脉给药治疗替代方案 1

(1)氧氟沙星注射液,400mg,静脉滴注,每 12 小时 1 次。

(2)左氧氟沙星注射液,500mg,静脉滴注,1 次/d。

加用甲硝唑注射液,500mg,静脉滴注,每 12 小时 1 次。

(3)莫西沙星注射液,400mg,静脉滴注,1 次/d。不用加用甲硝唑。

处方 4. 适用于盆腔炎的静脉给药治疗替代方案 2

(1)0.9% 氯化钠注射液　100ml	静脉滴注,每 6
氨苄西林舒巴坦钠　3g	小时 1 次。
(2)0.9% 氯化钠注射液　100ml	静脉滴注,每
阿莫西林克拉维酸钾　1.2g	6~8 小时 1 次。

加用多西环素,100mg,口服,每 12 小时 1 次,连用 14 天;或米诺环素,100mg,口服,每 12 小时 1 次,连用 14 天;或阿奇霉素,250mg,口服,1 次/d,连用 7 天(首次剂量加倍)。

处方 5. 适用于盆腔炎的门诊非静脉给药治疗方案 1

(1)氧氟沙星,400mg,口服,2 次/d;加甲硝唑 500mg,

口服,2 次 /d,连用 14 天。

(2) 左氧氟沙星,500mg,口服,1 次 /d;加甲硝唑 500mg,口服,2 次 /d,连用 14 天。

(3) 莫西沙星,400mg,口服,1 次 /d,连 14 天。不用加用甲硝唑。

处方 6. 适用于盆腔炎的门诊非静脉给药治疗方案 2

(1) 头孢曲松钠,250mg,肌内注射,单次用药。

(2) 头孢西丁钠,2g,肌内注射,单次用药;或其他第三代头孢菌素类药物。

加用多西环素,100mg,口服,每 12 小时 1 次,连用 14 天;或米诺环素,100mg,口服,每 12 小时 1 次,连用 14 天;或阿奇霉素,500mg,口服,1 次 /d,连用 14 天(首次剂量加倍)(覆盖沙眼衣原体或支原体感染)。或加用甲硝唑,500mg,口服,2 次 /d,共 14 天(覆盖厌氧菌感染)。

对于症状轻、能耐受口服抗生素并有随访条件者,在门诊给予非静脉抗生素治疗方案中头孢菌素的选择尚不确定,头孢西丁可以更好地覆盖厌氧菌,而头孢曲松可以更好地覆盖淋病奈瑟球菌。

处方 7. 适用于盆腔炎的后遗症期治疗:增强营养,提高机体抵抗力

丹参 18g,赤芍 15g,木香、茯苓各 12g,桃仁、丹皮、生地黄各 9g,金银花、蒲公英各 30g,痛时加延胡索 9g。

处方 8. 适用于盆腔炎的后遗症期治疗

康妇消炎栓,直肠给药,1 粒,1~2 次 /d,7 天为 1 个疗程,连用 3~6 个疗程。

【注意事项】

1. 患者应在开始治疗的 72 小时内出现临床情况改善,如退热、腹部压痛或反跳痛减轻、子宫及附件压痛减轻、宫颈举痛减轻等。在此期间病情无好转的患者需住院治疗,进一步检查以及手术治疗。

2. 建议对于沙眼衣原体或淋病奈瑟球菌感染的 PID

患者,还应在治疗结束后的4~6周时重新筛查上述病原体。

3. 对 PID 患者出现症状前的 60 天内接触过的性伴侣进行检查和治疗。如最近一次性交发生在 6 个月前,则应对最近的性伴侣进行治疗。在女性 PID 患者治疗期间应禁止性交。这种检查和评价是必要的。因为患者有潜在感染风险,而且其性伴侣很可能感染淋病奈瑟球菌及沙眼衣原体。由淋病奈瑟球菌或沙眼衣原体感染引起的 PID 患者的男性性伴侣常无症状。无论 PID 患者分离的病原体如何,均应建议患者的性伴侣进行性病的检测和治疗。

4. 由于妊娠期 PID 会增加孕产妇的发病率及早产风险,因此可疑 PID 的孕妇都建议住院接受静脉抗生素治疗。孕妇和哺乳期妇女禁用四环素、多西环素、米诺环素及氟喹诺酮类药物。

第四节　生殖系统结核

【概述】

由结核分枝杆菌引起的女性生殖器炎症称为生殖系统结核(genital tuberculosis),又称结核性盆腔炎,是由结核分枝杆菌侵入人体引起的输卵管、子宫内膜、卵巢、盆腔腹膜及子宫颈等女性生殖器官的炎症性病变。多发生于20~40 岁的妇女,也可见于绝经后的老年妇女。以输卵管结核最常见,其次为子宫内膜结核。绝大多数生殖系统结核为继发感染,常继发于肺结核、腹膜结核或肠结核,极少继发于肾结核、骨结核,原发者罕见。

【临床特征】

1. 病史　既往有结核病接触史或本人曾有肺结核、胸膜炎、肠结核病史,原发不孕伴有月经稀少或闭经时,未婚女青年有低热、盗汗、盆腔炎或腹水时,慢性盆腔炎久治不愈时均应考虑有生殖系统结核的可能性。

2. 症状　月经异常为生殖系统结核的常见症状,初期可有月经量过多、经期延长或不规则出血,后期表现为月经稀少或闭经。由于盆腔结核性病变引起的炎症和粘连,或形成的结核性输卵管卵巢脓肿等可引起不同程度的下腹坠痛,经期加重。有部分患者诉午后发热,月经期发热、经后自退,是生殖系统结核的特征。

3. 妇科检查　较多患者无明显体征和其他自觉症状。较严重的患者若有腹膜结核,检查时腹部有柔韧感或腹水征,形成包裹性积液时可触及囊性肿块,边界不清,不活动,表面因肠管粘连,叩诊空响。子宫一般发育较差,往往因周围有粘连使活动受限。若附件受累,在子宫两侧可触及大小不等及形状不规则的肿块,质硬、表面不平、呈结节或乳头状突起,或可触及钙化结节。

4. 子宫内膜病理检查　是诊断子宫内膜结核的最可靠的依据。于经前 1 周或月经来潮 6 小时内行刮宫术,并将全部刮出物送病理检查,在病理切片上找到典型的结核结节,诊断即可成立。但阴性结果并不能排除结核的可能性,须经 3 个月后再复查,如经 3 次内膜病理检查均为阴性,可认为内膜无结核存在。

5. 盆腔 X 线平片检查　发现孤立的钙化点,提示曾有盆腔淋巴结核病灶。

6. 腹腔镜检查　在对子宫内膜活体组织检查不能发现有结核灶时,可用腹腔镜检查子宫、输卵管等盆腔情况,并可取腹腔液做结核菌培养或在病变处做活检。

【治疗原则】

目前生殖系统结核的治疗包括一般治疗、抗结核药治疗及手术治疗。生殖系统结核的治疗原则为以抗结核药治疗为主,休息营养为辅的抗结核化学药物治疗。①支持疗法:加强营养,急性活动期发热、盆腔肿块、血沉增高者应多卧床休息;②抗结核治疗:原则是早期、联合、规律、适量、全程;③手术疗法:药物疗效不佳或盆腔肿块持续存在者可手术,术后应继续抗结核治疗半年以上;④中药:以扶正为原则,辨证诊治,配合抗结核治疗。

【推荐处方】

抗结核药包括利福平(rifampicin,REP,R)、异烟肼(isoniazid,INH,H)、吡嗪酰胺(pyrazinamide,Z)、乙胺丁醇(ethambutol,E)等。目前推行短疗程药物治疗,前 2~3 个月可用强化期,后 4~6 个月巩固期。①强化期每天利福平、异烟肼、吡嗪酰胺、乙胺丁醇 4 种药物联合应用 2 个月,后 4 个月巩固期连续应用利福平、异烟肼(2HRZE/4HR);或后 4 个月每周 3 次间歇应用利福平、异烟肼(2HRZE/4H₃R₃)。②强化期每天利福平、异烟肼、吡嗪酰胺、乙胺丁醇 4 种药物联合应用 2 个月,后 4 个月巩固期连续应用利福平、异烟肼、乙胺丁醇(2HRZE/4HRE);或巩固期每周 3 次应用利福平、异烟肼、乙胺丁醇(2HRZE/4H₃R₃E₃)。第 1 个方案用于初次治疗患者,第 2 个方案多用于治疗失败或复发患者。

处方　口服药物治疗,前 2~3 个月强化期,后 4~6 个月巩固期。主要是用以下 4 种药物。

(1)异烟肼,300mg,口服,1 次 /d,连用 6 个月;或 600mg,口服,3 次 /w。

(2)利福平,500mg,口服(餐前),1 次 /d;或 600mg,口服(餐前),3 次 /w。

(3)乙胺丁醇,0.75g,口服,1 次 /d,连用 4 个月;或 1.2g,口服,3 次 /w。

(4)吡嗪酰胺,1.5g,口服,3 次 /d。

【注意事项】

1. 抗结核药治疗方案要依据病情,酌情选用。药物有一定的神经损害,肝、肾功能损害(包括出现黄疸)等毒副作用,用药期间应注意每 100mg 异烟肼应加服维生素 B₆ 10mg,以防周围神经炎;定期复查肝功能、血胆红素、血小板、白细胞总数及分类;异烟肼的每个疗程用量不得超过 150g。

2. 出现以下情况应考虑手术治疗：①盆腔结核包块经药物治疗后缩小，但不能完全消退；②盆腔结核包块治疗无效或治疗后又反复发作者；③已形成较大的包裹性积液者；④子宫内膜结核内膜广泛破坏，药物治疗无效者。为避免手术时感染扩散及减轻粘连（对手术有利），术前应采用抗结核药治疗 1~2 个月，术后根据结核范围、病灶是否取净而定，继续用抗结核药治疗，以达到彻底治愈的目的。

3. 虽然生殖系统结核经药物治疗取得良好疗效，但治疗后的妊娠成功率极低，对希望妊娠者可行辅助生育技术助孕。

4. 抗结核药治疗后需要有一个密切随访的阶段，经过联合、适量、规律及全程治疗后，复发或播散至其他器官者极为罕见，疗程末尾近结束时宜重复 1 次胸部 X 线检查、尿结核菌培养及诊刮，在 2~3 年内每 6~12 个月重复检查 1 次。

参考文献

［1］谢幸，孔北华，段涛．妇产科学．9 版．北京：人民卫生出版社，2018：238-258.

［2］中华医学会妇产科学分会感染性疾病协作组．外阴阴道假丝酵母菌病诊治规范．中华妇产科杂志临床指南荟萃．北京：人民卫生出版社，2015：193-197.

［3］中华医学会妇产科学分会感染性疾病协作组．盆腔炎症性疾病诊治规范．中华妇产科杂志临床指南荟萃．北京：人民卫生出版社，2015：280-284.

［4］中华医学会妇产科学分会感染性疾病协作组．细菌性阴道病诊治指南．中华妇产科杂志临床指南荟萃．北京：人民卫生出版社，2015：229.

［5］中华医学会妇产科学分会感染性疾病协作组．滴虫性阴道炎诊治指南．中华妇产科杂志临床指南荟萃．北京：人民卫生出版社，2015：193-197，231-233.

［6］万贵平．妇产科临床处方手册．5 版．南京：江苏科学技术出版社，2017：170-171.

（潘　琼）

第二章

外阴上皮内非瘤样病变

外阴上皮内非瘤样病变(nonneoplastic epithelial disorders of vulvar, NNEDV)是常见的妇科疾病,指外阴部位的非肿瘤性皮肤病。近50年来,外阴上皮内非瘤样病变的分类及命名也几经变革,早期命名混乱,直到1975年国际外阴疾病研究协会(International Society for the Study of Valvar Disease, ISSVD)将其命名为"慢性外阴营养不良",1987年 ISSVD 再次提出外阴皮肤病的新分类,将其分为"皮肤和黏膜上皮内非瘤样病变",随后在2006年 ISSVD 采用了全新的基于组织病理学的分类方法取代了1987年的分类,2011年 ISSVD 进行了基于临床表现的分类,使两种分类互相补充,方便临床诊断和处理。

目前临床较常见的外阴上皮内非瘤样病变主要包括外阴慢性单纯性苔藓、外阴硬化性苔藓及其他外阴皮肤病,本章将分述其药物治疗。

第一节 外阴慢性单纯性苔藓

【概述】

外阴慢性单纯性苔藓(lichen simplex chronicus)为2006年病理分类中的棘层细胞增殖型病变,可分为原发性及继发性2种,其中后者常继发于硬化性苔藓、扁平苔藓及其他外阴皮肤病。该病的病因尚不明确,可能与慢性摩擦或搔抓刺激有关。

其病理特征大体上常表现为红色或白色斑块或苔藓;

镜下表现缺乏特异性,常表现为表皮层鳞状细胞角化过度或角化不全,棘细胞层增殖,上皮脚向下延伸,并伴有真皮层不同程度的炎症细胞浸润。

【临床特征】

1. **症状** 多见于年龄<50岁的中年妇女,但各年龄段均有发生。其最主要的临床症状为外阴瘙痒,瘙痒常难以忍受,常出现搔抓后皮损加重导致的疼痛、出血等症状。

2. **体征** 病变可单发或多发,常位于双侧大阴唇、阴蒂、双侧阴唇沟及会阴体等处,也可见于肛周。早期病变为粉红色,后变为典型的白色病变,部分病程较长者可见明显的皮肤增厚、皮肤纹理加深,出现苔藓样改变。

3. 确诊需依靠病理检查。

【治疗原则】

1. **一般治疗** 保持外阴部皮肤干燥,注意外阴卫生,预防皮损所致的感染。避免进食刺激性食物,并尽量避免病变局部接触刺激性药物及肥皂等刺激性化学物质。皮肤发生破损及感染时予以对症治疗。

2. **药物治疗** 常采用外阴病变局部药物治疗,控制瘙痒症状,部分病变皮肤可通过长期药物治疗恢复正常。

3. **物理治疗** 用于症状严重或药物治疗无效者,常用方法包括外阴聚焦超声治疗、激光、液氮冷冻、波姆光波等方法。

4. **手术治疗** 仍可能出现远期复发,不作为常规治疗,仅用于其他治疗无效或病程较长出现不典型增殖甚至癌变者。

【推荐处方】

用皮质激素控制瘙痒。糖皮质激素具有强大的抗炎、抗免疫及抗过敏作用,能有效缓解外阴慢性单纯性苔藓局部炎症反应所导致的瘙痒症状。

处方 1. 在治疗初期常采用高效皮质激素外用,尽快缓解瘙痒症状。

(1) 0.025% 醋酸氟轻松软膏,适量,涂搽患部,3~4 次 /d。

(2) 0.01% 曲安奈德乳膏,适量,涂搽患部,3~4 次 /d。

(3) 1%~2% 醋酸氢化可的松乳膏,适量,涂搽患部,3~4 次 /d。

处方 2. 当瘙痒基本控制后,应停用高效糖皮质激素,改用相对弱效的激素。

1% 醋酸氢化可的松乳膏,适量,涂搽患部,1~2 次 /d,连用 6 周。

【注意事项】

1. 注意个人卫生,穿纯棉内裤并经常更换。保持外阴清洁、干燥等,不用热水烫洗,不用肥皂或清洁剂等刺激性化学制剂擦洗。

2. 忌乱用、滥用药物,忌搔抓及局部摩擦。

3. 忌酒及辛辣食物,不吃海鲜等及易引起过敏的食物。

4. 注意观察药物效果,如药物治疗效果不佳,建议改用其他治疗方法。

第二节　外阴硬化性苔藓

【概述】

外阴硬化性苔藓(lichen sclerosus)为 2006 年 ISSVD 病理分类中的苔藓样型或硬化型亚型。目前,其发病原因仍不明确,但考虑可能与免疫、感染、遗传及性激素(雄激素)缺乏等相关。

该疾病的临床特征为外阴和 / 或肛周皮肤变薄,局部色素减退呈现白色病变;病理镜下表现为外阴皮肤表皮层变薄但角化过度,黑色素细胞减少,真皮层水肿或胶原纤维化。此外,部分病例镜下可见急性炎症反应及溃疡形成。该疾病虽为良性病变,但具有 2%~5% 的鳞癌变率。

【临床特征】

1. 症状　该病可发生于任何年龄段的女性,但其中以 40 岁左右的女性最为好发,其次为幼女。其主要症状为外阴瘙痒、性交痛及外阴烧灼感,严重者可出现明显的外阴萎缩甚至性交困难。

2. 体征　外阴病变常为对称性,早期病变常表现为局部发红、肿胀,可出现白色、粉色等丘疹;随后可出现外阴萎缩及皮肤变白、皲裂及蜕皮;晚期病变可出现皮肤菲薄呈烟纸样外观,阴道口狭窄、挛缩等。

3. 病理检查　病理检查是唯一的确诊手段,依据病史、体征和病理检查进行诊断多无困难。

【治疗原则】

1. 一般治疗　同第一节外阴慢性单纯性苔藓。

2. 药物治疗　主要为局部药物治疗,部分患者可辅助全身用药。其中局部使用的主要药物为丙酸睾酮油膏及黄体酮油膏,而部分患者可使用阿维 A 改善皮肤症状,也可辅助多种维生素改善全身营养状况,且病变严重造成精神紧张及失眠者可辅助镇静药及抗过敏药等。

3. 物理治疗及手术治疗　同第一节外阴慢性单纯性苔藓。但其手术切除后的复发概率极高,可在切除边缘甚至移植皮肤处出现复发,因此临床不常规采用手术治疗。

【推荐处方】

处方 1. 雄激素是治疗外阴硬化性苔藓的主要方法。丙酸睾酮能够促进蛋白合成,促进皮肤营养,缓解皮肤萎缩及局部萎缩粘连,缓解症状。

2% 丙酸睾酮油膏(200mg 丙酸睾酮加入 10g 凡士林油膏或软膏),适量,涂搽患部,2~4 次 /d,连用 3~4 周后改用 1~2 次 /d,连用 3 周,然后 1 次 /d 或 1 次 /2d 维持。

处方 2. 如处方 1 出现局部男性化不良反应可用黄体酮。

0.33% 黄体酮油膏(黄体酮油剂 100mg 加入 30g 凡士林软膏),适量,涂搽患部,3 次 /d。

处方 3. 糖皮质激素类软膏具有止痒、抗炎作用,同时可软化局部皮肤组织并促进角化细胞脱落。

(1)0.05% 氯倍他索软膏,适量,涂搽患部,最初 1 个月内 2 次 /d,继而 1 次 /d,连续 2 个月,最后 2 次 /w,连用 3 个月,共计 6 个月。

(2)5mg 曲安奈德混悬液,用 2ml 0.9% 氯化钠注射液稀释,局部皮下注射,对瘙痒症状顽固者有效。

处方 4. 阿维 A 全身用药,可维持上皮和黏膜的正常功能和结构。

阿维 A 胶囊,20~30mg,口服,1 次 /d。

【注意事项】

其治疗的注意事项基本同外阴慢性单纯性苔藓,此外还应注意:

1. 药物可以改善症状但不能使患者痊愈,需长期用药,应注意药物副作用。

2. 幼女硬化性苔藓至青春期可能自愈,一般不采用丙酸睾酮油膏治疗,以免出现男性化。可涂用 1% 氢化可的松软膏或 0.3% 黄体酮油膏,症状多可以缓解,但需要长期随访。

第三节　其他外阴皮肤病

一、外阴擦烂

【概述】

外阴擦烂(vulva intertrigo)是指由于外阴局部汗腺分

泌过多、皮肤潮湿及局部卫生状况差导致的外阴局部炎症反应。

【临床特征】

1. 症状　多见于婴儿、老年女性或肥胖、糖尿病患者,且易发生在夏季等湿热的季节。局部常出现瘙痒、疼痛及灼热等。

2. 体征　查体时发现病变常最先出现在大、小阴唇褶皱处,为边界清晰的红色斑块,与摩擦的皮肤黏膜面面积一致,后出现肿胀、脱皮及渗出。长期尿瘘外阴被尿液浸渍的患者可出现整个外阴红肿、皮肤溃烂和局部丘疱疹,称为外阴湿疹。

【治疗原则】

其主要治疗原则为解除瘙痒,保持病变局部清洁、透气。

1. 一般治疗　注意外阴卫生,保持外阴清洁、干燥,不搔抓病灶处。

2. 药物治疗　常为局部采用高锰酸钾坐浴,必要时氧化锌外用。

【推荐处方】

处方1. 1:5 000高锰酸钾溶液,适量,2次/d,坐浴。
处方2. 氧化锌油膏,适量,3次/d,外用。

【注意事项】

1. 穿着透气性棉质内裤,不穿化纤内裤,增加局部透气性。

2. 急性期注意休息,减少外阴摩擦,禁性生活。

3. 高锰酸钾坐浴后可用软毛巾擦干,表面涂布痱子粉可有效保持外阴干燥。

4. 对擦烂性湿疹,可在高锰酸钾坐浴后涂敷氧化锌软膏以保护局部皮肤。

二、白塞综合征

【概述】

白塞综合征又称为眼 - 口 - 生殖器综合征或贝赫切特综合征,是一种全身性的自身免疫性血管炎性疾病,在2006 年 ISSVD 病理分类中属于脉管源性病损。该病的病因不清,基本病理改变为累及多系统的血管炎。

【临床特征】

该病多见于 20~40 岁的女性,表现为反复发作的口腔黏膜、外阴溃疡、眼部病变或其他皮肤损害,同时可伴有心血管、关节甚至神经系统损害。病变常最先出现在口腔,后累及外阴,最后出现在眼部。局部溃疡可为单发或多发,边界清,溃疡愈合后可形成瘢痕。可出现明显的局部疼痛、发热、乏力及头痛等全身症状,累及其他系统也可出现相应症状。

【治疗原则】

溃疡性病变一般可自愈,治疗以对症治疗疼痛等为主,此外在病变急性期可给予糖皮质激素促进病变愈合。

【推荐处方】

处方 1. 局部用药
1∶5 000 高锰酸钾溶液,适量,2 次 /d,坐浴。
处方 2. 全身用药
(1)醋酸泼尼松片,20~40mg,口服,1 次 /d(急性期促进创面愈合)。
(2)醋酸泼尼松片,15mg,口服,1 次 /d(长期应用防止复发)。
(3)布洛芬片,0.4~0.6g,口服,3 次 /d。

（4）秋水仙碱片，0.5mg，2~3 次 /d。注意肝、肾功能损害及白细胞减少问题。

（5）沙利度胺片，宜从小剂量开始，逐渐增加至 25~50mg，3 次 /d。孕妇禁用，且可能引起神经轴索变性。

（6）雷公藤总苷片，20mg，口服，1 次 /d。

【注意事项】

1. 急性活动期应卧床休息，发作间歇期应预防复发。
2. 保持外阴病变皮肤干燥、清洁。
3. 外阴病变不主张手术，以药物治疗为基础。
4. 该病目前无公认的有效根治方法，药物治疗有效，但停药后易复发。

三、外阴前庭炎综合征

【概述】

外阴前庭炎综合征（vulvar vestibulitis syndrome）是一种引起女性外阴慢性疼痛的疾病，但在临床上很少发现皮损，是一种外阴皮肤感觉异常性疾病。该病的病因不明，可能与局部神经病变、感染、盆底肌肉功能异常及心理等多种因素有关。

【临床特征】

该病多发生于育龄妇女，主要表现为外阴前庭部位疼痛，可为持续性或间歇性，在性交、妇科检查等刺激时加重。大部分患者局部缺乏明显的炎症体征，部分患者可在前庭部位出现充血、肿胀及压痛等。

【治疗原则】

该病的治疗包括药物治疗及手术治疗。

1. **药物治疗** 主要用于症状轻微、病程较短的患者，主要为局部外用药物治疗。

2. 手术治疗　常用于药物治疗无效或病情严重的患者,包括前庭成形术及前庭切除术。

【推荐处方】

处方1. 1% 氢化可的松软膏联合 2%~5% 利多卡因软膏,适量,局部外涂,性交前 10~15 分钟用药可改善性交痛症状。

处方2. 对于病变严重者可选用高效糖皮质激素联合利多卡因。

(1) 0.025% 醋酸氟轻松软膏,适量,涂搽患部,性交前 10~15 分钟用药。

(2) 0.01% 曲安奈德乳膏,适量,涂搽患部,性交前 10~15 分钟用药。

【注意事项】

1. 前庭外阴炎综合征因其病因不清,目前临床治疗疗效不理想,易反复复发,但大部分患者可能随时间延长症状逐渐改善甚至消失。

2. 在治疗过程中,如考虑可能与盆底肌肉功能异常有关者,可同时进行生物反馈疗法,对盆底肌肉进行康复锻炼。

3. 对于合并外阴阴道真菌感染及 HPV 感染的患者,应予以适当的抗真菌及抗病毒治疗。

参考文献

[1] 沈铿, 马丁. 妇产科学. 3 版. 北京:人民卫生出版社, 2015.

[2] 谢幸, 孔北华, 段涛. 妇产科学. 9 版. 北京:人民卫生出版社, 2018.

[3] LEWIS F, BOGLIATTO F, VAN BEURDEN M. 实用外阴疾病诊治指南. 李静然, 王建六, 译. 北京:科学出版社, 2018.

［4］曹泽毅.中华妇产科学.3版.北京：人民卫生出版社，2014.

［5］中华医学会风湿病学分会.白塞病诊断和治疗指南.中华风湿病学杂志，2011, 15 (5): 345-347.

［6］丰有吉，沈铿.妇产科学.2版.北京：人民卫生出版社，2010.

（叶明珠）

第三章

下生殖道鳞状上皮内病变

鳞状上皮内病变(squamous intraepithelial lesion,SIL)是指 HPV 感染后出现的鳞状上皮层内细胞成熟不良、核异型及核分裂象增加等表象的鳞状上皮内病损。其中女性下生殖道鳞状上皮内病变包括外阴、阴道及宫颈的鳞状上皮内病变,三者可单独存在,但常出现两者或三者并存的情况。

根据细胞的成熟度及异型性,2003 年 WHO 将上皮内病变分为Ⅰ~Ⅲ级,但随着对该病变认识的提高,2014 年 WHO 在 2003 年分类的基础上将 SIL 分为 2 级,即将原来的鳞状上皮内瘤变Ⅰ级分为低级别鳞状上皮内病变(LSIL),而将原来的鳞状上皮内瘤变Ⅱ及Ⅲ级分为高级别鳞状上皮内病变(HSIL)。

第一节　外阴鳞状上皮内病变

【概述】

外阴鳞状上皮内病变是指局限在外阴鳞状上皮内,有发展为浸润癌的风险但尚无间质浸润的癌前病变。按照 2014 年 WHO 女性生殖器官肿瘤分类将外阴鳞状上皮内病变分为低级别鳞状上皮内病变(LSIL)、高级别鳞状上皮内病变(HSIL)及分化型外阴上皮内病变 3 类。其中前两者多与 HPV 感染有关,而第 3 类则与 HPV 感染无关。

【临床特征】

1. 症状　该病缺乏特异性症状,大部分患者常无症状,有症状者常表现为外阴瘙痒、皮损甚至溃疡等。

2. 体征 查体时可见外阴单发或多发的灰白或红色斑点、丘疹、斑块或乳头状疣样赘生物,少数表现为略高于皮肤的色素沉着。

3. 辅助检查 需依据阴道镜检及病变活检,在检查及活检时应注意切勿漏诊浸润癌。

【治疗原则】

该病的治疗目的主要为缓解临床症状、消除病灶及阻止浸润癌的发生。在选择治疗方式时应综合考虑多种因素,包括患者因素,如年龄、症状、一般情况及随访情况;疾病因素,如疾病的病理类型、病灶大小、数量、位置及发生浸润的风险等;以及治疗方法可能对外阴外观及功能的影响等。

1. LSIL 的治疗 对于无明显症状的患者可选择观察随访,对于有症状的患者可采用局部药物治疗。一些年轻的病变较广泛的患者也可选择物理治疗。

2. HSIL 的治疗 常采用手术治疗,其中病变较局限者可采用局部表浅切除术,而广泛病变者可采用外阴皮肤切除术。

3. 分化型外阴上皮内病变的治疗 因该病变可能迅速发展为浸润癌,因此需彻底切除病灶,病变广泛者可行单纯外阴切除术。

【推荐处方】

处方 1. 5% 氟尿嘧啶乳膏,适量,涂搽患部,1 次 /d,共 6~8 周。该处方用于治疗 LSIL 疗效有限,且局部可出现疼痛及烧灼感,患者的耐受性较差。

处方 2. 5% 咪喹莫特乳膏,适量,涂搽患部,1~3 次 /w,一般用药 6~30 周后显效。该药物为治疗 LSIL 的一线药物,根据病灶缓解情况和局部不良反应情况调整用药频率和持续用药时间。

【注意事项】

1. 治疗过程中应告知患者无论哪种治疗方法,病变均有复发的可能性,复发不是治疗失败,而是由疾病本身的性质引起的。

2. 在病变治疗前应仔细观察病变,明确是否有可能的恶性病变,必要时行病变多点活检,且在治疗过程中应严密观察病变变化情况,排除恶变。

3. 在制订治疗方案时应多个方面综合考虑,个体化治疗。

4. HPV 疫苗对由 HPV 感染导致的外阴鳞状上皮内病变具有预防作用,同时应劝导患者戒烟、及时治疗外阴炎症,并尽量避免长期应用免疫抑制剂,能够降低其恶变概率。

第二节　阴道上皮内病变

阴道上皮内病变(vaginal intraepithelial lesion,VaIN)是一组由 HPV 感染导致的发生于阴道黏膜的癌前病变,按 2014 年 WHO 第 4 版《女性生殖器官肿瘤分类》可分为低级别鳞状上皮内病变(low-grade squamous intraepithelial lesion,LSIL)和高级别鳞状上皮内病变(high-grade squamous intra-epithelial lesion,HSIL)两大类。LSIL 包括 VaIN1、轻度鳞状上皮异型增生、扁平湿疣、非典型挖空细胞及挖空细胞形成;HSIL 包括中度鳞状上皮异型增生或 VaIN2、重度鳞状上皮异型增生或 VaIN3 和原位鳞状细胞癌。

【临床特征】

1. 症状　阴道上皮内病变多无明显症状,部分患者仅表现为分泌物增多或性交后出血等。

2. 体征　行妇科检查时可见病变常位于阴道上 1/3,可单发或多发、分散或融合,常为红色或白色的卵圆形病灶,常稍隆起,表面有棘状细突。

3. 诊断　确诊需依据病理检查。

【治疗原则】

由于本病的发病率不高,对本病的治疗方法的研究至今多为回顾性研究,样本量较小,因此目前对本病治疗方法的选择仍颇有争议,尚无规范统一的治疗方案或指南。但近些年随着对本病认识的提高,该病的发生率有上升趋势,因此对于该病的治疗也逐渐被重视。目前治疗中应综合考虑病变情况、患者情况及治疗方法的情况,制订个体化治疗方案。

1. 低级别阴道上皮内病变　大部分患者可不治疗自行消退,患者经阴道镜检满意者及活检排除高级别病变后可密切随访 1 年,必要时进一步治疗。

2. 高级别阴道上皮内病变　应积极治疗,降低恶变风险。治疗方法包括:

(1)药物治疗:主要为局部药物治疗,大致同外阴鳞状上皮内病变。

(2)物理治疗:如 CO_2 激光治疗等。

(3)放射治疗:主要为腔内放疗,由于可能致阴道瘢痕形成、阴道狭窄及卵巢早衰,因此多用于绝经后妇女、病变广泛、其他治疗无效的患者。

(4)手术治疗:主要包括阴道局部病灶切除、阴道顶端切除及全阴道切除术,常用于 50 岁以上的患者,尤其对于高级别病变或已行子宫切除术的患者。

【推荐处方】

处方 1. 5% 氟尿嘧啶乳膏,适量,涂搽患部,1 次 /d,5天为 1 个疗程,连用 6 个疗程。

处方 2. 5% 咪喹莫特乳膏,适量,涂搽患部,1~3 次 /w,疗程最长至 16 周。

处方 3. 50% 三氯醋酸,适量,涂布患部,1 次 /w,连用1~4 周。

【注意事项】

1. 对于阴道上皮内病变治疗前应充分对病变进行评估，排除恶性病变，对于绝经后阴道涂片异常的患者可在阴道涂雌激素软膏后行阴道镜检，更容易发现病变。

2. 本疾病选择治疗方案时，应根据病变情况、患者年龄、对阴道功能要求情况选择适当的个体化治疗方案。

3. 阴道上皮内病变尤其是高级别病变的复发率高，且随时间延长，复发率增加。

4. 高级别患者仍有恶变概率，因此需长期随访，一般应在治疗后的 3、6 和 12 个月分别行阴道细胞学检查，必要时复查阴道镜。此后至少每年 1 次阴道细胞学检查。

第三节　宫颈上皮内病变

【概述】

宫颈上皮内病变（cervical intraepithelial lesion，CIN）是与子宫颈浸润癌密切相关的一组宫颈病变，常发生在 25~35 岁的女性，可分为低级别鳞状上皮内病变（LSIL）、高级别鳞状上皮内病变（HSIL）及原位腺癌（AIS）。该病的病因主要为 HPV 感染，其余如慢性感染、性传播疾病及吸烟等也有协同致病作用。

【临床特征】

1. 症状　宫颈上皮内病变常无特殊症状，部分患者可出现阴道排液增多，可伴有明显的臭味，也可表现为性交后出血或妇科检查后发现。

2. 体征　妇科检查时宫颈表现多样，可为宫颈光滑，或仅可见局部红斑、白色上皮或宫颈糜烂的表现。

3. 诊断　CIN 的诊断程序采用三阶梯诊断流程，首先行子宫颈细胞病理检查和 / 或 HPV DNA 分子检测。根据 TBS

分类法可分为鳞状上皮细胞异常和腺上皮细胞异常。前者包括:①没有明确的诊断意义的不典型鳞状上皮细胞(ASC-US);②低度鳞状上皮内病变(LSIL);③高度鳞状上皮内病变(HSIL);④鳞状细胞癌(SCC)。后者包括:①非典型腺细胞(AGC);②非典型腺细胞倾向瘤变(AGC-FN);③颈管原位腺癌;④腺癌。后根据宫颈细胞学的不同情况结合 HPV DNA 检测结果,酌情行阴道镜检查及组织病理检查进行诊断。

【治疗原则】

宫颈上皮内病变的处理同样需根据患者情况,包括年龄、婚姻状况等;疾病情况,包括病变级别、部位、范围及 HPV 感染情况等及治疗方法的情况综合考虑。

1. 高危型 HPV 感染、宫颈细胞学阴性的治疗　可选择以下 2 个途径之一处理:①随访观察,6 个月后复查细胞学检查,1 年后复查细胞学及 HPV DNA 检测。在随访过程中可采用保妇康栓治疗。②但根据即刻行高危型 HPV 或针对 HPV16/18 的分型检测,若为 HPV16 或 18 型阳性应行阴道镜检查。

2. 细胞学检查为 ASC-US、ASC-H 及 AGC 的处理　进一步行阴道镜及宫颈活检,或 ≥ 35 岁的 ACG 患者同时需行子宫内膜活检。如阴道镜及病检排除其他病变,则半年或 1 年后复查。

3. LSIL 的处理　因大部分 LSIL 可自行消退,可采用定期观察随访治疗。对于先前细胞学为 LSIL 及以下者可仅观察随访:对于细胞学为 HSIL 而病检为 LSIL 者,阴道镜检查充分者可采用观察,并每隔 6 个月行细胞学和阴道镜检查;若随访过程中病变持续存在 2 年及 2 年以上者,可继续随访或应进行治疗,若阴道镜检查满意者可行局部切除或消融疗法,若阴道镜检查不满意者应采用宫颈锥切术。

4. HSIL 的治疗　可发展为宫颈浸润癌,需治疗。阴道镜检查满意者可行子宫锥切术或物理治疗,阴道镜检查不满意者应采用宫颈锥切术。部分年龄较大、无生育要求或合并其他妇科良性疾病有手术指征的确诊患者可行全子宫切除术。

【推荐处方】

宫颈上皮内病变的治疗主要以密切随访及物理、手术治疗为主，药物治疗仅用于合并 HPV 感染者的辅助治疗。

处方 保妇康栓，1~2 粒 /d，阴道上药，月经干净后连续用药 16 天为 1 个疗程，连用 3 个疗程。

【注意事项】

1. 子宫颈上皮内病变的管理应综合患者病情、年龄、生育要求、随诊条件等制订个体化治疗方案。

2. 即使全部去除病灶，未来依然存在病变复发或进展为浸润癌的可能性，因此该病需密切随访。

3. 宫颈癌疫苗的使用能降低部分高危型 HPV 的感染风险，有利于宫颈上皮内病变的预防。

参考文献

［1］沈铿，马丁 . 妇产科学 . 3 版 . 北京：人民卫生出版社，2015.

［2］谢幸，孔北华，段涛 . 妇产科学 . 9 版 . 北京：人民卫生出版社，2018.

［3］曹泽毅 . 中华妇产科学 . 3 版 . 北京：人民卫生出版社，2014.

［4］郎景和 . 中华妇产科杂志临床指南荟萃 . 北京：人民卫生出版社，2015.

［5］丰有吉，沈铿 . 妇产科学 . 2 版 . 北京：人民卫生出版社，2010.

［6］CHELMOW D. Cervical cancer screening and prevention. Obstetrics and Gynecology, 2016, 127 (1): e1-e20.

［7］钱敏，尤志学 . ACS/ASCCP/ASCP 宫颈癌预防及早期诊断筛查指南解读 . 现代妇产科进展，2013, 22 (7): 521-522.

［8］卞美璐，陈庆云，朱鹃，等 . 保妇康栓治疗宫颈持续人乳头瘤病毒感染炎性疾病的临床观察 . 中国实用妇科与产科杂志，2010 (5): 383-385.

(叶明珠)

第四章

女性生殖器肿瘤

第一节 外阴肿瘤

一、外阴良性肿瘤

外阴良性肿瘤比较少见,主要有上皮来源的外阴乳头瘤、汗腺腺瘤以及中胚叶来源的纤维瘤、平滑肌瘤等。治疗原则均为手术切除,无推荐的处方用药。

二、外阴恶性肿瘤

【概述】

外阴恶性肿瘤占女性生殖道原发恶性肿瘤的3%~5%,以鳞状细胞癌最常见,其他包括恶性黑色素瘤、基底细胞癌、前庭大腺癌、疣状癌、肉瘤等。

（一）外阴鳞状细胞癌

【临床特征】

1. 症状　最常见的症状是外阴瘙痒、局部肿块或溃疡,合并感染或较晚期癌可出现疼痛、渗液和出血。

2. 体征　癌灶以大阴唇最多见,其次为小阴唇、阴蒂、会阴、尿道口、肛门周围等。若已转移至腹股沟淋巴结,可扪及增大、质硬、固定的淋巴结。

【治疗原则】

早期肿瘤以手术为主,局部晚期肿瘤手术结合放化疗。转移病例姑息性、对症及支持治疗。

【推荐处方】

化学药物或靶向治疗多用于同步放化疗及晚期癌或复发癌的综合治疗。常用的化疗药物有铂类、紫杉醇、氟尿嘧啶、丝裂霉素、吉西他滨等,常用静脉注射或局部动脉灌注;靶向治疗药物有埃罗替尼、帕姆单抗等。

处方 1. PF 方案:顺铂 + 氟尿嘧啶(5-Fu)。顺铂 $70mg/m^2$ 静脉滴注 1 小时,第 1 天;氟尿嘧啶 $1\,000mg/m^2$ 静脉滴注 24 小时,第 1~4 天,共 4 天;每 3 周重复。此方案是外阴癌化疗方案中最有效的方案,可用于先期化疗、放化疗及术后的辅助治疗,也可以用于复发病例的治疗。

0.9% 氯化钠　500ml 顺铂　70mg/m²	静脉滴注(1 小时),第 1 天。
5% 葡萄糖　500ml 氟尿嘧啶　1 000mg/m²	静脉滴注(滴注 24 小时),第 1~4 天。

处方 2. TP 方案:顺铂 + 紫杉醇。顺铂 $70mg/m^2$ 静脉滴注 1 小时,第 1 天;紫杉醇 $135mg/m^2$ 静脉滴注 >3 小时,第 1 天;每 3 周重复。主要用于远处转移或复发病例。

0.9% 氯化钠　500ml 顺铂　70mg/m²	静脉滴注(滴注 1 小时),第 1 天。
0.9% 氯化钠　500ml 紫杉醇　135mg/m²	静脉滴注(滴注 >3 小时),第 1 天。

【注意事项】

1. 紫杉醇的溶剂为乙醇,因此应除外乙醇过敏史后才可使用紫杉醇。

2. 第 1 次应用或 1 年以上没有应用紫杉醇前一定要进行正规的预处理(应用紫杉醇前 12 及 6 小时,地塞米松

20mg，口服）。如果没有过敏反应，为减少长期大量应用激素的副作用，以后可以减少激素用量，改为用药前 30 分钟地塞米松 20mg 入壶。

3. 如果化疗期间患者有反应，先不要将化疗完全停掉，可以试着将化疗速度减慢，如果情况好转，可以继续应用。

4. 化疗期间需要大量输液，以保证尿量不少于 100ml/h。即使化疗结束，1 周以内均需大量饮水，已减少顺铂对肾脏的毒性作用。顺铂主要引起肾小管损伤，晚期才会导致肾小球损伤。因此，目前的肾功能检测手段（如血肌酐、肌酐清除率）不能反映肾脏早期受损的情况。

（二）外阴恶性黑色素瘤

外阴恶性黑色素瘤较少见，居外阴原发恶性肿瘤的第 2 位（2%~4%）。

【临床特征】

多见于 65~75 岁的妇女，常诉有外阴瘙痒、出血、色素沉着范围增大。病灶常位于小阴唇，其次是阴蒂周围，呈痣样、结节状生长，有色素沉着，可伴溃疡。

【治疗原则】

1. 以手术切除为主。

2. 免疫治疗 可选用干扰素 α、免疫检测点抑制剂等，后者目前 FDA 批准应用于临床的有 PD-1/PD-L1 抑制剂、CTLA4 基因工程单克隆抗体，可用于术前后辅助治疗或不能手术的晚期患者。

3. 化疗 对化疗不敏感，一般用于晚期患者的姑息性治疗。常用药物有达卡巴嗪，也可选用替莫唑胺、沙利度胺等。目前尚无统一的化疗方案，无论是单独用药还是联合用药，都不能明显改善患者的生存期。

【推荐处方】

处方 1. 干扰素 α-2b 注射液，2 000 万 U/m²，第 1~5 天，共 4 周；或 1 000 万 U/m²，每周 2 次 ×48 周（2A 类证据）。

处方 2. 干扰素 α-2b 注射液，1 500 万 U/m²，第 1~5 天，共 4 周；900 万 U/m²，每周 2 次 ×48 周（2B 类证据）。

【注意事项】

1. 注意个人卫生，穿纯棉内裤并经常更换。保持外阴清洁、干燥等，不用热水烫洗，不用肥皂或清洁剂等刺激性化学制剂擦洗。进行治疗后可能导致的长期及晚期并发症的健康宣教。

2. 使用干扰素的过程中可能出现粒细胞下降及氨基转移酶升高。治疗前及治疗期间（无特殊间隔 1 个月）检测血常规及肝功能，尤其当粒细胞下降至 <0.5 × 10⁹/L 或 GPT/GST 升至正常值上限的 5 倍以上时应暂时停止治疗，直至不良反应消退。重新开始本品治疗应从起始剂量的 50% 开始。若经剂量调整后不良反应再次发生、粒细胞减少至 0.25 × 10⁹/L 或 GPT/GST 升至正常值上限的 10 倍以上，应终止使用本品。

3. 使用干扰素 α-2b 最常见的不良反应为发热、疲乏、头痛和肌痛。发热和疲乏在终止给药后的 72 小时内恢复正常，这 2 种反应与剂量有关。

4. 遵循妇科恶性肿瘤治疗后的随访原则。第 1 年每 1~3 个月 1 次，第 2 和第 3 年每 3~6 个月 1 次，3 年后每年 1 次。随访建议行宫颈和阴道细胞学筛查以早期发现下生殖道上皮内病变，必要时活检检查、必要的肿瘤标志物和影像学检查。

第二节　阴道肿瘤

一、阴道良性肿瘤

【概述】

阴道良性肿瘤包括阴道平滑肌瘤、乳头状瘤、纤维瘤、神经纤维瘤和阴道腺病等。

【临床特征】

肿瘤较小时多无症状,随着肿瘤逐渐长大,可表现为阴道分泌物增多、异物感、阴道肿物、性交困难等。当肿瘤有溃疡、坏死时,可出现阴道异常分泌物、阴道出血。

【治疗原则】

阴道良性肿瘤的治疗原则采用以手术切除病灶为主的治疗方法。

【推荐处方】

无推荐的处方用药。

【注意事项】

1. 注意个人卫生,定期妇科检查。
2. 保持外阴清洁、干燥,不用热水烫洗,不用肥皂或清洁剂等刺激性化学制剂擦洗。出现阴道异常分泌物、阴道出血及时就诊。

二、阴道恶性肿瘤

【概述】

原发性阴道癌非常少见,占女性生殖系统恶性肿瘤的 1%~2%。因其紧邻尿道膀胱及直肠，而不同部位的阴道其淋巴引流也不同，并且阴道的血管及淋巴管丰富、吻合支多，故治疗有一定难度，疗效也差。阴道恶性肿瘤中，85%~95% 为鳞癌，其次为腺癌(10%)，阴道黑色素瘤及肉瘤等更少见。其中鳞癌和黑色素瘤多见于老年或绝经后妇女，腺癌好发于青春期，而内胚窦瘤和葡萄状肉瘤则好发于婴幼儿。

【临床特征】

早期可无明显症状或仅有阴道分泌物增多或接触性阴道出血。晚期的症状与宫颈癌相似，晚期可累及阴道旁，肿瘤侵犯附近组织器官，如神经或骨质、尿道或膀胱以及直肠，出现下腹部、腰骶部疼痛，排尿痛，血尿，肛门坠胀，排便困难，排便时疼痛等，腹股沟、锁骨上淋巴结肿大和远处器官转移的表现。

【治疗原则】

应遵循个体化原则，依据患者年龄、疾病分期、病灶部位确定治疗方案，采用放射治疗或手术治疗。总体上阴道上段癌可参照宫颈癌的治疗，阴道下段癌可参考外阴癌的治疗。

【推荐处方】

阴道浸润癌的化疗常用于与放疗的同步化疗。辅助化疗的作用有待于评价。静脉化疗考虑给予 3~4 个疗程，其化疗方案与宫颈癌或外阴癌的 TP 或 PF 方案类似，并多用于复发或转移的补救治疗。

阴道恶性黑色素瘤的免疫治疗为首选的术后辅助治疗，可选用干扰素 α、白介素 -2(IL-2)等。

【注意事项】

1. 由于解剖上的原因，阴道膀胱间隔及阴道直肠间隔仅 5mm 左右,使手术及放疗均有一定困难,特别是对以前有盆腔放疗史的患者。本病的发病率低,患者应集中在有经验的肿瘤中心治疗。

2. 当阴道发现可疑恶性病变时,首先要排除转移性恶性疾病和子宫内膜异位症。

3. 本疾病选择治疗方案时,应根据病变情况、患者年龄、对阴道功能要求情况选择适当的个体化治疗方案。

4. 治疗后仍有复发情况,因此需长期随访,一般应在治疗后的 3、6 和 12 个月分别行阴道细胞学检查,必要时复查阴道镜,按照肿瘤要求随访。

第三节　子宫肿瘤

一、宫颈癌

【概述】

子宫颈癌是最常见的妇科恶性肿瘤,高发年龄为 50~55 岁。由于宫颈癌筛查的普及,得以早期发现和治疗宫颈癌和癌前病变,其发病率和死亡率明显下降。发病与高危型 HPV 持续感染密切相关。

【临床特征】

早期宫颈癌常无明显症状和体征。子宫颈管型患者因子宫颈外观正常,易漏诊或误诊。随病变发展,可出现以下表现:

1. 症状

(1)阴道出血:早期多为接触性出血,中、晚期为不规则阴道出血。出血量根据病灶大小、侵及间质内血管情况而不同,若侵袭大血管可引起大出血。年轻患者也可表现为经期延长、经量增多,老年患者常为绝经后不规则阴道出血。一般外生型较早出现阴道出血症状,出血量多;内生型较晚出现该症状。

（2）阴道排液：多数患者有阴道排液，液体为白色或血性，可稀薄如水样或米泔状，或有腥臭；晚期患者因癌组织坏死伴感染，可有大量米汤样或脓性恶臭白带。

（3）晚期症状：根据癌灶累及范围出现不同的继发性症状，如尿频、尿急、便秘、下肢肿痛等；癌肿压迫或累及输尿管时可引起输尿管梗阻、肾盂积水及尿毒症；晚期可有贫血、恶病质等全身衰竭症状。

2. 体征　微小浸润癌可无明显的肉眼病灶，宫颈光滑或仅为柱状上皮异位。随病情发展，可出现不同体征。外生型宫颈癌可见息肉状、菜花状赘生物，常伴感染，肿瘤质脆、易出血；内生型宫颈癌表现为宫颈肥大、质硬、宫颈管膨大；晚期癌组织坏死脱落，形成溃疡或空洞伴恶臭。阴道壁受累时，可见赘生物生长于阴道壁或阴道壁变硬；宫旁组织受累时，双合诊、三合诊检查可扪及宫颈旁组织增厚、结节状、质硬或形成冷冻状盆腔。

【治疗原则】

根据临床分期、患者年龄、生育要求、全身情况、医疗技术水平及设备条件等，综合考虑制订适当的个体化治疗方案。采用以手术和放疗为主，化疗为辅的综合治疗。

【推荐处方】

处方1.顺铂＋紫杉醇：顺铂70mg/m^{2}静脉滴注1小时，第1天；紫杉醇135mg/m^{2}静脉滴注>3小时，第1天；每3周重复。

0.9% 氯化钠　500ml 顺铂　70mg/m^2	静脉滴注（滴注1小时），第1天。
0.9% 氯化钠　500ml 紫杉醇　135mg/m^2	静脉滴注（滴注>3小时），第1天。

处方2.顺铂＋紫杉醇＋贝伐珠单抗：顺铂70mg/m^{2}静脉滴注1小时，第1天；紫杉醇135mg/m^{2}静脉滴注>3

小时,第 1 天;贝伐珠单抗 15mg/kg 静脉滴注,第 1 天;每 3 周重复。

0.9% 氯化钠　500ml 顺铂　70mg/m^2	静脉滴注(滴注 1 小时),第 1 天。
0.9% 氯化钠　500ml 紫杉醇　135mg/m^2	静脉滴注(滴注 >3 小时),第 1 天。
0.9% 氯化钠　100ml 贝伐珠单抗　15mg/kg	静脉滴注,第 1 天。

处方 3. 顺铂＋拓扑替康:顺铂 50mg/m^2 静脉滴注 1 小时,第 1 天;拓扑替康 0.75mg/m^2 静脉滴注 >30 分钟,第 1~3 天;每 3 周重复。

0.9% 氯化钠　500ml 顺铂　50mg/m^2	静脉滴注(滴注 1 小时),第 1 天。
5% 葡萄糖或0.9%氯化钠　100ml 拓扑替康　0.75mg/m^2	静脉滴注 >30 分钟,第 1~3 天。

处方 4. 卡铂＋紫杉醇:卡铂 AUC 4~5 静脉滴注 1 小时,第 1 天;紫杉醇 135~175mg/m^2 静脉滴注 >3 小时,第 1 天;每 3~4 周重复。

5% 葡萄糖或0.9%氯化钠　500ml 卡铂　AUC 4~5	静脉滴注(滴注 1 小时),第 1 天。
0.9% 氯化钠　500ml 紫杉醇　135~175mg/m^2	静脉滴注(滴注 >3 小时),第 1 天。

处方 5. 顺铂＋吉西他滨:顺铂 30mg/m^2 静脉滴注 1 小时,第 1 和第 8 天;吉西他滨 800mg/m^2 静脉滴注 >30 分钟,第 1 和第 8 天;每 4 周重复。

0.9% 氯化钠　250ml 顺铂　30mg/m^2	静脉滴注(滴注 1 小时),第 1 和第 8 天。
0.9% 氯化钠　250ml 吉西他滨　800mg/m^2	静脉滴注(滴注 >30 分钟),第 1 和第 8 天。

【注意事项】

1. 顺铂化疗期间需大量输液,以保证尿量不少于

100ml/h。即使化疗结束,1周之内需要大量饮水。

2. 紫杉醇的溶剂为乙醇,因此应除外乙醇过敏史后才可使用紫杉醇。

3. 吉西他滨只能用0.9%氯化钠注射液稀释,需要积极止吐。

4. NCCN指南也推荐帕姆单抗可用于PD-L1阳性或MSI-H/dMMR复发转移宫颈癌患者的二线治疗。

二、子宫肌瘤

【疾病概述】

子宫肌瘤是女性生殖器官中最常见的一种良性肿瘤,也是人体中最常见的肿瘤之一。由于子宫肌瘤主要是由子宫平滑肌细胞增殖而成的,其中有少量纤维结缔组织作为一种支持组织而存在,故称为子宫平滑肌瘤较为确切,简称子宫肌瘤。多见于30~50岁的妇女,20岁以下少见,绝经后肌瘤逐渐萎缩。

【临床特征】

1. 症状　多数患者无症状,仅在盆腔检查或超声检查时偶被发现。如有症状,则与肌瘤生长部位、速度、有无变性及有无并发症关系密切,而与肌瘤大小、数目多少关系相对较小。

(1)经量增多及经期延长:为子宫肌瘤的最主要的症状,出现于半数以上的患者。其中以周期性出血为多,可表现为月经量增多、经期延长或周期缩短。亦可表现为不具有月经周期性的不规则阴道出血。子宫出血以黏膜下肌瘤及肌壁间肌瘤较多见,而浆膜下肌瘤很少引起子宫出血。

(2)腹部包块:肌瘤逐渐生长,当其使子宫增大超过3个月妊娠子宫大小或为位于宫底部的较大浆膜下肌瘤时,常能在腹部扪及包块,清晨膀胱充盈时更为明显。较大的黏膜下肌瘤可脱出于阴道外,因外阴脱出肿物而就诊。

(3)压迫症状:肌瘤长到一定大小时可引起周围器官压迫症状,子宫前壁肌瘤贴近膀胱者可产生尿频、尿急;巨大的宫颈肌瘤压迫膀胱可引起排尿不畅甚至尿潴留;子宫后壁肌瘤特别是峡部或宫颈后唇肌瘤可压迫直肠,引起大便不畅、排便后不适感;巨大的阔韧带肌瘤可压迫输尿管,甚至引起肾盂积水。

(4)不孕与流产:有些子宫肌瘤患者伴不孕或易发生流产,对受孕及妊娠结局的影响可能与肌瘤的生长部位、大小及数目有关。巨大的子宫肌瘤可引起宫腔变形,妨碍孕囊着床及胚胎生长发育;肌瘤压迫输卵管可导致管腔不通畅;黏膜下肌瘤可阻碍孕囊着床或影响精子进入宫腔。肌瘤患者的自然流产率高于正常人群,其比约 4:1。

(5)其他:包括下腹坠胀、腰酸背痛、急性腹痛等。

2. 体征

(1)腹部检查:子宫增大超过 3 个月妊娠大小或较大的宫底部浆膜下肌瘤,可在耻骨联合上方或下腹部正中扪及包块,实性,无压痛;若为多发性子宫肌瘤,则肿块的外形呈不规则状。

(2)盆腔检查:妇科双合诊、三合诊检查,子宫呈不同程度的增大、欠规则,子宫表面有不规则突起、呈实性,若有变性则质地较软。妇科检查时子宫肌瘤的体征根据其不同类型而异,带蒂浆膜下肌瘤若蒂较长,于宫旁可扪及实质性包块、活动自如,此种情况易与卵巢肿瘤相混淆。黏膜下肌瘤下降至宫颈管口处,宫口松,检查者手指伸入宫颈口内可触及光滑的球形瘤体;若已脱出于宫颈口外,则可见到肿瘤,表面呈暗红色,有时有溃疡、坏死。较大的宫颈肌瘤可使宫颈移位及变形,宫颈可被展平或上移至耻骨联合后方。

【治疗原则】

子宫肌瘤的治疗方法有多种,有期待疗法、药物治疗、手术治疗(包括保守性手术和根治性手术,手术途径和方法也因人而异,个体化处理)。

药物治疗子宫肌瘤的适应证:①子宫肌瘤导致月经过多、贫血和压迫症状,不愿手术者;②子宫肌瘤剔除术或子宫切除术前预处理纠正贫血、缩小肌瘤和子宫体积,为手术治疗做准备;③子宫肌瘤患者孕前可使用药物缩小子宫体积和肌瘤体积,为妊娠做准备;④多发性子宫肌瘤剔除术后,预防肌瘤近期复发;⑤有手术治疗的禁忌证者。

药物治疗的禁忌证:①肌瘤生长较快或肌瘤发生变性,不能排除恶变者;②有异常子宫出血时须除外子宫内膜病变,必要时行宫腔镜检查和诊刮;③怀疑浆膜下肌瘤发生蒂扭转时应手术治疗。

【推荐处方】

处方 1. 促性腺激素释放激素类似物(GnRHa):可抑制 FSH 和 LH 分泌,降低雌二醇至绝经水平,以缓解症状并抑制肌瘤生长使其萎缩,但停药后又逐渐增大到原来的大小。目前临床用于术前辅助用药,缩小肌瘤,降低手术难度及减少术中出血。对绝经期患者有提前过渡于自然绝经的作用。

(1)戈舍瑞林缓释植入剂(诺雷德),3.6mg,月经第 1 天皮下注射 1 针,每隔 28 天注射 1 次,连用 3~6 次。

(2)注射用亮丙瑞林微球(抑那通),3.75mg,月经第 1 天皮下注射 1 针,每隔 28 天注射 1 次,连用 3~6 次。

(3)注射用曲普瑞林(达菲林),3.75mg,月经第 1 天肌内注射 1 针,每隔 28 天注射 1 次,连用 3~6 次。

处方 2. 米非司酮:为化学合成的类似于孕激素和糖皮质激素的化学物,通过与孕激素竞争受体,抑制孕激素活性,而使体内的孕激素水平下降。作为术前用药或提前绝经使用。

米非司酮片,12.5mg,口服,1 次 /d,3~6 个月。

处方 3. 复方口服避孕药(COC):COC 不能缩小子宫

肌瘤的体积,但可以减少月经量,控制月经周期,能治疗子宫肌瘤相关的点滴出血和月经过多。尚无证据表明低剂量 COC 促进肌瘤生长,WHO 推荐子宫肌瘤患者可以使用 COC。

(1)炔雌醇环丙孕酮片(达英 -35),1 片 /d,口服,月经第 5 天开始,连用 21 天,3~6 个月。

(2)去氧孕烯炔雌醇片(妈富隆),1 片 /d,口服,月经第 5 天开始,连用 21 天,3~6 个月。

(3)屈螺酮炔雌醇片(优思明),1 片 /d,口服,月经第 5 天开始,连用 21 天,3~6 个月。

(4)屈螺酮炔雌醇片(Ⅱ)(优思悦),1 片 /d,口服,月经第 1 天开始,连续服用 28 天,包含 24 片活性药片及 4 片无活性的安慰剂药片。先服用浅粉红色活性药片 24 天,随后在第 25~28 天每天服用 1 片白色无活性片。用药期间不停药。

【注意事项】

1. 子宫肌瘤的最主要的症状是子宫出血,但它可合并生殖道的其他疾病,如子宫颈、子宫内膜或卵巢病变且子宫肌瘤亦可恶变,故在用药物治疗前应除外这些病变,以免延误病情。

2. 子宫肌瘤使用米非司酮等药物目前还处于探索使用阶段,用药过程中应权衡利弊,选择使用,对其治疗作用需进一步探讨。米非司酮不能长期使用,以防其拮抗糖皮质激素的副作用及可能会导致子宫内膜增生。3 个月内用药是安全的,用药半年甚至更长时间的安全性还需要进一步研究。严重的心、肝、肾疾病患者及肾上腺皮质功能不全者禁用米非司酮。

3. GnRHa 的不良反应主要是与雌激素水平低下相关的症状,如潮热、多汗、性欲下降、情绪波动等,此症状多在停药后逐渐恢复。骨质疏松是最具威胁性的不良反应,以腰椎及股骨近端最明显,有些损伤在停药后也是不可逆性的。所以,临床上一般用药 3 个月以内,对于 GnRHa 治疗超过 3 个月者应加用雌激素或雌、孕激素联合的反向添加治疗,使雌激素水平维持在一个合理的窗口浓度。反向添加治疗时应注意同时补充钙剂。

4. 较小的肌壁间或浆膜下肌瘤无症状者无须药物治疗,可每 3~6 个月定期随访。

5. 黏膜下子宫肌瘤,肌瘤变性,短期生长迅速、有恶变可能者,肌瘤较大产生压迫症状者,症状严重,药物治疗无效者,应采取手术治疗或其他治疗手段。

6. 通常在使用 COC 的开始几个周期时会出现一些轻度的不良反应,如恶心、头痛、乳房胀痛以及在月经周期中出现点滴出血。有下述任一情况者禁用 COC:有或曾有血栓(静脉或动脉)、栓塞前驱症状(如心绞痛和短暂性脑缺血发作)、存在 1 种严重的或多种静脉或动脉血栓栓塞的危险因素、伴血管损害的糖尿病、严重高血压、严重的异常脂蛋白血症、已知或怀疑的性激素依赖的生殖器官或乳腺恶性肿瘤、肝脏肿瘤(良性或恶性)、有或曾有严重的肝脏疾病、肝脏功能未恢复正常、不明原因的阴道出血、已妊娠或怀疑妊娠、哺乳期妇女。

三、子宫内膜癌

【概述】

子宫内膜癌是发生于子宫内膜的一组上皮性恶性肿瘤,以来源于子宫内膜腺体的腺癌最常见。好发于围绝经期和绝经后女性,平均发病年龄为 60 岁,其中 75% 发生在 50 岁以上的妇女。子宫内膜癌是最常见的女性生殖系统肿瘤之一,并是导致死亡的第 3 位常见妇科恶性肿瘤(仅次于卵巢癌和宫颈癌)。其发病与生活方式密切相关,发病率在各地区有差异,在北美和欧洲其发生率仅次于乳腺癌、肺癌、结直肠肿瘤,高居女性生殖系统癌症的首位。相关危险因素包括高水平的雌激素(可能由肥胖、糖尿病、高脂肪饮食引起),初潮早,未育,绝经延迟,林奇综合征(Lynch syndrome),高龄(55岁以上)以及应用激素替代和他莫昔芬等。在我国,随着社会的发展和经济条件的改善,子宫内膜癌的发病率亦逐年升高,目前仅次于宫颈癌,居女性生殖系统恶性肿瘤的第2位。

【临床特征】

1. **症状**　约90%的患者出现阴道出血或阴道排液症状。

(1)阴道出血:主要表现为绝经后阴道出血,量一般不多,在年轻女性或围绝经期妇女常误认为是月经不调而被忽视。

(2)阴道排液:在早期可表现为稀薄的白色分泌物或少量血性白带,如果合并感染或癌灶坏死,可有脓性分泌物伴有异味。

(3)下腹痛:癌灶和其引发的出血或感染可刺激子宫收缩,引起阵发性下腹痛。绝经后女性由于宫颈管狭窄导致宫腔分泌物引流不畅,继发感染导致宫腔积脓,患者可出现严重的下腹痛伴发热。肿瘤晚期时癌组织浸润穿透子宫全层,或侵犯子宫旁结缔组织、宫颈旁韧带、膀胱、肠管或浸润压迫盆壁组织或神经时可引起持续性的逐渐加重的疼痛,可同时伴腰骶痛或向同侧下肢放射。

(4)腹部包块:早期内膜癌一般不能触及腹部包块。如内膜癌合并较大子宫肌瘤,或晚期发生宫腔积脓、转移到盆腹腔形成巨大包块(如卵巢转移时)时可能在腹部触及包块,一般为实性,活动度欠佳,有时有触痛。

(5)其他:肿瘤晚期病灶浸润压迫髂血管可引起同侧下肢水肿疼痛;病灶浸润压迫输尿管引起同侧肾盂、输尿管积水,甚至导致肾萎缩;持续出血可导致继发贫血;长期肿瘤消耗可导致消瘦、发热、恶病质等全身衰竭的表现。

2. **体征**

(1)全身表现:早期患者可无临床症状,但很多患者同时合并肥胖、高血压和/或糖尿病；长期出血患者可继发贫血；合并宫腔积脓者可有发热；晚期患者可触及腹部包块、下肢水肿或出现恶病质状态。

(2)妇科检查：早期患者常无明显异常。宫颈常无特殊改变，如果癌灶脱落，有时可见癌组织从宫颈口脱出。合并肌瘤或宫腔积脓时子宫可有增大。晚期宫旁转移时子宫可固定不动。有卵巢转移或合并分泌雌激素的卵巢肿瘤时卵巢可触及增大。

【治疗原则】

根据肿瘤累及范围及组织学类型，结合患者年龄及全身情况制订适宜的治疗方案。因内膜癌绝大多数为腺癌，对放射治疗不甚敏感，故治疗以手术为主，其他尚有放疗、化疗及药物治疗（激素等）等综合治疗。早期患者以手术为主，按照手术-病理分期的结果及复发的高危因素选择辅助治疗；晚期患者采用手术、放疗与药物在内的综合治疗。对于影像学评估病灶局限于子宫内膜的高分化的年轻子宫内膜癌患者，可考虑采用以孕激素治疗为主的保留生育功能治疗。

【推荐处方】

1. 化疗　为全身治疗，适用于晚期或复发子宫内膜癌，也可用于术后有复发的高危因素的患者，以期减少盆腔外的远处转移。常用的化疗药物有顺铂、多柔比星、紫杉醇等，可单独或联合应用，也可与孕激素合并应用。子宫浆液性癌术后应常规给予化疗，方案同卵巢上皮肿瘤。

处方1. 卡铂+紫杉醇：卡铂AUC 4~5静脉滴注1小时，第1天；紫杉醇135~175mg/m² 静脉滴注>3小时，第1天；每3~4周重复。

5% 葡萄糖或0.9%氯化钠　500ml	静脉滴注(滴注1小时)，第1天。
卡铂　　AUC 4~5	

| 0.9% 氯化钠　500ml
紫杉醇　135~175mg/m² | 静脉滴注(滴注
>3 小时),第 1 天。 |

处方 2. 顺铂＋多柔比星:顺铂 50~70mg/m² 静脉滴注 1 小时,第 1 天(第 1 天水化、利尿);多柔比星 60mg/m² 静脉入壶(滴注 3~5 分钟),第 1 天;每 3~4 周重复。

| 0.9% 氯化钠　500ml
顺铂　50~70mg/m² | 静脉滴注(滴注 1
小时),第 1 天。 |
| 0.9% 氯化钠　5ml
多柔比星　60mg/m² | 静脉入壶(滴注
3~5 分钟),第 1 天。 |

处方 3. 顺铂＋多柔比星＋紫杉醇:顺铂 50mg/m² 静脉滴注,第 1 天(化疗第 1 天水化利尿);多柔比星 45mg/m² 静脉入壶(滴注 3~5 分钟),第 1 天(在紫杉醇前用);紫杉醇 135~175mg/m² 静脉滴注 >3 小时,第 1 天;每 3~4 周重复。

0.9% 氯化钠　500ml 顺铂　50~70mg/m²	静脉滴注 1 小时, 第 1 天。
0.9% 氯化钠　5ml 多柔比星　45mg/m²	静脉入壶(滴注 3~5 分钟),第 1 天。
0.9% 氯化钠　500ml 紫杉醇　135~175mg/m²	静脉滴注(滴注 >3 小时),第 1 天。

处方 4. 卡铂＋多西他赛:卡铂 AUC 4~5 静脉滴注 1 小时,第 1 天;多西他赛 60~75mg/m² 静脉滴注,维持 1 小时;每 3~4 周重复。

| 5% 葡萄糖或 0.9% 氯化钠　500ml
卡铂　AUC 4~5 | 静脉滴注(滴注 1
小时),第 1 天。 |
| 5% 葡萄糖或 0.9% 氯化钠　250ml
多西他赛　60~75mg/m² | 静脉滴注(维持 1
小时),第 1 天。 |

处方 5. 紫杉醇＋异环磷酰胺(癌肉瘤 1 类证据):紫杉醇 135mg/m² 静脉滴注大于 3 小时,第 1 天;异环磷酰胺 1.6g/m² 静脉滴注,输注 30~120 分钟,第 1~3 天(同时用美司钠解毒);每 3~4 周重复。

| 0.9% 氯化钠　500ml
紫杉醇　135mg/m² | 静脉滴注(滴注
>3 小时),第 1 天。 |

| 0.9% 氯化钠　500ml | 静脉滴注 30~120 分 |
| 异环磷酰胺　1.6g/m² | 钟,第 1~3 天。 |

美司钠　异环磷酰胺(IFO)的 20% 量,在输 IFO 前 15 分钟和之后的 4 小时、8 小时静脉推注,第 1~3 天。

处方 6. 顺铂＋异环磷酰胺(癌肉瘤):顺铂 20mg/m² 静脉滴注 1 小时,第 1~4 天;异环磷酰胺 1.6g/m² 静脉滴注,第 1~3 天(同时用美司钠解毒);每 3~4 周重复。

0.9% 氯化钠　500ml	静脉滴注(滴注 1 小
顺铂　20mg/m²	时),第 1~4 天。
0.9% 氯化钠　500ml	静脉滴注(滴注 30~
异环磷酰胺　1.6g/m²	120 分钟),第 1~3 天。

美司钠　异环磷酰胺(IFO)的 20% 量,在输 IFO 前 15 分钟和之后的 4 小时、8 小时静脉推注,第 1~3 天。

处方 7. 顺铂单药化疗

顺铂 50~70mg/m²,静脉滴注,水化利尿,化疗第 1 天,每 3~4 周重复。

处方 8. 卡铂单药化疗

卡铂,AUC 4~5,静脉滴注,每 3~4 周重复。

处方 9. 多柔比星单药化疗

多柔比星 40~50mg/m²,静脉滴注,每 3~4 周重复。

处方 10. 多柔比星脂质体单药化疗

多柔比星脂质体 30~40mg/m²,静脉滴注,每 3~4 周重复。

处方 11. 紫杉醇单药化疗

紫杉醇 150~175mg/m²,静脉滴注,每 3~4 周重复。

处方 12. 多西他赛单药化疗

多西他赛 60~75mg/m²,静脉滴注 1 小时,每 3~4 周重复。

处方 13. 异环磷酰胺单药化疗

异环磷酰胺 2.0g/m²,静脉滴注,化疗第 1~3 天,每 3~4 周重复(同时用美司钠解毒)。

处方 14. 贝伐珠单抗治疗

贝伐珠单抗 15mg/kg，每 3 周重复。

2. **激素治疗** 用于保留生育功能的早期子宫内膜癌患者，也可作为晚期或者复发子宫内膜癌患者的综合治疗方法之一，以高效、大剂量、长期应用为宜，至少应用 12 周以上方可评定疗效。

处方 1. 孕激素类：甲地孕酮 160~320mg/d，醋酸甲羟孕酮 250~500mg/d。

处方 2. 抗雌激素类：他莫昔芬 20~40mg/d，托瑞米芬 60mg/d。

处方 3. 芳香酶抑制剂：来曲唑 2.5mg/d，阿那曲唑 1mg/d。

【注意事项】

1. 保留生育功能的子宫内膜癌患者必须满足以下所有条件 ①分段诊刮的内膜组织标本，必须由专业的病理科医师诊断，子宫内膜样腺癌，G_1 分化；② MRI（首选）或者阴道超声检查病变局限在子宫内膜，任何影像学检查无其他可疑转移病灶；③没有药物治疗的禁忌证；④告知患者保留生育功能是存在风险的治疗，而不是子宫内膜癌的标准治疗方案，患者知情同意。

2. 保留生育功能的具体方法 ①治疗前需要进行生育咨询，部分病例应该进行遗传咨询和相关因素检测；②持续的以孕激素为基础的治疗，选用甲地孕酮、甲羟孕酮、左炔诺孕酮；③治疗期间每 3 个月进行子宫内膜取样、分段诊刮或者子宫内膜活检，首选宫腔镜＋内膜活检；④治疗 6 个月后取样证实完全缓解，鼓励妊娠（坚持每 3~6 个月持续监测），完成生育后或者子宫内膜活检发现病灶进展时切除子宫及附件；⑤如果治疗 6~12 个月病变持续存在，建议 MRI 重新评估，必要时切除子宫和附件，应进行分期手术。

3. 使用异环磷酰胺（IFO）时需要美司钠来解毒。美司钠的用量为 IFO 的 20%，IFO 使用后的 0、4 和 8 小时静脉滴注,第 1~3 天。

4. 贝伐珠单抗的最严重的副作用有胃肠穿孔、伤口开裂综合征、出血、高血压危象、肾病综合征、充血性心力衰竭等。使用需注意:①最少应在术后 28 天才开始贝伐珠单抗治疗,选择性手术时应暂停使用,暂停时间考虑半衰期约 20 天。②在患者接受贝伐珠单抗治疗期间,每 2~3 周应监测其血压,出现高血压的患者应更加频繁地监测其血压。由于接受此治疗而诱发或加重高血压而停药的患者,应继续定期监测其血压。同时需定期检查尿蛋白。③不推荐使用贝伐珠单抗治疗时减少剂量。如果需要,应停用或暂时推迟使用。患者如果出现消化道穿孔、需要医学处理的伤口开裂、严重出血、肾病综合征或高血压危象应永久停用。

5. 贝伐珠单抗的使用注意点 按 5mg/kg 的剂量抽取所需的贝伐珠单抗,稀释到总体积为 100ml 0.9% 氯化钠注射液中。由于产品未含防腐剂,应抛弃小瓶中的剩余部分。作为注射用药物,在使用前应肉眼观察有无颗粒物质和变色。首次应用贝伐珠单抗应在化疗后静脉滴注 90 分钟以上。如果第 1 次输注耐受性良好,第 2 次输注可为 60 分钟以上;如果 60 分钟也耐受性良好,以后的输注可控制在 30 分钟以上。不应使用糖溶液配制或与糖溶液混合。

6. 高效孕激素使用时会出现体重增加,是由于体内脂肪和体细胞体积增加所致,而不一定伴有体液潴留。对伴有严重的血栓性静脉炎、血栓栓塞性疾病、严重肝功能损害和因骨转移产生的高钙血症患者禁用。

四、子宫肉瘤

【概述】

子宫肉瘤是一种少见的女性生殖器官恶性肿瘤,占子宫恶性肿瘤的 2%~4%,恶性程度很高。子宫肉瘤可发生于任何年龄,多见于 40~60 岁的妇女。肿瘤来源于中胚层,可来自子宫的肌肉、结缔组织、血管、内膜基质或肌瘤,也可继发于子宫平滑肌瘤。子宫肉瘤的病因迄今不明。

【临床特征】

1. 子宫肉瘤的症状和体征特殊性很少,肌层内肉瘤可无症状或有腹部疼痛,如原有肌瘤迅速增长或是绝经后仍不断长大,要想到肉瘤变的可能性。

2. 如子宫肉瘤原发于子宫内膜或由肌壁浸润到子宫内膜,往往出现不规则阴道出血、月经过多,特别是绝经后出血,有很大的意义。肿瘤有坏死或形成溃疡时,可排脓性或米汤样腥臭液。

3. 腹部肿块,有时患者可自己摸到,可迅速增大。

4. 压迫症状,肿瘤压迫可引起排尿、排便障碍,并可有腰骶部疼痛。

5. 检查可发现子宫明显增大、质软,有时盆腔有浸润包块。如为葡萄状肉瘤,可突出于子宫颈口或阴道内,脆而软。

【治疗原则】

以手术为主,内分泌治疗、化疗和 / 或放疗为辅。

【推荐处方】

1. 化疗 主要用于子宫平滑肌肉瘤(uLMS)、未分化子宫肉瘤(UUS)或高级别子宫内膜间质肉瘤(HGESS),可以选择单药化疗,也可选择联合化疗。一般推荐 uLMS 的一线化疗方案为多西他赛 + 吉西他滨,有随机对照研究显示在该方案中加入贝伐珠单抗并不能提高疗效。单药化疗最常用多柔比星。

处方 1. 多柔比星(单药),60mg/m²,静脉入壶(滴注 3~5 分钟),第 1 天,每 3 周重复。

0.9% 氯化钠 5ml	静脉入壶(滴注 3~5 分钟),
多柔比星 60mg/m²	第 1 天,每 3 周重复。

处方 2. 吉西他滨＋多西他赛：吉西他滨 900mg/m² 静脉滴注 >30 分钟，第 1 和第 8 天；多西他赛 75mg/m² 静脉滴注(维持 1 小时)，第 8 天；每 3 周重复。

0.9% 氯化钠　　250ml 吉西他滨　　900mg/m²	静脉滴注(滴注 >30 分钟)， 第 1 和第 8 天。
5% 葡萄糖或氯化钠　250ml 多西他赛　　75mg/m²	静脉滴注(维持 1 小时)，第 8 天。

2. **雌激素阻断剂**　主要用于低级别子宫内膜间质肉瘤(LGESS)，首选芳香酶抑制剂(来曲唑、阿那曲唑或依西美坦等)，也可使用高剂量的黄体酮或促性腺激素释放激素(GnRH)类似物(亮丙瑞林、曲普瑞林等)。目前已不使用他莫昔芬。此外，一些 ER 和 PR 阳性的 uLMS、HGESS 也可选用雌激素阻断剂治疗。雌激素阻断剂的使用方法并未达成共识。

【注意事项】

1. 多柔比星又称为阿霉素，属于第二代蒽环类抗肿瘤药。多柔比星具有较严重的心肌毒性，目前越来越多的医师喜欢用表柔比星(第三代蒽环类抗肿瘤药)替代。多柔比星的主要心肌毒性表现为充血性心力衰竭，当累积剂量超过 400mg/m² 时，发生充血性心力衰竭的风险明显增加。

2. 表柔比星国外的终身剂量定义为 900mg/m²，每次化疗前必须检查超声心动图，如果左室射血分数低于 60%或与前次相比下降超过 20%，不宜继续使用蒽环类药物。如果发生药物外渗，会导致严重的皮肤坏死。因此，表柔比星不能用于肌内注射和皮下注射。

3. 吉西他滨的主要副作用是骨髓抑制，其他副作用较轻微。通常根据粒细胞和血小板计数来进行调整，尤其是第 8 天的用药。通常认为当粒细胞 ≥ 1.5×10^9/L 和血小板 ≥ 100×10^9/L 时，常不需要调整剂量；当粒细胞达 $(1\sim1.499) \times 10^9$/L 和血小板达 $(75\sim99.99) \times 10^9$/L 时，吉西他滨需要调整原剂量的 50%；当粒细胞 <1×10^9/L 和血小板

$<75 \times 10^9/L$ 时,通常不能继续第 8 天的化疗。

4. 吉西他滨只能用 0.9% 氯化钠注射液稀释。

第四节　卵巢肿瘤

一、卵巢良性肿瘤

【概述】

卵巢肿瘤的组织成分非常复杂,是全身各脏器原发肿瘤类型最多的器官,不同类型的组织学结构和生物学行为均存在很大的差异。

【临床特征】

卵巢良性肿瘤的肿瘤较小时多无症状,常在妇科检查时偶然发现;肿瘤增大时,感腹胀或腹部扪及肿块,可产生相关的压迫症状。检查见腹部膨隆,叩诊实音、无移动性浊音。双合诊和三合诊检查可以在子宫一侧或双侧触及圆形或类圆形肿块,多为囊性,表面光滑、活动,与子宫无粘连。

【治疗原则】

一经发现,应进行手术切除。可根据肿瘤大小、患者年龄、生育要求、对侧卵巢情况等情况实行卵巢肿瘤剔除术或者患侧附件切除术。绝经后妇女可行子宫及双附件切除术。

【注意事项】

卵巢良性肿瘤不推荐药物治疗。但育龄妇女首次发现附件区无回声肿块,需排除生理性囊肿如黄体囊肿等,可考虑短期观察或口服避孕药后复查。

术中应剖视肿瘤,必要时做冷冻切片组织学检查。术中尽可能防止肿瘤破裂,避免瘤细胞种植于腹腔。巨大肿瘤可穿刺放液,但穿刺前必须保护穿刺周围组织,以防被囊液污染。放液速度应缓慢,以免腹压骤降而发生休克。

二、卵巢恶性肿瘤

(一)卵巢上皮性肿瘤

【概述】

卵巢上皮性肿瘤为最常见的卵巢肿瘤,占原发性卵巢肿瘤的 50%~70%,占卵巢恶性肿瘤的 85%~90%。多见于中老年妇女,很少发生在青春期前和婴幼儿。

【临床特征】

早期常无症状,可在妇科检查发现。主要症状为腹胀、腹部肿块及腹水。症状的轻重取决于:①肿瘤的大小、位置、侵犯邻近器官的程度;②肿瘤的组织学类型;③有无并发症。肿瘤若向周围组织浸润或压迫神经,可引起腹痛、腰痛或下肢疼痛;若压迫盆腔静脉,出现下肢水肿。晚期可表现消瘦、严重贫血等恶病质征象。三合诊检查在阴道后穹窿触及盆腔炎症内硬结节,肿块多为双侧,实性或半实性,表面凹凸不平,不活动,常伴腹水。有时在腹股沟、腋下或锁骨上可触及肿大淋巴结。

【治疗原则】

初次治疗原则是以手术为主,辅以放疗、化疗等综合治疗。

除经过全面分期手术的 I A 和 I B 期、黏液性癌或低级别浆液性癌和子宫内膜癌不需化疗外,其他患者均需化疗。

靶向治疗作为辅助治疗手段,如血管内皮生长因子(VEGF)抑制剂贝伐珠单抗用于初次化疗的联合用药和维持治疗。

【推荐处方】

常用的化疗药物有顺铂、卡铂、紫杉醇、环磷酰胺等。多采用以铂类为基础的联合化疗,其中铂类联合紫杉醇为"金标准"一线化疗方案。老年患者可采用卡铂或紫杉醇单药化疗。早期患者用 3~6 个疗程,晚期患者用 6~8 个疗程。

1. Ⅰ期

处方 1. 卡铂 AUC 5~6 静脉滴注 >1 小时,第 1 天;紫杉醇 175mg/m^2 静脉滴注 >3 小时,第 1 天;每 3 周 1 次,3~6 个疗程(首选)。

5% 葡萄糖或 0.9% 氯化钠　500ml 卡铂　AUC 5~6	静脉滴注(滴注 >1 小时),第 1 天。
0.9% 氯化钠　500ml 紫杉醇　175mg/m^2	静脉滴注(滴注 >3 小时),第 1 天。

处方 2. 卡铂 AUC 5 静脉滴注 >1 小时,第 1 天;多柔比星脂质体 30mg/m^2,第 1 天,每 4 周 1 次;3~6 个疗程。

5% 葡萄糖或 0.9% 氯化钠　500ml 卡铂　AUC 5	静脉滴注(滴注 >1 小时),第 1 天。
5% 葡萄糖　250ml 多柔比星脂质体　30mg/m^2	静脉滴注(滴注 >1 小时),第 1 天。

处方 3. 卡铂 AUC 5~6 静脉滴注 >1 小时,第 1 天;多西他赛 60~75mg/m^2 静脉滴注 >1 小时,第 1 天;每 3 周 1 次,6 个疗程。

5% 葡萄糖或 0.9% 氯化钠　500ml 卡铂　AUC 5~6	静脉滴注(滴注 >1 小时),第 1 天。
5% 葡萄糖或 0.9% 氯化钠　250ml 多西他赛　60~75mg/m^2	静脉滴注(滴注 >1 小时),第 1 天。

2. Ⅱ~Ⅳ期

(1)腹腔化疗 / 静脉化疗方案

处方　紫杉醇 135mg/m^2 静脉滴注 >3 小时,第 1 天;顺铂 75~100mg/m^2 腹腔化疗,第 2 天;紫杉醇 60mg/m^2 腹

腔化疗,第 8 天;每 3 周 1 次,6 个疗程。

0.9% 氯化钠　500ml 紫杉醇　175mg/m²	静脉滴注(静脉滴注 >3 小时),第 1 天。
0.9% 氯化钠　500ml 顺铂　75~100mg/m²	腹腔化疗,第 2 天 (人工腹水)。
0.9% 氯化钠　2 000ml 紫杉醇　60mg/m²	腹腔化疗,第8天。

(2)静脉化疗方案

处方 1. 卡铂 AUC 5~6 静脉滴注 >1 小时,第 1 天;紫杉醇 175mg/m² 静脉滴注 >3 小时,第 1 天;每 3 周 1 次,6 个疗程。

5% 葡萄糖或 0.9%氯化钠　500ml 卡铂　AUC 5~6	静脉滴注(滴注 1 小时),第 1 天。
0.9% 氯化钠　500ml 紫杉醇　175mg/m²	静脉滴注(滴注 >3 小时),第 1 天。

处方 2. 剂量密集:卡铂 AUC 6 静脉滴注 >1 小时,第 1 天;紫杉醇 80mg/m² 静脉滴注 >1 小时,第 1、8 和 15 天各 1 次;每 3 周 1 次,6 个疗程。

5% 葡萄糖或 0.9%氯化钠　500ml 卡铂　AUC 6	静脉滴注(滴注 >1 小时),第 1 天。
0.9% 氯化钠　250ml 紫杉醇　80mg/m²	静脉滴注(滴注>1 小时),第1,8和15天。

处方 3. 周疗:卡铂 AUC 2 静脉滴注 >30 分钟,第 1 天;紫杉醇 60mg/m² 静脉滴注 1 小时,第 1 天;1 次/w,共 18 周。此方案主要适用于年老的患者及一般状态不良者。

5% 葡萄糖或 0.9%氯化钠　500ml 卡铂　AUC 2	静脉滴注(滴注 >30 分钟),第 1 天。
0.9% 氯化钠　250ml 紫杉醇　60mg/m²	静脉滴注(滴注>1 小时),第 1 天。

处方 4. 卡铂 AUC 5~6 静脉滴注 >1 小时,第 1 天;多西他赛 60~75mg/m² 静脉滴注 >1 小时,第 1 天;每 3 周 1 次,6 个疗程。

5% 葡萄糖或氯化钠　500ml	静脉滴注(滴注 >1
卡铂　AUC 5~6	小时),第 1 天。
5% 葡萄糖或氯化钠　250ml	静脉滴注(滴注 >1
多西他赛　60~75mg/m²	小时),第 1 天。

处方 5. ICON-7 和 GOG-218 推荐的包括贝伐珠单抗的方案:卡铂 AUC 5~6 静脉滴注 >1 小时,第 1 天;紫杉醇 175mg/m² 静脉滴注 >3 小时,第 1 天;贝伐珠单抗 7.5mg/kg 静脉滴注 >30~90 分钟,第 1 天;每 3 周 1 次,5~6 个疗程,贝伐珠单抗继续使用 12 个疗程。

5% 葡萄糖或氯化钠　500ml	静脉滴注(滴注 >1
卡铂　AUC 5~6	小时),第 1 天。
0.9% 氯化钠　500ml	静脉滴注(滴注 >3
紫杉醇　175mg/m²	小时),第 1 天。
0.9% 氯化钠　100ml	静脉滴注(滴注 >30~
贝伐珠单抗　7.5mg/kg	90 分钟),第 1 天。

处方 6. 紫杉醇 175mg/m² 静脉滴注 >3 小时,卡铂 AUC 5~6 静脉滴注 >1 小时,每 3 周 1 次,6 个疗程;第 2 个疗程的第 1 天开始使用贝伐珠单抗 15mg/kg 静脉滴注 >30~90 分钟,每 3 周 1 次,总共用 22 个疗程。

复发患者可分为两大类,第一类为难治性或铂耐药复发,预后很差,建议患者参加临床试验或支持治疗或按复发治疗,首选非铂类单药化疗;第二类为铂敏感复发,可参加临床试验或以铂为基础的联合化疗或支持治疗。既往使用贝伐珠单抗者继续使用贝伐珠单抗维持治疗,或考虑尼拉帕尼、奥拉帕尼、雷卡帕尼,这 3 种药物对于有 BRCA 基因突变和同源重组突变的复发卵巢癌患者有较高的反应率;无 BRCA 基因突变和同源重组突变者对这 3 种药物的反应率也比安慰剂高,但不及有基因突变者明显。

【注意事项】

1. 复发患者每化疗 2~4 个疗程后(取决于所用的药物)均应行临床评估,以判断患者是否从化疗中获益。曾接受连续 2 种以上不同的化疗方案而无临床获益的患者,再次治疗时获益的可能性很小。

2. 应该根据患者的个体情况和经济情况选择支持治疗、继续治疗还是参与临床试验。

3. 紫杉醇的溶剂为乙醇,因此应除外乙醇过敏史后才可使用紫杉醇。

4. 第 1 次应用或 1 年以上没有应用紫杉醇前一定要进行正规的预处理(应用紫杉醇前 12 及 6 小时,地塞米松 20mg,口服)。如果没有过敏反应,为减少长期大量应用激素的副作用,以后可以减少激素用量,改为用药前 30 分钟地塞米松 20mg 入壶。

5. 如果化疗期间患者有反应,先不要将化疗完全停掉,可以试着将化疗速度减慢,如果情况好转,可以继续应用。

6. 顺铂化疗期间需要大量输液,以保证尿量不少于 100ml/h。即使化疗结束,1 周以内均需大量饮水,以减少顺铂对肾脏的毒性作用。顺铂主要引起肾小管损伤,晚期才会导致肾小球损伤。因此,目前的肾功能检测手段(如血肌酐、肌酐清除率)不能反映肾脏早期受损的情况。

7. 贝伐珠单抗的最严重的副作用有胃肠穿孔、伤口开裂综合征、出血、血栓形成、高血压危象、肾病综合征、充血性心力衰竭等。使用需注意:①最少应在术后 28 天才开始贝伐珠单抗治疗,在间歇性减瘤术(IDS)6 周前必须停止使用贝伐珠单抗。②在患者接受贝伐珠单抗治疗期间,每 2~3 周应监测其血压,出现高血压的患者应更加频繁监测其血压。由于接受此治疗而诱发或加重高血压而停药的患者,应继续定期监测其血压。同时需定期检查尿蛋白。③不推荐使用贝伐珠单抗治疗时减少剂量。如果需要,应停用或暂时推迟使用。患者如果出现消化道穿孔、需要医学处理的伤口开裂、严重出血、肾病综合征或高血压危象应永久停用。

8. 贝伐珠单抗的使用注意点 按 5mg/kg 的剂量抽

取所需的贝伐珠单抗,稀释到总体积为 100ml 0.9% 氯化钠注射液中。由于产品未含防腐剂,应抛弃小瓶中的剩余部分。作为注射用药物,在使用前应肉眼观察有无颗粒物质和变色。首次应用贝伐珠单抗应在化疗后静脉滴注 90 分钟以上。如果第 1 次输注耐受性良好,第 2 次输注可为 60 分钟以上;如果 60 分钟也耐受性良好,以后的输注可控制在 30 分钟以上。不应使用糖溶液配制或与糖溶液混合。

(二)卵巢生殖细胞肿瘤

【概述】

卵巢生殖细胞肿瘤为来源于原始生殖细胞的一组肿瘤,占卵巢肿瘤的 20%~40%。多发生于年轻妇女及幼女,青春期前患者占 60%~90%,绝经后患者仅占 4%。除成熟性畸胎瘤等少数组织类型外,大多类型为恶性肿瘤。恶性生殖细胞肿瘤包括无性细胞瘤、未成熟畸胎瘤、胚胎性肿瘤和卵黄囊瘤(内胚窦瘤)。

【临床特征】

早期常无症状,可在妇科检查发现。主要症状为腹胀、腹部肿块及腹水。症状的轻重取决于:①肿瘤的大小、位置、侵犯邻近器官的程度;②肿瘤的组织学类型;③有无并发症。肿瘤若向周围组织浸润或压迫神经,可引起腹痛、腰痛或下肢疼痛;若压迫盆腔静脉,出现下肢水肿。晚期可表现消瘦、严重贫血等恶病质征象。三合诊检查在阴道后穹窿触及盆腔炎症内硬结节,肿块多为双侧,实性或半实性,表面凹凸不平,不活动,常伴腹水。有时在腹股沟、腋下或锁骨上可触及肿大淋巴结。

【治疗原则】

单侧良性肿瘤应行卵巢肿瘤剔除术或患侧附件切除术,双侧肿瘤者应行双侧卵巢肿瘤剔除术。绝经后妇女可考虑行全子宫切除及双侧附件切除术。

恶性生殖细胞肿瘤如果患者无生育要求,初治手术时应参照上皮性癌方法行全面分期手术。有生育要求者若子宫和对侧卵巢正常,任何期别的恶性生殖细胞肿瘤都可以保留生育功能。术后辅助化疗、放疗。

【推荐处方】

任何期别的胚胎性肿瘤和卵黄囊瘤、Ⅱ~Ⅳ期无性细胞瘤、Ⅰ期 $G_{2\sim3}$ 和 Ⅱ~Ⅳ期未成熟畸胎瘤等术后需接受 3~4 个疗程的 BEP 方案化疗。

处方 1. BEP 方案

顺铂,30~35mg/(m²·d),静脉滴注 1 小时,第 1~3 天;依托泊苷,100mg/(m²·d),静脉滴注 1 小时,第 1~3 天;博来霉素,15mg/m²,静脉滴注,持续泵入,维持 24 小时,分别在 1~2 天;每 3 周 1 次。

0.9% 氯化钠　250ml 顺铂　30~35mg/(m²·d)	静脉滴注(滴注 1 小时),第 1~3 天。
0.9% 氯化钠　250ml 依托泊苷　100mg/(m²·d)	静脉滴注(滴注 1 小时),第 1~3 天。
0.9% 氯化钠　500ml 博来霉素　15mg/(m²·d)	静脉滴注,持续泵入,维持 24 小时,第 1~2 天。

对于部分 ⅠB~Ⅲ期无性细胞瘤患者,减少化疗毒性极为必要,可用 3 个疗程的依托泊苷 + 卡铂方案化疗。

处方 2. EC 方案(依托泊苷 + 卡铂)

依托泊苷,120mg/(m²·d),静脉滴注 1 小时,第 1~3 天;卡铂,400mg/m²,第 1 天;每 3 周 1 次。

0.9% 氯化钠　250ml 依托泊苷　120mg/(m²·d)	静脉滴注(滴注 1 小时),第 1~3 天。
5% 葡萄糖　1 000ml 卡铂　400mg/m²	静脉滴注(滴注 >1 小时),第 1 天。

处方 3. VAC 方案(长春新碱 + 放线菌素 D+ 环磷酰胺)

长春新碱, 1~1.5mg/m² (最大 2mg), 静脉注射, 第 1 天; 放线菌素 D, 5~7μg/(kg·d), 静脉滴注, 第 2~6 天; 环磷酰胺, 5~7mg/(kg·d), 静脉滴注, 第 2~6 天; 每 4 周 1 次。

0.9% 氯化钠 20ml	静脉滴注, 第 1 天。
长春新碱 1~1.5mg/m²	
5% 葡萄糖 500ml	静脉滴注, 第 2~6 天。
放线菌素 D 5~7μg/(kg·d)	
0.9% 氯化钠 30ml	静脉滴注, 第 2~6 天。
环磷酰胺 5~7mg/(kg·d)	

【注意事项】

1. 对于恶性生殖细胞肿瘤, 足量、按时、规范化疗极为重要, 即使中性粒细胞减少, 也不建议减少剂量或延迟化疗。

2. BEP 方案必须严格掌握每 21 天为 1 个疗程。

3. 注意每次化疗前认真核对博来霉素的剂量和总量, 注意肺功能的变化。博来霉素每 21 天连续用药 48 小时。

4. 博来霉素的累积剂量达到 400mg 时, 肺纤维化急剧增加, 终身剂量应避免超过这个剂量。使用博来霉素时, 尽量不要给患者吸氧, 因为会加重肺纤维化。化疗期间患者出现活动后有憋气的现象, 应及时来医院检查肺功能。

5. 博来霉素应用后会出现发热现象, 故在用药前予以非甾体抗炎药。

6. 顺铂化疗期间需要大量输液, 以保证尿量不少于 100ml/h。即使化疗结束, 1 周以内均需大量饮水, 已减少顺铂对肾脏的毒性作用。顺铂主要引起肾小管损伤, 晚期才会导致肾小球损伤。因此, 目前的肾功能检测手段(如血肌酐、肌酐清除率)不能反映肾脏早期受损的情况。

7. 使用长春新碱和放线菌素 D 时注意药物外渗, 如出现及时处理。放线菌素 D 易出现口腔溃疡, 多在舌边和舌根, 用药 5~6 天开始出现, 至停药 1 周左右逐渐愈合。应用高压消毒水冲洗、清洁口腔后, 用过氧化氢溶液漱口,禁食辛辣、刺激性食物。

（三）卵巢性索间质肿瘤

【概述】

卵巢性索间质肿瘤来源于原始性腺中的性索和间质组织，占卵巢肿瘤的 5%~8%，由性索演化形成的肿瘤为颗粒细胞瘤或支持细胞瘤，由间质演化形成的肿瘤为卵泡膜细胞瘤或间质瘤。肿瘤可以由单一细胞构成，也可由不同细胞混合构成。此类肿瘤常有内分泌功能，故又称为卵巢功能性肿瘤。

【临床特征】

早期常无症状，可在妇科检查发现。主要症状为腹胀、腹部肿块及腹水。症状的轻重取决于：①肿瘤的大小、位置、侵犯邻近器官的程度；②肿瘤的组织学类型；③有无并发症。肿瘤若向周围组织浸润或压迫神经，可引起腹痛、腰痛或下肢疼痛；若压迫盆腔静脉，出现下肢水肿。可产生相应的雌激素或雄激素过多的症状。晚期可表现消瘦、严重贫血等恶病质征象。三合诊检查在阴道后穹窿触及盆腔炎症内硬结节，肿块多为双侧，实性或半实性，表面凹凸不平，不活动，常伴腹水。有时在腹股沟、腋下或锁骨上可触及肿大淋巴结。

【治疗原则】

单侧良性肿瘤应行卵巢肿瘤剔除术或患侧附件切除术，双侧肿瘤者应行双侧卵巢肿瘤剔除术。绝经后妇女可考虑行全子宫切除及双侧附件切除术。

如果患者无生育要求，初治手术时应参照上皮性癌方法行全面分期手术，肉眼观察肿瘤局限于卵巢者可考虑不行腹膜后淋巴结切除术。有生育要求者若子宫和对侧卵巢正常，可施行保留生育能力手术。复发患者也可考虑积极手术。

术后Ⅰ期高危患者(肿瘤破裂、G_3、肿瘤直径超过10~15cm)术后可选择随访,也可选择化疗;Ⅱ~Ⅳ期术后应给予化疗,局限性病灶可进行放疗。

【推荐处方】

处方1. BEP方案

顺铂,30~35mg/($m^2 \cdot d$),静脉滴注1小时,第1~3天;依托泊苷,100mg/($m^2 \cdot d$),静脉滴注,第1~3天;博来霉素,15mg/($m^2 \cdot d$),静脉滴注,持续泵入,维持24小时,第1~2天;每3周1次。

0.9%氯化钠 250ml 顺铂 30~35mg/m^2	静脉滴注(滴注1小时),第1~3天。
0.9%氯化钠 250ml 依托泊苷 100mg/($m^2 \cdot d$)	静脉滴注(滴注1小时),第1~3天。
0.9%氯化钠 500ml 博来霉素 15mg/($m^2 \cdot d$)	静脉滴注,持续泵入,维持24小时,第1~2天。

处方2. TC方案

卡铂 AUC 5~6 静脉滴注>1小时,第1天;紫杉醇175mg/m^2 静脉滴注>3小时,第1天;每3周1次。

5%葡萄糖或0.9%氯化钠 500ml 卡铂 AUC 5~6	静脉滴注(滴注>1小时),第1天。
0.9%氯化钠 500ml 紫杉醇 175mg/m^2	静脉滴注(滴注>3小时),第1天。

处方3. VAC方案(长春新碱+放线菌素D+环磷酰胺)

长春新碱,1~1.5mg/m^2(最大2mg),静脉注射,第1天;放线菌素D,5~7μg/(kg·d),静脉滴注,第2~6天;环磷酰胺,5~7mg/(kg·d),静脉滴注,第2~6天;每4周1次。

0.9%氯化钠 20ml 长春新碱 1~1.5mg/m^2	静脉滴注,第1天。
5%葡萄糖 500ml 放线菌素D 5~7μg/(kg·d)	静脉滴注,第2~6天。

| 0.9% 氯化钠　30ml | 静脉滴注入壶,第 |
| 环磷酰胺　5~7mg/(kg·d) | 2~6 天。 |

【注意事项】

1. 注意事项基本同恶性生殖细胞肿瘤化疗。

2. 紫杉醇的溶剂为乙醇,因此应除外乙醇过敏史后才可使用紫杉醇。

3. 第 1 次应用或 1 年以上没有应用紫杉醇前一定要进行正规的预处理(应用紫杉醇前 12 及 6 小时,地塞米松 20mg,口服)。如果没有过敏反应,为减少长期大量应用激素的副作用,以后可以减少激素用量,改为用药前 30 分钟地塞米松 20mg 入壶。

4. 如果化疗期间患者有反应,先不要将化疗完全停掉,可以试着将化疗速度减慢,如果情况好转,可以继续应用。

(四)卵巢转移性肿瘤

【概述】

由其他器官或组织转移至卵巢形成的肿瘤均称为卵巢转移性肿瘤或卵巢继发性肿瘤,占卵巢肿瘤的 5%~10%。其中最常见的是库肯勃瘤。

【临床特征】

临床表现缺乏特异性。可以在诊断原发肿瘤的同时发现卵巢转移,也可以盆腔包块伴腹痛、腹胀和腹水为首发症状,而原发肿瘤的表现不明显。部分患者出现妇科疾病的症状,如月经紊乱、不规则阴道出血或者男性化表现。体格检查可发现盆腔包块,活动度好,常为双侧,合并腹水,可伴有贫血、恶病质等晚期肿瘤的征象。

【治疗原则】

治疗原则是缓解和控制症状。若原发瘤已经切除且无其他转移和复发迹象,转移瘤仅局限于盆腔,可进行全子宫及双附件切除术,并尽可能切除盆腔转移灶。术后依据原发瘤的性质给予化疗或放疗,效果不佳,预后极差。

【推荐处方】

按相关转移肿瘤的化疗方案使用。

【注意事项】

需要慎重诊断和严格评估。处理取决于原发灶的部位和治疗情况,需要多学科协作,共同诊治。

第五节　输卵管肿瘤

一、输卵管良性肿瘤

【概述】

输卵管为女性生殖器官中最少发生肿瘤的部位,而相比恶性,良性输卵管肿瘤更少,常见于育龄妇女。输卵管良性肿瘤由于缺乏特征性的临床及影像学表现,术前极少确诊,多数偶然发现,往往误诊为卵巢肿瘤。但也有不少病例具有重要的临床症状和体征,如肿瘤增大产生压迫症状、破裂或扭转导致急性下腹痛、堵塞输卵管导致输卵管积水甚至积脓,还有部分患者因此出现不孕或发生输卵管异位妊娠等。病理类型多样,以腺瘤样瘤多见。其他病理类型包括囊腺瘤、乳突状瘤、子宫内膜样息肉等上皮性肿瘤、平滑肌瘤、血管瘤、脂肪瘤等间质肿瘤、腺纤维瘤、生殖细胞来源的囊性成熟性畸胎瘤等。

【临床特征】

输卵管良性肿瘤的肿瘤较小时多无症状,常在妇科检查时偶然发现;肿瘤增大时,感腹胀或腹部扪及肿块,可产生相关的压迫症状。双合诊和三合诊检查可以在子宫一侧或双侧触及圆形或类圆形肿块,多为囊性,表面光滑、活动,与子宫无粘连。

【治疗原则】

输卵管良性肿瘤的治疗为手术切除。手术范围应综合考虑患者年龄、生育要求、输卵管受累情况,同时合并其他妇科疾病等因素选择肿瘤切(剔)除、患侧输卵管部分或全部切除。

【推荐处方】

无推荐的处方用药。

【注意事项】

无。

二、原发性输卵管癌

【概述】

原发性输卵管癌简称为输卵管癌,曾认为是一种非常罕见的女性生殖系统恶性肿瘤。但近年来的组织学、分子遗传学证据表明,曾被归类于卵巢癌或原发性腹膜癌中的40%~60% 可能起源于输卵管,将卵巢肿瘤、输卵管肿瘤和原发腹膜肿瘤归于一类疾病更合理。最常发生的年龄在40~60 岁,平均年龄为 55 岁左右。

【临床特征】

1. 阴道排液　阴道排液是输卵管癌患者最具特征的症状,排出的液体为淡黄色或血水样稀液,量多少不一。液体可能是由于输卵管上皮在癌组织的刺激下产生渗液,由于输卵管伞端常常闭锁或被癌瘤阻塞而通过宫腔自阴道出血。如肿瘤有坏死出血,则液体呈血性。

2. 阴道出血　不规则阴道出血亦是常见症状之一,出血与排液可解释为同一来源。

3. 腹痛　大约半数患者有下腹痛,疼痛一般不重,常表现为一侧下腹间断性钝痛或绞痛。

4. 下腹或盆腔包块及其他　仅有部分患者自己能在下腹部触及包块,晚期产生压迫症状和恶病质。

【治疗原则】

治疗同卵巢癌,手术治疗是主要治疗手段,术后辅以化疗和 / 或放疗。

【推荐处方】

处方同卵巢上皮性肿瘤。

【注意事项】

同卵巢癌化疗的注意事项。

参考文献

[1] 谢幸,孔北华,段涛. 妇产科学. 9 版. 北京:人民卫生出版社, 2018: 290-323.

[2] 吴鸣. 协和妇科肿瘤手册. 北京:人民卫生出版社, 2012: 89-90, 140-165.

[3] 曹泽毅. 中国妇科肿瘤学. 北京:人民军医出版社, 2011: 1380-1388.

[4] 中国抗癌协会妇科肿瘤专业委员会. 阴道恶性肿瘤诊断与治疗指南. 4 版. 中国实用妇科与产科杂志, 2018, 34 (11): 1227.

[5] 子宫肌瘤的诊治中国专家共识. 子宫肌瘤的诊治中国专家共识专家组. 中华妇产科杂志, 2017, 52 (12): 793.

[6] 周晖,白守民,林仲秋.《2019 NCCN 宫颈癌临床实践指南(第 1 版)》解读. 中国实用妇科与产科杂

志, 2018, 34 (9): 1002.

［7］中国抗癌协会妇科肿瘤专业委员会. 子宫内膜癌诊断与治疗指南. 4 版. 中国实用妇科与产科杂志, 2018, 34 (8): 880-886.

［8］中国抗癌协会妇科肿瘤专业委员会. 子宫肉瘤诊断与治疗指南. 4 版. 中国实用妇科与产科杂志, 2018, 34 (10): 1106-1110.

［9］卢淮武, 林仲秋.《2018 NCCN 卵巢癌包括输卵管癌及原发性腹膜癌临床实践指南》解读. 中国实用妇科与产科杂志, 2018, 34 (5): 526.

［10］中国抗癌协会妇科肿瘤专业委员会. 卵巢恶性肿瘤诊断与治疗指南. 4 版. 中国实用妇科与产科杂志, 2018, 34 (7): 739-749.

［11］TAVASSOLI F A, DEVILEE P. WHO classification of tumours: pathology and genetics, tumours of the breast and female genital organs. Lyon: IARC Press, 2003: 245-249.

（易水晶）

第五章

妊娠滋养细胞疾病

妊娠滋养细胞疾病(gestational trophoblastic disease, GTD)是一组来源于胎盘滋养细胞的疾病,根据其组织学特征可以分为葡萄胎(hydatidiform mole,HM)、侵蚀性葡萄胎(invasive mole,IM)、绒毛膜癌(choriocarcinoma,CC)、胎盘部位滋养细胞肿瘤(placental site trophoblast tumor, PSTT)等。其中,侵蚀性葡萄胎、绒毛膜癌和胎盘部位滋养细胞肿瘤等又统称妊娠滋养细胞肿瘤(gestational trophoblast tumor,GTN)。

由于侵蚀性葡萄胎和绒毛膜癌在临床表现、诊断和处理原则及用药方面基本相同,故在本章中将两者合称为妊娠滋养细胞肿瘤进行总结论述。但胎盘部位滋养细胞肿瘤在临床表现、发病过程及处理上与妊娠滋养细胞肿瘤明显不同,故另列一类归纳。

绝大多数滋养细胞肿瘤继发于妊娠,但尚有极少数绒毛膜癌与妊娠无关,来源于卵巢或睾丸生殖细胞,称为非妊娠性绒毛膜癌,归类为生殖细胞肿瘤,不属于本章讨论范围。

第一节 葡 萄 胎

【概述】

葡萄胎(hydatidiform mole,HM)是胚胎外胚层的滋养细胞变性、异常增殖所致,间质水肿而形成大小不一的水泡,水泡间借蒂相连成串,状如葡萄而得名,又称水泡状胎块。根据其组织病理学和基因起源不同,分为完全性葡萄胎和部分性葡萄胎,均属于良性病变。

完全性葡萄胎(complete hydatidiform mole,CHM)是指全部胎盘绒毛变性、肿胀,未见正常的绒毛结构,也无胚胎及脐带、羊膜等胎儿附属物,占葡萄胎的 80%。其多为二倍体核型,以 46XX 为主(75%~85%),少数为 46XY,也有稀发的多倍体和非整倍体的报道。

部分性葡萄胎(partial hydatidiform mole,PHM)是指胎盘部分绒毛变性、肿胀,但仍可见部分正常的绒毛组织,或伴有胚胎成分存在。其核型一般为三倍体。

【临床特征】

1. 症状　停经后出现阴道出血,这是葡萄胎最常见的症状,发生率高达 90% 左右,出血量通常小于月经量,有时也可出现严重出血。妊娠呕吐发生较正常妊娠早,且较为严重。腹痛并不常见,如子宫增大过速,可能有下腹部异常不适、发胀或隐痛。如长期阴道出血,会出现贫血和上生殖道感染症状。如有黄素化囊肿过巨大,可能引起呼吸困难或盆腔压迫症状,或发生卵巢扭转或破裂症状。

2. 体征　部分患者可出现子宫异常增大,明显大于正常妊娠月份,但也存在符合正常妊娠月份,甚至小于正常妊娠月份者。部分患者还可以扪及单或双侧附件区包块。

3. 诊断　血清 HCG 水平和 B 超是诊断的有效手段。葡萄胎患者的血清 HCG 水平远高于正常妊娠者。B 超检查可见宫腔内充满闪亮密集光点及大小不等的"雪花状"或"蜂窝状"杂乱回声。部分性葡萄胎时,宫腔内尚可见胎儿组织或残留的绒毛膜囊。病理检查是诊断葡萄胎的金标准,免疫组化 P57 可区别完全性和部分性葡萄胎,部分性葡萄胎的免疫组化 P57 阳性。

【治疗原则】

1. 葡萄胎一经诊断,应立即予以清宫。吸宫前需开放静脉通路。充分扩张宫颈后,以较大号的吸管吸宫,待大部分组织吸出后,可给予静脉滴注缩宫素,以加强宫缩,减少出血。

2. 卵巢黄素化囊肿在葡萄胎清宫术后会自然消退,一般不用特殊处理。若发生急性蒂扭转或破裂,建议腹腔镜手术治疗。如发生扭转时间长发生坏死,则行附件切除术。

3. 对于年龄接近绝经,无生育要求患者可行子宫切除术,但需要个体化处理。由于全子宫切除术不能减少继发葡萄胎后妊娠滋养细胞肿瘤(GTN)的风险,且宫腔内组织物未清除的情况下直接切除子宫,不仅增加手术难度,还有可能由于术前缺乏明确的病理诊断而导致治疗不当。最好还是先选择吸宫术,只有在子宫大出血时或病灶位于宫颈、宫角、子宫瘢痕等易发生大出血和/或难以完全清除干净组织物的特殊部位时才考虑直接进行子宫切除术。

4. 对没有随诊条件的高危葡萄胎患者(年龄 >40 岁,HCG>100 000mIU/ml,子宫异常增大,黄素化囊肿直径>6cm),2019 年 NCCN 指南指出可以考虑在清宫时给予甲氨蝶呤(MTX)或放线菌素 D(Act-D)预防性化疗,但现在对预防性化疗存在争议,认为葡萄胎清宫后严密随访诊断为 GTN 后的初始治疗更为合适。

5. 随访　葡萄胎完全清宫后予以每周监测 HCG,连续 3 次阴性;予以每月监测 HCG 直至半年,随后每半年 1 次,共随访 2 年。葡萄胎随访期间应有效避孕 1 年,避孕方法首选避孕套或口服避孕药,不建议选择宫内节育器,以免穿孔或混淆异常出血的原因。

6. 葡萄胎后 GTN 的诊断　具有下述条件之一即可诊断葡萄胎后 GTN:① HCG 水平至少 3 周连续 4 次测定呈平台(± 10%);② HCG 水平至少 2 周连续 3 次测定上升(≥ 10%);③ HCG 水平在葡萄胎清宫后 6 个月仍未正常;④组织病理学诊断为绒毛膜癌;⑤出现转移病灶。

7. 葡萄胎后 GTN 的初始治疗　初始治疗方法根据是否存在子宫外转移而定。若无子宫外转移,可以考虑再次扩宫和刮宫或者全子宫切除术,术后每 2 周检测 1 次

HCG，直至连续 3 次正常后，改为每月检测 1 次，连续监测 6 个月。若监测过程中 HCG 持续高水平(平台或上升)，则需要化疗。若存在子宫外转移，直接给予化疗。依据组织病理学诊断的绒毛膜癌和出现转移性病灶的 GTN，直接按照 GTN 处理。

【推荐处方】

高危性葡萄胎的预防性化疗方案(2019 NCCN 指南推荐甲氨蝶呤和放线菌素 D 单药化疗)：

处方 1. 甲氨蝶呤(MTX)单药化疗

0.9% 氯化钠注射液　4ml 甲氨蝶呤(MTX)　0.4mg/kg	肌内注射,1 次 /d,连续 5 天,疗程间隔 2 周

处方 2. 甲氨蝶呤(MTX)+ 亚叶酸钙

0.9% 氯化钠注射液　4ml 甲氨蝶呤(MTX)　1mg/kg	肌内注射,1 次 /d,第 1、3、 5 和 7 天,疗程间隔 2 周
0.9% 氯化钠注射液　4ml 亚叶酸钙(CVF)　0.1mg/kg	肌内注射,1 次 /d,第 2、4、 6 和 8 天(甲氨蝶呤使用 24 小时后用)

处方 3. 甲氨蝶呤(MTX)周疗

0.9% 氯化钠注射液　4ml 甲氨蝶呤(MTX)　50mg/m^2	肌内注射,1 次 /w,疗 程间隔 1 周

处方 4. 氟尿嘧啶(5-Fu)单药化疗

5% 葡萄糖注射液　500ml 氟尿嘧啶(5-Fu)　28~30mg/kg	静脉滴注(维持 8 小 时),1 次 /d,连续 8~10 天,疗程间隔 2 周 (处方 4 的疗程间隔特 指上一疗程化疗结束 至下一疗程化疗开始 的间隔时间。)

处方 5. 放线菌素 D(Act-D)单药化疗

5% 葡萄糖注射液　200ml 放线菌素 D(Act-D)　10~12μg/kg	1 次 /d,静脉滴注 5 天, 疗程间隔 2 周

处方 6. 药物毒性反应处理

(1)骨髓抑制:当白细胞下降过早或过低时:重组人粒细胞集落刺激因子 2~7μg/(kg·d),皮下注射。与化疗药物应用以间隔 24~48 小时为宜,持续 5~14 天,或至中性粒细胞达 5×10^9/L 时停药。

(2)口腔溃疡:保持口腔清洁;每天用温盐水漱口。

(3)腹泻:化疗过程出现腹泻超过 4~5 次 /d(尤其是大剂量氟尿嘧啶化疗者)应立即停止化疗;进食低纤维素、高蛋白,食用新鲜干净的水果和补充足够的体液。同时进行调节肠道菌群治疗(详见下文处方 2.调节肠道菌群)。

(4)假膜性肠炎:腹泻超过 4~5 次 /d,停化疗药物。

处方 1. 解痉

(1)5% 葡萄糖注射液 盐酸山莨菪碱注射液 10mg	静脉滴注,必要时 1 次
(2)盐酸山莨菪碱注射液 10mg	肌内注射,必要时 1 次

处方 2. 调节肠道菌群

(1)双歧杆菌三联活菌胶囊 630~ 1 050mg	口服,3 次 /d

(2)灌肠 0.9% 氯化钠注射液
  双歧杆菌三联活菌
  胶囊 840mg
	保留灌肠,2 次 /d

处方 3. 抗炎

(1)5% 葡萄糖注射液 500ml 盐酸去甲万古霉素 0.8g	静脉滴注
(2)制霉菌素片 5 000U	口服,3 次 /d
(3)盐酸小檗碱片 0.3g	口服,3 次 /d

【注意事项】

1. 早孕葡萄胎的临床表现主要是阴道出血,注意与先兆流产、异位妊娠等相区别。

2. 清宫术前需备血、促子宫收缩药、止血药等。

3. 清宫过程中注意肺部并发症的发生,避免肺栓塞及容量过负荷引起的肺水肿。

4. 掌握化疗药物的使用特点。

(1)氟尿嘧啶(5-Fu):是嘧啶类抗代谢物质,为细胞周期特异性药物。对肺、消化道、泌尿道及生殖道转移均有效,适应于这些方面转移瘤的治疗。静脉注射的副作用大且疗效也不好,但静脉滴注 8 小时左右的副作用小疗效好(如每分钟 30 滴 =2ml,则 500ml 可于 4 小时内滴完)。

(2)放线菌素 D(Act-D):属于抗癌抗生素,干扰RNA 和蛋白质合成,是细胞周期非特异性药物。一般 1 小时滴完最好,特别是和氟尿嘧啶合用时,对肺转移效果较好。

(3)甲氨蝶呤(MTX):是一种二氢叶酸还原酶和叶酸还原酶抑制剂,使嘌呤和嘧啶核苷酸合成受阻,因而使DNA 和 RNA 合成受到影响,肿瘤细胞不能增殖。单次静脉注射比连续静脉滴注反应轻,甲氨蝶呤使用时既要水化(补液量为 2 500~3 000ml/d,尿量应 >2 500ml/d,不足则应补液),还要碱化尿液(输注或口服 $NaHCO_3$,保持尿pH>6.5,测尿 pH 2~3 次 /d),大剂量使用需使用亚叶酸钙解毒。

5. 掌握主要化疗副作用的处理。主要化疗副作用为骨髓抑制,口腔溃疡,肝、肾功能损害,脱发等。氟尿嘧啶对白细胞的影响大,而放线菌素 D 对血小板的影响大。氟尿嘧啶所致的口腔溃疡主要在面颊黏膜,放线菌素 D 所致的口腔溃疡主要在舌边或舌根。甲氨蝶呤、放线菌素 D、氟尿嘧啶等药物发生口腔溃疡较常见,其中大剂量氟尿嘧啶可能引起严重的口腔溃疡甚至假膜性肠炎。因此,预防性化疗的病例多选择甲氨蝶呤 / 放线菌素 D 单药化疗。具体应对方法请见【推荐处方】项下的药物毒性反应处理。

6. 疗程间隔一般是指上一疗程化疗的第 1 天至下次疗程化疗的第 1 天之间的间隔时间。

第二节　妊娠滋养细胞肿瘤

【概述】

妊娠滋养细胞肿瘤 60% 继发于葡萄胎妊娠,30% 继发于流产,10% 继发于足月妊娠或异位妊娠。其中侵蚀性葡萄胎(invasive mole,IM)继发于葡萄胎,指葡萄胎的水肿性绒毛侵入肌层、血管或子宫以外的地方。绒毛膜癌(choriocarcinoma,CC)可继发于任何类型的妊娠,是由不同比例的肿瘤性滋养细胞,包括细胞滋养细胞、中间型滋养细胞和合体滋养细胞混合增生而形成的一种恶性肿瘤。

国际妇产科联盟(FIGO)对滋养细胞肿瘤制定临床分期,该分期包含解剖学分期(表 5-1)和预后评分系统(表 5-2)两部分。其中规定预后评分 ≤ 6 分为低危,预后评分 ≥ 7 分的 FIGO Ⅱ~Ⅲ期和任何评分的 FIGO Ⅳ期者为高危。

**表 5-1　妊娠滋养细胞肿瘤的 FIGO
解剖学分期(2000)**

期别	定义
Ⅰ 期	肿瘤局限于子宫
Ⅱ 期	肿瘤直接扩散或转移到其他生殖结构(卵巢、输卵管、阴道、阔韧带)
Ⅲ 期	肺转移
Ⅳ 期	所有其他部位的远处转移

表 5-2 FIGO 妊娠滋养细胞肿瘤的
预后评分系统(2000)

预后因素	危险评分 / 分			
	0	1	2	4
年龄 / 岁	<40	≥ 40		
前次妊娠	葡萄胎	流产	足月产	
距前次妊娠的时间间隔 / 月	<4	4~6	7~12	>12
治疗前的 HCG 水平 /(U/L)	$<10^3$	10^{3-4}	10^{4-5}	$\geq 10^5$
最大肿瘤径线,包括子宫病灶 /cm	<3	3~5	>5	
转移部位	肺	脾、肾	胃肠道	脑、肝
转移病灶数目[*]/个	0	1~4	5~8	>8
既往化疗失败史			单药	两药及两药以上
总分	<7 分为低危;≥ 7 分为高危			

注:[*]肺内转移灶超过 3cm 或者胸片可见者予以计数。每个预后因素的评分相加得出的总分为 FIGO 预后得分,<7 分为低危,≥ 7 分为高危。

【临床特征】

1. 症状　异常阴道出血是主要症状。其中侵蚀性葡萄胎(invasive mole,IM)是继发于葡萄胎排空后半年以内的滋养细胞肿瘤,1 年以上者多数为绒毛膜癌(choriocarcinoma,CC),0.5~1 年者绒毛膜癌和侵蚀性葡萄胎均有可能。继发于流产、足月妊娠、异位妊娠后者的组织学诊断则应为绒毛膜癌。其他常见症状还包括子宫穿孔或卵泡膜黄素化囊肿扭转引起的腹痛、腹部包块,以及转移灶引起的相应症状。如肺转移患者出现的咳血症状，阴道紫蓝色结节转移灶破溃引起阴道出血，胃肠道转移者可出现便血，脑转移患者出现头痛、恶心、呕吐、偏瘫甚至昏迷等神经系统症状。

2. 查体　子宫病灶可导致子宫异常增大且软，阴道或表浅转移（如皮肤转移结节）可轻易看到与触及。

3. 诊断　排除妊娠及妊娠物残留后，血清 HCG 异常升高是妊娠滋养细胞疾病的突出特点。彩超下病灶内的血流信号极其丰富，呈极低阻血流信号。同时 X 线、CT、MRI、PET-CT 对肺、肝、脑等其他器官转移及病灶判断很有意义。病理虽然很难获得，但对诊断是金标准。侵蚀性葡萄胎在肉眼或镜下可见到葡萄胎组织，水肿的绒毛伴有滋养细胞增殖，侵入子宫肌层或血管。绒毛膜癌病检标本在肉眼或镜下只见大片散在的滋养细胞，而不见绒毛或葡萄胎结构，肿瘤由不同比例的合体滋养细胞、细胞滋养细胞和中间型滋养细胞混合而成，有突出的出血性坏死和血管浸润，常见血管内癌栓。细胞团索之间常充满血块或被浸润组织，无肿瘤间质；有时肿瘤几乎全部为出血性坏死（常见于化疗后），癌细胞只存在于肿瘤边缘部。

【治疗原则】

1. 以化疗为主，手术和放疗为辅。

2. 低危 GTN 的化疗　①用单药方案化疗，可选择的药物包括甲氨蝶呤（MTX）和放线菌素 D。②停止化疗的指征：每 2 周在开始每个疗程的治疗前检测 HCG，化疗后 HCG 连续 3 次降至正常，继续化疗 2 个疗程，停止化疗。③对初始化疗反应好，但随后 HCG 下降呈平台或下降后再次上升，则可更改为初始治疗时没有使用过的另一种单药方案。如果之前用甲氨蝶呤更改为放线菌素 D，之前用放线菌素 D 更改为甲氨蝶呤。若病灶局限于子宫且无生育要求时，可考虑同时行子宫双侧输卵管切除术，即使存在卵巢黄素化囊肿,也可以保留双侧卵巢。如果经过更改单药和全子宫双侧输卵管切除术后 HCG 水平仍然呈平台或上升,则需再次评价转移情况并改为 EMA-CO 方案。④对初始化疗反应较好但随后出现 HCG 水平快速上升或对初始化疗反应不好,则需将单药化疗更改为 EMA-CO 联合化疗,并再次评价转移情况,同时考虑行全子宫和双侧输卵管切除术。若更改为 EMA-CO 联合化疗后 HCG 水平仍然平台或上升,则改用以依托泊苷和 / 或铂类为基础的化疗方案。考虑联合手术切除耐药性病灶,尤其是子宫切除及肺叶切除。

3. 高危 GTN 的化疗   ①选用 EMA-CO 方案化疗。②脑转移者考虑增加甲氨蝶呤和亚叶酸的剂量,同时可考虑头颅放疗。③广泛转移且预后评分 >12 分者,先给予低剂量依托泊苷和顺铂(EP)方案诱导化疗,1~3 个疗程后再予以 EMA-CO 方案化疗。④对 EMA-CO 方案化疗反应好,但随后出现 HCG 持续低水平平台或者缓解后复发,则更改化疗方案为 EMA/EP。如对更改后的 EMA/EP 反应不好,则考虑进一步更改化疗方案为含有博来霉素或异环磷酰胺或紫杉醇的以依托泊苷和 / 或铂类为基础的方案。在可能的情况下,同时考虑切除化疗耐药性病灶。⑤对 EMA-CO 方案化疗反应不好,直接更改化疗方案为含有博来霉素或异环磷酰胺或紫杉醇的以依托泊苷和 / 或铂类为基础的方案。在可能的情况下,同时考虑切除化疗耐药性病灶。⑥经过以上治疗 HCG 降至正常后,继续化疗 2~3 个疗程,然后每月监测 HCG,持续 12 个月。

4. 手术治疗   为辅助治疗。对化疗耐药的患者可行子宫切除术。对保留生育功能的患者可行子宫病灶切除术。对转移病灶切除,在控制大出血等并发症、切除耐药性病灶、减少肿瘤负荷和缩短化疗疗程等方面有作用。

5. 放射治疗   应用少,主要用于肝、脑转移和肺部耐药性病灶的治疗。

【推荐处方】

单药化疗(主要用于低危患者,2019NCCN 指南推荐甲氨蝶呤和放线菌素 D):

甲氨蝶呤单药方案:

处方 1. 0.9% 氯化钠注射液　4ml
　　　　甲氨蝶呤(MTX)　0.4mg/kg

| 肌内注射,1次/d,连续 5 天,疗程间隔2 周

处方 2. 0.9% 氯化钠注射液　4ml
　　　　甲氨蝶呤(MTX)　1mg/kg

| 肌内注射,1次/d,第 1、3、5 和 7 天,疗程间隔2 周

　　　　0.9% 氯化钠注射液　4ml
　　　　亚叶酸钙(CVF)　0.1mg/kg

| 肌内注射,1次/d,第 2、4、6 和 8 天(甲氨蝶呤使用24 小时后用)

放线菌素 D 单药方案:

处方 1.5% 葡萄糖注射液　200ml
　　　　放线菌素 D　10~12μg/kg

| 1 次/d,静脉滴注5 天,疗程间隔2 周

氟尿嘧啶单药方案:

处方 2.5% 葡萄糖注射液　500ml
　　　　氟尿嘧啶(5-Fu)　28~30mg/kg

| 静脉滴注(维持8 小时),1 次/d,连续 8~10 天,疗程间隔2 周(这里疗程间隔特指上一疗程化疗结束至下一疗程化疗开始的间隔时间。)

联合化疗(用于高危患者):

处方 1.氟尿嘧啶和放线菌素 D 联合化疗,疗程为 8 天,疗程间隔 21 天。(这里疗程间隔特指上一疗程化疗结束至

下一疗程化疗开始的间隔时间。)

5% 葡萄糖注射液　500ml 氟尿嘧啶　26~28mg/kg	静脉滴注8小时, 1 次 /d,用 8 天
5% 葡萄糖注射液　200ml 放线菌素 D　6μg/kg	静脉滴注1小时, 1 次 /d,用 8 天

处方 2. 长春新碱(VCR)+ 放线菌素 D(Act-D)+ 氟尿嘧啶(5-Fu)(Ⅲ期以上患者),疗程间隔 21 天

0.9% 氯化钠　30ml 长春新碱　2mg	静脉注射,化疗 前 3 小时(仅第 1 天用)
5% 葡萄糖注射液　200ml 放线菌素 D　4~6μg/kg	静脉滴注1小时, 1 次 /d,用 6~8 天
5% 葡萄糖注射液　500ml 氟尿嘧啶　24~26mg/kg	静脉滴注8小时, 1 次 /d,用 6~8 天

处方 3. 依托泊苷(VP-16)+ 放线菌素 D(Act-D)(评分 4~6 分患者),疗程间隔 9 天

0.9% 氯化钠注射液　300ml 依托泊苷　100mg/m²	静脉滴注 1 小 时,1 次 /d(化疗 第 1~5 天用)
5% 葡萄糖注射液　200ml 放线菌素 D　0.5mg	静脉滴注 1 小 时,1 次 /d(化疗 第 3~5 天用)

注意:骨髓抑制严重的患者减除第 1~2 天的依托泊苷

处方 4. EMA-CO方案(主要用于高危和/或耐药病例),疗程间隔 2 周

第一部分:EMA

第 1 天	0.9% 氯化钠注射液　300ml 依托泊苷　100mg/m²	静脉滴注 1 小时
	5% 葡萄糖注射液　200ml 放线菌素 D　0.5mg	静脉滴注 1 小时
	0.9% 氯化钠注射液　30ml 甲氨蝶呤　100mg/m²	静脉注射

0.9% 氯化钠注射液　1 000ml 甲氨蝶呤　200mg/m²	静脉滴注 12 小时(甲 氨蝶呤静 脉注射后)	
第 2 天　0.9% 氯化钠注射液　300ml 依托泊苷　100mg/m²	静脉滴注 1 小时	
5% 葡萄糖注射液　200ml 放线菌素 D　0.5mg	静脉滴注 1 小时	
0.9% 氯化钠注射液　4ml 亚叶酸钙　15mg	肌内注射,每 12 小时 1 次, 从静脉注射甲 氨蝶呤开始算 起 24 小时给 药,共 4 次	

第 4~7 天　休息(无化疗)

第二部分:CO

第 8 天　0.9% 氯化钠　30ml 长春新碱　2mg	静脉注射,化 疗前 3 小时	
0.9% 氯化钠注射液　500ml 环磷酰胺(CTX)　600mg/m²	静脉滴注,维 持 2 小时	

补液　1 500~2 000ml

处方 5. EMA-EP 方案(主要用于高危和 / 或耐药病例),
疗程间隔 2 周

第 1 天　0.9% 氯化钠注射液　300ml 依托泊苷　100mg/m²	静脉滴注 1 小时	
5% 葡萄糖注射液　200ml 放线菌素 D　0.5mg	静脉滴注 1 小时	
0.9% 氯化钠注射液　30ml 甲氨蝶呤　100mg/m²	静脉注射	
0.9% 氯化钠注射液　1 000ml 甲氨蝶呤　200mg/m²	静脉滴注 12 小时(甲氨蝶 呤静脉注射后)	

第 2 天　0.9% 氯化钠注射液　4ml 　　　　亚叶酸钙　15mg	肌内注射,每 12 小时 1 次,从静脉注射甲氨蝶呤开始算起 24 小时给药,共 4 次

第 4~7 天　休息(无化疗)

第 8 天　0.9% 氯化钠注射液　300ml 　　　　依托泊苷　100mg/m²	静脉滴注
3% 氯化钠注射液　300ml 　　　　顺铂　75mg/m²	静脉滴注

说明:使用顺铂时需要水化,尿量 >2 500ml/d

处方 6. 长春新碱(VCR)+ 放线菌素 D(Act-D)+ 氟尿嘧啶(5-Fu)+ 依托泊苷(VP-16)(主要用于高危和 / 或耐药病例),疗程间隔 17~21 天

0.9% 氯化钠　30ml 长春新碱　2mg	静脉注射,化疗前 3 小时(仅第 1 天用)
5% 葡萄糖注射液　200ml 放线菌素 D　200μg/m²	静脉滴注 1 小时,1 次 /d,用 5 天
5% 葡萄糖注射液　500ml 氟尿嘧啶　800~900mg/m²	静脉滴注 8 小时,1 次 /d,用 5 天
0.9% 氯化钠注射液　300ml 依托泊苷　100mg/m²	静脉滴注 1 小时,1 次 /d,用 5 天

主要用于高危和 / 或耐药病例,有脑转移的患者用 10% 葡萄糖注射液

鞘内注射(用于脑转移患者,与全身化疗同时应用,同时在降颅内压治疗后用)

处方 1. 4 次为 1 个疗程,在与以氟尿嘧啶为主的化疗时同时应用

注射用水　6ml 甲氨蝶呤　15mg	鞘内给药,1 次 /d,第 1 和第 3 天给药

注射用水　　4ml
甲氨蝶呤　　10mg
　　　　　　　　　　　　鞘内给药,1 次 /d,
　　　　　　　　　　　　第 5 和第 7 天给药

处方 2. 在与 EMA/CO 方案合用时,每周进行全身化疗的同时应用

注射用水　　6ml
甲氨蝶呤　　12.5mg
　　　　　　　　　　　　鞘内给药,1 次 /w

化疗副作用用药方案

详见第一节葡萄胎【推荐处方】项下的药物毒性反应处理

【注意事项】

1. 滋养细胞肿瘤诊断时需排除葡萄胎残留,排除不全流产及不典型异位妊娠(如宫角、残角、子宫瘢痕妊娠、肌壁间妊娠等)。

2. 应用甲氨蝶呤化疗时需注意甲氨蝶呤连续化疗方案是低危 GTN 的一线化疗标准方案。对于甲氨蝶呤毒性反应大或者有甲氨蝶呤应用禁忌证的患者,最常选用的二线方案是放线菌素 D。不推荐单次甲氨蝶呤化疗方案。在应用放线菌素 D 化疗时,需注意放线菌素 D 脉冲给药方案不能用于甲氨蝶呤耐药的二线化疗或者诊断为绒毛膜癌的初始治疗方案。

3. 掌握化疗药物的使用特点。

(1)环磷酰胺(CTX):是烷化剂类抗肿瘤药,是细胞周期非特异性药物。主要副作用是出血性膀胱炎和骨髓抑制,常较严重且有血尿,应大量饮水和使用美司钠,骨髓抑制多见于白细胞下降,单次给药 10~12 天后白细胞降至最低点。

(2)依托泊苷(VP-16):造成 DNA 双链断裂,可阻止细胞周期于 G_2 期,静脉滴注时浓度不超过 0.25mg/min,滴注时间不少于 30 分钟。主要副作用是骨髓移植,白细胞降低约在用药后 14 天降至最低点,血小板降低少见,约有半数患者出现贫血。

（3）长春新碱（VCR）属于细胞周期 M 期特异性药物，可以引起神经毒性反应、骨髓抑制、胃肠道反应；局部刺激性大，如药物外渗可致局部组织坏死。

4. 掌握化疗药物副作用的处理。为预防粒细胞缺乏性发热或者预防治疗延迟，可以在 EMA-CO 方案的第 9~14 天给予 G-CSF 300μg 皮下注射。其他相关副作用可参考第一节的相关内容。

5. 因化疗副作用停药。如果白细胞计数（WBC）$<3.0 \times 10^9/L$ 或中性粒细胞计数（ANC）$<1.5 \times 10^9/L$ 或持续存在 I 度以上的黏膜炎，则不能开始 MTX 或放线菌素 D 治疗。

6. 脑转移者考虑增加甲氨蝶呤和亚叶酸的剂量，将 EMA-CO 方案中的甲氨蝶呤输注剂量增加为 1 000mg/m²，在输注开始 32 小时后给予亚叶酸，剂量为 30mg，每 12 小时 1 次，共 3 天。同时给予甲氨蝶呤鞘内注射，可考虑头颅放疗。

7. 使用大剂量甲氨蝶呤需水化和碱化尿液（具体详见第一节的【注意事项】）。

8. 手术时机。除大出血急需手术者随时手术外，一般患者均先行化疗，待病情基本控制后再手术。

9. 放疗的价值不肯定，但脑转移 GTN 患者在给予全身化疗的同时，建议加用头颅放疗、全脑放疗（总量为 30Gy，分割为 15 次，2.0Gy/ 次）或者头颅立体定向放疗 ± 鞘内注射甲氨蝶呤。

10. 疗程间隔一般是指上一疗程化疗的第 1 天至下次疗程化疗的第 1 天之间的间隔时间。

第三节　胎盘部位滋养细胞肿瘤

【概述】

胎盘部位滋养细胞肿瘤（placental site trophoblast tumor，PSTT）系指胎盘附着部位的中间型滋养细胞增殖，浸润子宫肌层而形成的肿瘤。临床少见,约为妊娠滋养细胞疾病的 3%,多数为育龄妇女产后数年或数月。

【临床特征】

1. 症状　育龄妇女出现闭经或异常阴道出血。肿瘤转移的概率约为 1/3,常见的转移部位为肺、盆腔和淋巴结,少见的转移部位为脑、肾和肝脏。

2. 查体　子宫稍大或正常大小,部分可扪及子宫肌层突起病灶,可有阴道壁转移。

3. 诊断　血清 HCG 水平通常较低(<2 000mIU/ml),病检可以诊断。镜下可见瘤细胞分布似早期妊娠胎盘床的滋养细胞样浸润子宫肌壁,没有片状上皮样的生长图像,但也有肿瘤细胞弥漫呈片状分布。肿瘤周边的瘤细胞穿插深入子宫肌壁内的平滑肌束之间并向血管壁侵入,以及具特征性的似胎盘床血管样的纤维素沉积,这一特点可与上皮样绒毛膜癌相区别。肿瘤的出血性坏死通常不如绒毛膜癌突出,瘤细胞自血管周围向血管壁侵入,这些特点与绒毛膜癌不同。免疫组化 HPL 弥漫阳性而 HCG 和 PLAP 很少或灶性阳性。

【治疗原则】

1. 首选手术治疗

(1)保留生育功能的手术:①刮宫(部分良性 PSTT 可以通过刮宫治愈,当患者有强烈的生育要求且病变局限于子宫,尤其是凸向宫腔的息肉型时,且能密切随访者);②子宫病灶挖除术(适用于 FIGO Ⅰ 期患者,肿瘤剔除术加上化疗,且能定期复查 HCG 及 MRI 判定肿瘤进展)。

(2)肿瘤细胞减灭术:切除原发灶及转移灶。因卵巢很少受累,可予以保留双侧或单侧卵巢。因可能通过淋巴转移,可在手术时切除盆腔及腹主动脉旁淋巴结。

2. 化疗　具有高危因素的患者辅以化疗。高危因素包括①子宫外转移;②距前次妊娠的时间 >2 年;③显微镜

下有丝分裂计数 >5/10HPF;④深肌层浸润;⑤血管间隙受累;⑥年龄 >40 岁;⑦最高血 HCG>1 000mIU/ml;⑧肿瘤坏死严重程度;⑨显微镜下透明细胞存在。

3. 放疗　一般 PSTT 对放疗不敏感。

【推荐处方】

化疗方案:

处方 1. EMA-CO 方案,疗程间隔 2 周

第一部分:EMA

第 1 天	0.9% 氯化钠注射液　300ml 依托泊苷　100mg/m²	静脉滴注 1 小时
	5% 葡萄糖注射液　200ml 放线菌素 D　0.5mg	静脉滴注 1 小时
	0.9% 氯化钠注射液　30ml 甲氨蝶呤　100mg/m²	静脉注射
	0.9% 氯化钠注射液　1 000ml 甲氨蝶呤　200mg/m²	静脉滴注 12 小时(甲氨蝶呤静脉注射后)
第 2 天	0.9% 氯化钠注射液　300ml 依托泊苷　100mg/m²	静脉滴注 1 小时
	5% 葡萄糖注射液　200ml 放线菌素 D　0.5mg	静脉滴注 1 小时
	0.9% 氯化钠注射液　4ml 亚叶酸钙　15mg	肌内注射,每 12 小时 1 次,从静脉注射甲氨蝶呤开始算起 24 小时给药,共 4 次

第 4~7 天　休息(无化疗)

第二部分:CO

第 8 天	0.9% 氯化钠注射液　30ml 长春新碱　2mg	静脉注射,化疗前 3 小时

0.9% 氯化钠注射液　500ml 环磷酰胺（CTX）　600mg/m²	静脉滴注,维持 2 小时

补液　1 500~2 000ml

处方 2. EMA-EP 方案(主要用于高危和 / 或耐药病例),疗程间隔 2 周

第 1 天	0.9% 氯化钠注射液　300ml 依托泊苷　100mg/m²	静脉滴注 1 小时
	5% 葡萄糖注射液　200ml 放线菌素 D　0.5mg	静脉滴注 1 小时
	0.9% 氯化钠注射液　30ml 甲氨蝶呤　100mg/m²	静脉注射
	0.9% 氯化钠注射液　1 000ml 甲氨蝶呤　200mg/m²	静脉滴注 12 小时(甲氨蝶呤静脉注射后)
第 2 天	0.9% 氯化钠注射液　4ml 亚叶酸钙　15mg	肌内注射,每 12 小时 1 次,从静脉注射甲氨蝶呤开始算起 24 小时给药,共 4 次
第 4~7 天	休息(无化疗)	
第 8 天	0.9% 氯化钠注射液　300ml 依托泊苷　100mg/m²	静脉滴注
	3% 氯化钠注射液　300ml 顺铂　75mg/m²	静脉滴注

说明:使用顺铂时需要水化,尿量 >2 500ml/d

【注意事项】

1. 诊断较困难,需结合病理、免疫组化及影像学检查等各个方面综合判断,不适合应用预后评分系统。

2. 治疗期间监测 HCG,HCG 不能作为可靠标志物者

用影像学检查进行监测,可考虑用 PET-CT 进行随访,治疗结束时以及其后每 6~12 个月检测 1 次,共 2~3 年。

3. 随访期间,转移性 PSTT 出现疾病复发或进展予以化疗。

4. 疗程间隔一般是指上一疗程化疗的第 1 天至下次疗程化疗的第 1 天之间的间隔时间。

参考文献

[1] MAO T L, KURMAN R J, HUANG C C, et al. Immunohistochemistry of choriocarcinoma: an aid in differential diagnosis and in elucidating pathogenesis. Am J Surg Pathol, 2007, 31: 1762-1732.

[2] 曹泽毅. 中华妇产科学. 3 版. 北京: 人民卫生出版社, 2014: 2434-2508.

[3] 向阳. 宋鸿钊滋养细胞肿瘤学. 3 版. 北京: 人民卫生出版社, 2011: 136-180.

[4] 王丽娟, 冯凤芝, 林仲秋.《2019NCCN 妊娠滋养细胞肿瘤临床实践指南 (第 1 版)》解读. 中国实用妇科与产科杂志, 2018 (10): 1125-1129.

(王陆颖)

第六章

子宫内膜异位症和子宫腺肌病

第一节　子宫内膜异位症

【概述】

子宫内膜异位症(简称内异症)就是子宫内膜组织(腺体和间质)在子宫腔被覆内膜及子宫以外的部位出现、生长、浸润、反复出血,继而引发疼痛、不孕、结节或包块等。子宫内膜异位症是育龄妇女的常见病,发病率为 10%~15%,占妇科手术的 5%~15%,且有增高趋势。40%~60% 的子宫内膜异位症患者合并严重痛经或慢性盆腔痛,20%~30% 的患者生育能力受损,影响患者的生殖健康。

【临床特征】

1. 临床症状具有多样性。最常见的临床症状是盆腔疼痛,包括痛经、慢性盆腔痛、肛门坠痛等,常合并不孕。侵犯特殊器官常伴有其他症状,如肠道内异症常有消化道症状如便秘、便血、排便痛等。

2. 妇科检查的典型体征是宫骶韧带痛性结节以及附件粘连包块。

3. 彩超检查对卵巢子宫内膜异位囊肿的诊断有价值,主要表现为无回声区内有密集光点。经阴道或直肠超声、CT 或 MRI 对浸润直肠或阴道直肠隔的深部病变的诊断和评估有一定意义。

【治疗原则】

目的在于缩减和去除病灶,减轻和控制疼痛,治疗和促进生育,预防和减少复发。治疗措施应个体化,对盆腔疼痛、不孕及盆腔包块的治疗要分别对待。治疗方案的选择要结合患者年龄、生育要求、症状严重性、既往治疗史、病变范围及患者意愿。而药物治疗的目的是抑制卵巢功能,阻止子宫内膜异位症发展,减少子宫内膜异位症病灶的活性,减少粘连形成。常用药物分为非甾体抗炎药、口服避孕药、高效孕激素、雄激素衍生物以及促性腺激素释放激素激动剂(GnRHa)五大类。

【推荐处方】

处方 1. 非甾体抗炎药:作用机制在于抑制前列腺素合成;抑制淋巴细胞活性和活化的 T 淋巴细胞分化,减少对传入神经末梢的刺激性;直接作用于伤害性感受器,阻止致痛物质的形成和释放。

(1)布洛芬片,200mg,口服,每 6 小时 1 次。

(2)双氯芬酸钾,50~150mg,口服,分 2~3 次口服,总剂量不超过 200mg/d。

处方 2. 口服避孕药:作用机制为抑制排卵。

(1)屈螺酮炔雌醇片(优思明),1 片,月经第 5 天开始口服,1 次 /d,连续或周期用药,持续 6 个月及 6 个月以上。

(2)去氧孕烯炔雌醇片(妈富隆),1 片,月经第 5 天开始口服,1 次 /d,连续或周期用药,持续 6 个月及 6 个月以上。

(3)复方醋酸环丙孕酮片(达英 -35),1 片,月经第 5 天开始口服,1 次 /d,连续或周期用药,持续 6 个月及 6 个月以上。

处方 3. 孕激素药物:作用机制为合成的高效孕激素可

引起子宫内膜蜕膜样改变,最终导致子宫内膜萎缩。另外,可负反馈抑制下丘脑 - 垂体 - 卵巢轴。

醋酸甲羟孕酮片(甲羟孕酮),例如 30mg,口服,1 次 /d,连用 6 个月。

处方 4. 促性腺激素释放激素激动剂(GnRHa):作用机制为下调垂体功能,造成暂时性药物去势及体内雌激素状态。

(1)注射用醋酸亮丙瑞林缓释微球,3.75mg,皮下注射,每 28 天 1 次,连用 3~6 个月或更长时间。

(2)曲普瑞林,3.75mg,肌内注射,每 28 天 1 次,连用 3~6 个月或更长时间。

(3)戈舍瑞林缓释植入剂,3.6mg,皮下注射,每 28 天 1 次,连用 3~6 个月或更长时间。

处方 5. 雄激素衍生物:作用机制为降低雌激素受体、孕激素受体水平,降低血中的雌激素水平,降低性激素结合球蛋白水平。

孕三烯酮,2.5mg,口服,2~3 次 /w,连用 6 个月。由于副作用,现已少用。

处方 6. 孕激素受体激动剂:作用机制为抑制卵巢功能及子宫内膜细胞增殖。

地诺孕素,2mg,月经第 2~5 天开始口服,2 次 /d,持续 6 个月及 6 个月以上。

【注意事项】

1. 长期应用非甾体抗炎药要警惕胃溃疡的可能性。

2. 40 岁以上或有高危因素(如吸烟、血栓史、高血压、糖尿病)的患者应用口服避孕药需警惕血栓风险。

3. 孕激素治疗的副作用主要为体内吸收不稳定而致不规则阴道出血,其他包括恶心、乳房胀痛和体液潴留、体重增加、血清脂蛋白水平异常等,停药后月经能恢复正常。

4. GnRHa 用药后的副作用主要是低雌激素血症引起的围绝经期症状,如潮热、阴道干燥、性欲下降、失眠及抑郁等。长期应用则有骨质丢失的可能性。停药后大部分症状可以在短期内消失，并恢复排卵，但骨质丢失需要1年甚至更长时间才能恢复。可考虑给予反向添加治疗，如替勃龙片，1.25mg，口服，1次/d；或戊酸雌二醇片，0.5~1.5mg，口服，1次/d+ 地屈孕酮，5mg，口服，1次/d。

5. 地诺孕素有不规则阴道出血、头痛、便秘等副作用，但与普通孕激素相比，副作用并不严重，98%的患者均可耐受。其中最突出的问题是不规则阴道出血，表现为点滴出血或突破性出血，但随着治疗时间延长，出血的频度及强度逐渐减轻。

第二节　子宫腺肌病

【概述】

子宫腺肌病多发生于30~50岁的经产妇，约15%同时合并子宫内膜异位症，约半数合并子宫肌瘤。在国外，子宫腺肌病已从子宫内膜异位症中划出作为一种独立的疾病。国内专家认为，子宫腺肌病与子宫内膜异位症有密不可分的内在关系，治疗用药也雷同。

【临床特征】

1. 主要症状为逐渐加重的进行性痛经、经量过多、经期延长，35%的患者无典型症状。

2. 体征主要为子宫呈均匀增大或有局限性结节隆起、质硬。

3. 超声检查显示子宫增大，肌层增厚，后壁更明显；病变部位为等回声或回声增强，其间可见点状低回声，病灶与周围无明显界限。

【治疗原则】

应视疾病严重程度、患者年龄及有无生育要求而定。

对于年轻、希望保留子宫者使用口服避孕药或左炔诺孕酮宫内节育系统;子宫增大明显或疼痛症状严重者可应用GnRHa 治疗 3~6 个月后,再使用口服避孕药或 LNG-IUS;无生育要求伴月经量增多者可行子宫内膜去除术;对已经完成生育,年龄较大而症状明显者应行子宫切除术。

【推荐处方】

处方 左炔诺孕酮宫内节育系统,于月经后期经量减少时置入宫腔内,有效期为 5 年。

其余药物治疗方案详见本章第一节子宫内膜异位症的【推荐处方】。

【注意事项】

宫内放置左炔诺孕酮宫内节育系统可能出现阴道点滴出血,点滴状出血可随上环时间或加用雌激素、口服避孕药及 GnRHa 而减少。

参考文献

[1] 谢幸,苟文丽.妇产科学.8 版.北京:人民卫生出版社,2013:268-275.

[2] 中华医学会妇产科学分会子宫内膜异位症协作组.子宫内膜异位症的诊治指南.中华妇产科杂志,2015,50 (3): 161-169.

[3] FALCONE T, FLYCKT R. Clinical management of endometriosis. Obstet Gynecol, 2018, 131: 557-571.

[4] KUZNETSOV L, DWORZYNSKI K, DAVIES M, et al. Diagnosis and management of endometriosis: summary of NICE guidance. BMJ, 2017, 358: j3935.

[5] FERRERO S, BARRA F, LEONE R U. Current and emerging therapeutics for the management of endometriosis. Drugs, 2018, 78: 995-1012.

（蒋建发　薛　敏）

第七章

盆底功能障碍性疾病

第一节　盆腔器官脱垂

【概述】

女性盆底功能障碍性疾病(PFD)是指盆底支持组织退行性变,损伤导致盆底支持组织薄弱,进而盆腔脏器移位而出现的一系列病症,主要包括压力性尿失禁(SUI)和盆腔器官脱垂(POP)。随着我国人口老龄化加剧,妇科泌尿系统疾病的发病率上升,盆底功能障碍性疾病的诊治受到越来越多的关注。盆底功能障碍性疾病的发生与分娩损伤,子宫支持组织疏松、薄弱及长期腹压增加有关,但其发病机制迄今尚未完全阐明。

【临床特征】

1. 症状

(1)子宫脱垂:轻者无症状,重者可有阴道内肿物脱出及脱出物溃疡、出血伴腰酸、下坠等感觉。轻度脱垂者阴道内脱出物在平卧休息后能自行还纳;严重时脱出物不能还纳,影响行动。子宫颈因长期暴露在外而发生黏膜表面增厚、角化或发生糜烂、溃疡。患者白带增多,并有时呈脓样或带血。

(2)阴道前壁脱垂:轻者无明显症状;重者自觉下坠、腰酸,并有块状物从阴道脱出,实为膨出的阴道前壁。长久站立、激烈活动后或加腹压时块状物增大,下坠感更明显。

若仅有阴道前壁合并膀胱膨出时,尿道膀胱后角变锐,常导致排尿困难而有尿潴留,甚至继发尿路感染。

(3)阴道后壁脱垂:阴道分娩损伤是主要原因,轻者往往无症状,明显膨出者可有下坠感、腰酸及大便困难,尤以大便干结时更难便出。

2. 子宫脱垂的临床分度 子宫脱垂传统上以患者平卧用力向下屏气时,子宫下降的最低点为分度标准,可分为 3 度。Ⅰ度:轻型,宫颈外口距处女膜缘 <4cm,尚未达到处女膜缘;重型,宫颈外口已达处女膜缘,在阴道口能见到宫颈。Ⅱ度:轻型,宫颈已脱出于阴道口外,宫体仍在阴道内;重型,宫颈及部分宫体已脱出至阴道口外。Ⅲ度:宫颈及宫体全部脱出至阴道口外。

3. 阴道前、后壁膨出的临床分度 ①轻度:阴道壁膨出已达处女膜缘,尚未出阴道口;②中度:部分阴道壁已膨出于阴道口外;③重度:阴道壁已全部膨出于阴道口外。

该分类法在我国长期临床应用,易于理解和记忆。国际上还有 POP-Q 评分法,但评估过程复杂,不易理解,详细情况可参考相关专业书籍。

【治疗原则】

对于没有症状或症状轻的盆底功能障碍性疾病患者,应选择观察而不是治疗。对于轻至中度子宫脱垂患者、希望保留生育功能,以及不合适手术治疗或者无法忍受手术治疗的选择保守治疗,包括改变生活方式或者物理干预;对于中至重度子宫脱垂患者、保守治疗效果不满意的患者可以选择手术治疗。

药物治疗盆底功能障碍性疾病的适应证:对于年龄 >60 岁的绝经后女性,减少该类患者盆腔脱垂手术的需要;改善和减轻盆底功能障碍性疾病的临床症状;术前应用雌激素可增加阴道上皮厚度,有助于术中缝合及网片放置,并可减少术后网片暴露机会及术后 4 周内膀胱炎的发生;改善局部症状。

【推荐处方】

处方 局部激素治疗

雌三醇乳膏,0.5g(含 0.5mg 雌三醇),阴道上药,1 次 /d。

【注意事项】

1. 部分研究显示绝经后的雌激素减退是 SUI 的主要发病机制,另有研究也显示雌激素能够增加 α 肾上腺素受体激动剂的敏感性,但其远期疗效有待于进一步观察。短期(3 个月内)局部应用雌激素阴道制剂,无须加用孕激素,但缺乏超过 1 年使用的安全性数据,长期使用者应监测子宫内膜。

2. 药物治疗不是盆腔器官脱垂类疾病的首选治疗方式,有研究表明系统性雌激素应用可能无益于盆底功能障碍性疾病的治疗,甚至会加重盆腔脏器脱垂及压力性尿失禁的程度,对于雌激素系统性应用不予支持。

3. 盆腔器官脱垂类疾病的药物治疗方法目前还处于探索使用阶段,用药过程中应权衡利弊,选择使用,对其治疗作用需进一步探讨。

4. 雌激素补充治疗存在诱发或加重心血管疾病、乳腺癌的风险,而且用药类型、剂量、方式方面的研究较少,其临床疗效缺乏大样本随机对照临床试验证据。

第二节   压力性尿失禁

【概述】

压力性尿失禁是指在膀胱逼尿肌松弛状态下,由于喷嚏、咳嗽、用力及运动等导致腹压增加时,尿液不自主地自尿道溢出。我国成年女性的压力性尿失禁患病率高达 18.9%,严重影响女性患者的生活质量和健康状态。随着社会发展和生活水平提高,女性压力性尿失禁逐渐受到社会的关注和重视。

【临床特征】

1. 症状　当患者喷嚏、咳嗽、用力及运动等导致腹压增加时，尿液不自主地自尿道溢出。

2. 压力性尿失禁的相关检查试验

(1)压力试验:在患者感觉膀胱充盈的情况下进行检查。常取膀胱截石位，嘱患者连续用力咳嗽数次，注意观察尿道口有无漏尿现象，有无压力试验阳性。如果仰卧时没有漏尿，患者要两脚分开与肩同宽站立，反复咳嗽几次，观察有无漏尿。压力试验是压力性尿失禁的初筛试验，虽是一个简单可靠的诊断手段，但不能鉴别压力性尿失禁与急迫性尿失禁，也不能判断尿失禁的严重程度。压力试验阳性时，必须分清漏尿是由腹压升高引起的(压力性尿失禁)，还是咳嗽诱导的逼尿肌收缩引起的(运动性急迫性尿失禁)，后者漏尿往往延迟，在咳嗽几秒后发生，停止咳嗽后漏尿也不停止。临床上有一些压力性尿失禁患者咳嗽时不见漏尿，原因可能是尿道括约肌张力异常增高，故压力试验阴性不能排除压力性尿失禁。

(2)指压试验:压力试验阳性时应行指压试验，亦称膀胱颈抬高试验。以中指及示指伸入阴道，分开两指置于后尿道两侧，注意勿将两指压在尿道上。将膀胱颈向前上推顶，尿道旁组织同时被托起，尿道随之上升，从而恢复尿道与膀胱的正常角度。试验前，患者用力咳嗽见尿道口溢尿;试验时，嘱患者连续用力咳嗽，观察尿道口是否溢尿。如试验前咳嗽时溢尿，试验时咳嗽不查再溢尿，则指压试验阳性，提示压力性尿失禁的可能性大。该检查主要了解患者压力性尿失禁的发生是否与膀胱颈后尿道过度下移有关，对尿道固有括约肌缺失型压力性尿失禁无诊断意义。有时会因检查者手法错误，直接压迫尿道而导致假阳性。

(3)尿垫试验:在咳嗽 - 漏尿试验无遗尿时需进行尿垫试验。尿垫试验即嘱患者在一定时间内做一系列规定的动作，测量患者活动前后佩戴的卫生巾的重量，计算漏尿量，从而评估患者尿失禁的严重程度。由于不同动作引起的漏尿程度不同,国际尿控学会制定了尿垫试验规范,以便对世界范围内的研究资料进行比较。尿垫试验有 2 类,即短期试验和长期试验,在正规门诊做短期试验,在家里做持续 24~48 小时的长期试验。前者包括 20 分钟尿垫试验、1 小时尿垫试验、2 小时尿垫试验,后者包括 24 小时尿垫试验和 48 小时尿垫试验。常用的是 1 小时尿垫试验和 24 小时尿垫试验。

1 小时尿垫试验的步骤:①试验时膀胱要充盈,持续 1 小时,从试验开始患者不再排尿;②预先放置经称重的尿垫(如卫生巾);③试验开始的 15 分钟内,患者喝 500ml 白开水,卧床休息;④之后的 30 分钟,患者行走,上、下 1 层楼台阶;⑤最后 15 分钟,患者应坐立 10 次,用力咳嗽 10 次,跑步 1 分钟,拾起地面 5 个物体,再用自来水洗手 1 分钟;⑥试验结束时,称重尿垫,要求患者排尿并测尿量。

尿垫试验结束后应询问患者测试期间有无尿急和急迫性尿失禁现象,如果发生急迫性尿失禁,该结果不应作为压力性尿失禁严重程度的评估参数,应重新进行尿垫试验。1 小时尿垫试验 <2g 为轻度尿失禁,2~10g 为中度尿失禁,>10g 为重度尿失禁,10~50g 为极重度尿失禁。尿垫重量增加 4g 以上为 24 小时试验阳性,亦有学者认为增加 8g 以上方为阳性。尿垫试验可定量反映漏尿程度,较主观评价(如压力试验)更准确。但目前尿垫增重数值与尿失禁程度的对应关系尚存在争议,而且尿垫重量增加可以由漏尿及阴道分泌物、汗液等引起,对怀疑由非漏尿因素引起的尿垫增重,需辅助其他检查予以鉴别。此外,液体蒸发可导致重量减轻,应将试验限制在 72 小时内,以保证结果的准确性。

(4)棉签试验:棉签试验可用于测定尿道的轴向及活动度。患者取膀胱截石位,将 1 根消毒的细棉签插入尿道,使棉签前端处于膀胱与尿道交界处,分别测量患者在 Valsalva 动作前后棉签棒与水平线之间夹角的变化。如该角度 <15°,说明有良好的解剖学支持;如果 >30° 或上行 2~3cm,说明膀胱颈后尿道过度下移,解剖支持薄弱;15°~30° 时,结果不能确定解剖学的支持程度。对 <30° 而有压力性尿失禁者应进一步检查。棉签试验可受合并生殖道脱垂及膀胱充盈情况的影响，但因其能反映膀胱尿道交接点活动度，如棉签角度变化不大但仍然存在尿失禁，表明膀胱颈和尿道具有良好的支撑结构，要考虑内括约肌功能缺陷，故不适合选择膀胱颈悬吊术治疗膀胱颈低活动度型压力性尿失禁。

【治疗原则】

目前治疗女性压力性尿失禁的常用方法为手术治疗，但手术治疗也存在局限性，例如会给患者带来较大的创伤且并发症的发生率较高等，体质差或存在手术禁忌证的部分患者无法通过此手段进行治疗。

药物治疗女性压力性尿失禁的指征：①病情较轻的患者；②患者的体质较差，存在手术禁忌证；③部分病情较重的手术患者在术前需采用非手术治疗的方法进行辅助。

【推荐处方】

处方 1. 雌激素替代治疗

（1）雌三醇乳膏，0.5g（含 0.5mg 雌三醇），阴道给药，1 次 /d。

（2）替勃龙，1.25~2.5mg，口服，1 次 /d。

处方 2. α 肾上腺素受体激动剂

米多君，2.5mg，口服，3 次 /d。

处方 3. 5- 羟色胺及去甲肾上腺素再摄取抑制剂

（1）度洛西汀，20mg，口服，2 次 /d。

（2）丙米嗪，25~50mg，口服，2 次 /d。

【注意事项】

1. 药物治疗不是盆腔器官脱垂类疾病的首选治疗方式，目前指南均推荐对于患者非手术治疗失败、无手术条件或者患者本身更愿意使用药物时才使用药物治疗。

2. 对于绝经超过 5 年且未用过激素替代治疗者，则再考虑使用激素替代治疗,其血栓形成等相关风险较高。

3. 应用度洛西汀存在的不良反应有口干、恶心、便秘、疲劳感等。

4. 米多君的常见副作用有头痛、头皮麻木、立毛、肢端发冷,较少见的副作用有高血压、心悸,严重者可发生脑血管意外。

5. 丙米嗪的副作用有口干、视物模糊、便秘、尿潴留和体位性低血压等胆碱能受体拮抗症状;组胺 H_1 受体拮抗引起的镇静、嗜睡和定向力减退等;对心力衰竭患者可引起心律失常。

参考文献

［1］ 吴晓燕,何名梅,黄清.女性盆底功能障碍性疾病的流行病学及相关因素研究进展.微量元素与健康研究,2015,32 (3): 59-61.

［2］ 克盟歌,史惠蓉.雌激素及其受体与盆底功能障碍性疾病的研究进展.中国妇幼保健,2016,31 (24): 5548-5550.

［3］ 杨琼,蒲爱民,项锦红.女性盆底功能障碍性疾病的相关进展研究.世界最新医学信息文摘,2018 (31): 21-23.

［4］ 杨丹.女性盆底功能障碍性疾病的研究进展.中国计划生育和妇产科,2017 (02): 11-15.

［5］ 中华医学会妇产科学分会妇科盆底学组.女性压力性尿失禁诊断和治疗指南 (2017).中华妇产科杂志,2017, 52 (5): 289-293.

［6］ 周晓美,刘晓双,柳韦华.成年女性压力性尿失禁诊疗的临床实践指南内容分析.中国现代医学杂志,2015 (32): 78-83.

［7］ 马超光,闫成智.非手术治疗女性压力性尿失禁的研究进展.医学理论与实践,2018 (13): 1921-1923.

(樊志文　薛　敏)

第八章

生殖内分泌疾病

第一节　异常子宫出血

【概述】

异常子宫出血(abnormal uterine bleeding,AUB)是妇科常见的症状和体征,作为总的术语,是指与正常月经的周期频率、规律性、经期长度、经期出血量任何一项不符的,源自子宫腔的异常出血。定于育龄期非妊娠妇女,因此需排除妊娠和产褥期相关出血,也不包含青春发育前和绝经后出血。

FIGO 将 AUB 病因分为两大类 9 个类型,按英语首字母缩写为"PALM-COEIN","PALM"存在结构性改变、可采用影像学技术和 / 或组织病理学方法明确诊断,而"COEIN"无子宫结构性改变。具体为子宫内膜息肉(polyp)所致 AUB(简称 AUB-P)、子宫腺肌病(adenomyosis)所致 AUB(简称 AUB-A)、子宫平滑肌瘤(leiomyoma)所致 AUB(简称 AUB-L)、子宫内膜恶变和不典型增生(malignancy and hyperplasia)所致 AUB(简称 AUB-M)、全身凝血相关疾病(coagulopathy)所致 AUB(简称 AUB-C)、排卵障碍(ovulatory dysfunction)相关 AUB(简称 AUB-O)、子宫内膜局部异常(endometrial)所致 AUB(简称 AUB-E)、医源性(iatrogenic)AUB(简称 AUB-I)、未分类(not yet classified)的 AUB(简称 AUB-N)。我们这里要重点讨论的是排卵障碍(ovulatory dysfunction)相关 AUB(简称 AUB-O)。排卵

障碍包括稀发排卵、无排卵及黄体功能不足，主要由于下丘脑 - 垂体 - 卵巢轴功能异常引起，常见于青春期、绝经过渡期，生育期也可因多囊卵巢综合征（PCOS）、肥胖、高催乳素血症、甲状腺疾病等引起。

【临床特征】

常表现为不规律的月经，经量、经期长度、周期频率、规律性均可异常，有时会引起大出血和重度贫血。诊断无排卵的最常用用的手段是基础体温测定（BBT）、估计下次月经前 5~9 天（相当于黄体中期）的血黄体酮水平测定。同时应在早卵泡期测定血 LH、FSH、催乳素（PRL）、雌二醇（E）、睾酮（T）、促甲状腺素（TSH）水平，以了解无排卵的病因。

【治疗原则】

治疗原则是出血期止血并纠正贫血，血止后调整周期预防子宫内膜增生和 AUB 复发，有生育要求者促排卵治疗。止血方法包括孕激素子宫内膜脱落法、大剂量雌激素内膜修复法、短效口服避孕药或高效合成孕激素内膜萎缩法和诊刮。辅助止血药还有氨甲环酸等（详见 2014 年《异常子宫出血诊断与治疗指南》）。调整周期的方法主要是后半期孕激素治疗，青春期及育龄期患者宜选用天然或接近天然的孕激素（如地屈孕酮），有利于卵巢轴功能的建立或恢复。短效口服避孕药主要适合于有避孕要求的妇女。对已完成生育或近 1 年无生育计划者可放置 LNG-IUS，可减少无排卵患者的出血量，预防子宫内膜增生。已完成生育、药物治疗无效或有禁忌证的患者可考虑子宫内膜切除术或切除子宫。促排卵治疗适用于无排卵、有生育要求的患者，可同时纠正 AUB，具体方法取决于无排卵的病因。

【推荐处方】

1. 无排卵性异常子宫出血的治疗

（1）止血

处方 1. 孕激素：止血机制是使雌激素作用下持续增生的子宫内膜转化为分泌期，停药后内膜脱落较完全。适用于体内已有一定水平雌激素的患者；适用于血红蛋白 >80g/L，生命体征平稳者。一般用药 1 个周期血止即可。

①地屈孕酮片，10mg，2 次 /d，口服，连用 10 天。

②醋酸甲羟孕酮片（MPA），6~10mg，1 次 /d，口服，连用 10 天。

③黄体酮胶丸或微粒化黄体酮，200~300mg，1 次 /d，口服，连用 10 天。

④黄体酮注射液，20~40mg，1 次 /d，肌内注射，连用 3~5 天。

处方 2. 雌激素：应用大剂量雌激素可以迅速提高血雌激素水平，促进子宫内膜生长，短期内修复创面而止血。适用于血红蛋白低于 80g/L 的青春期患者。一般用药 1 个周期血止即可。

①戊酸雌二醇片，2mg，口服，每 4~6 小时 1 次，血止 3 天后每 3 天递减 1/3；或 4mg，口服，每 8 小时 1 次，血止 3 天后每 3 天递减 1/3。

②结合雌激素片，1.25~2.5mg，口服，每 4~6 小时 1 次，血止 3 天后每 3 天递减 1/3。

③苯甲酸雌二醇，3~4mg/d，分 2~3 次肌内注射，血止 3 天后每 3 天递减 1/3。所有患者在血红蛋白高于 80g/L 时加用孕激素，并在雌、孕激素同时撤退后同步脱落。

处方 3. 复方短效口服避孕药：适用于长期而严重的无排卵出血，一般用药 1 个周期血止即可。

①去氧孕烯炔雌醇片（妈富隆），1~2 片，每 6~8 小时 1 次，血止 3 天后逐渐减量至 1 片 /d，维持至出血停止后 21 天周期结束。

②炔雌醇环丙孕酮片（达英 -35），1~2 片，每 6~8 小时 1 次，血止 3 天后逐渐减量至 1 片 /d，维持至出血停止后

21 天周期结束。

处方 4. 孕激素内膜萎缩法:使内膜萎缩达到止血目的,此法不适用于青春期患者,一般用药 1 个周期血止即可。

①炔诺酮,5mg,每 8 小时 1 次,血止后每隔 3 天递减 1/3,直至维持剂量为 2.5~5mg/d,持续用药出血停止后 21 天周期结束。

②左炔诺孕酮 0.75mg,每 8 小时 1 次,血止后每隔 3 天递减 1/3,直至维持剂量为 0.75mg/d,持续用药出血停止后 21 天周期结束。

处方 5. 雄激素:有拮抗雌激素的作用,能增强子宫平滑肌及子宫血管张力,减轻盆腔血管充血而减少出血量。

丙酸睾酮,25~50mg/d,肌内注射,用 1~3 天。

处方 6. 促性腺激素释放激素类似物(GnRHa):可用于止血目的,但如果应用 GnRHa>3 个月,推荐应用激素反向添加。

①戈舍瑞林缓释植入剂,3.6mg,月经第 1 天皮下注射 1 针,每隔 28 天注射 1 次,连用 3~6 次。

②注射用亮丙瑞林微球,3.75mg,月经第 1 天皮下注射 1 针,每隔 28 天注射 1 次,连用 3~6 次。

③注射用曲普瑞林,3.75mg,月经第 1 天肌内注射 1 针,每隔 28 天注射 1 次,连用 3~6 次。

④注射用醋酸亮丙瑞林缓释微球,3.75mg,月经第 1 天皮下注射 1 针,每隔 28 天注射 1 次,连用 3~6 次。

(2)调整月经周期

处方 1. 孕激素后半周期疗法(酌情应用 3~6 个周期)

①地屈孕酮片,10mg,2 次/d,口服,自撤药性出血第 16~25 天,连用 10 天。

②甲羟孕酮,4~12mg,2~3 次/d,口服,自撤药性出血第 16~25 天,连用 10 天。

③黄体酮胶丸或微粒化黄体酮,200~300mg,1 次/d,

口服,自撤药性出血第 16~25 天,连用 10 天。

④黄体酮注射液,20mg,1 次 /d,肌内注射,自撤药性出血第 16~25 天,连用 10 天。

处方 2. 雌、孕激素序贯疗法(酌情应用 3~6 个周期)

①戊酸雌二醇片,1mg,月经第 5 天口服,每晚 1 次,连服 21 天,至服药第 11~16 天,每天加用醋酸甲羟孕酮片,10mg/ 地屈孕酮,10mg,1 次 /d。

②结合雌激素片,0.625mg 月经第 5 天口服,每晚 1 次,连服 21 天,至服药第 11~16 天,每天加用醋酸甲羟孕酮片,10mg/ 地屈孕酮,10mg,1 次 /d。

处方 3. 口服避孕药(酌情应用 3~6 个周期)

①去氧孕烯炔雌醇片(妈富隆),1 片 /d,口服,每晚 1次,连用 21 天,停药后月经来潮第 5 天服用下一周期。

②炔雌醇环丙孕酮片(达英 -35),1 片 /d,口服,每晚 1次,连用 21 天,停药后月经来潮第 5 天服用下一周期。

③屈诺酮炔雌醇片(优思明),1 片 /d,口服,每晚 1 次,连用 21 天,停药后月经来潮第 5 天服用下一周期。

④屈诺酮炔雌醇片 Ⅱ(优思悦),1 片 /d,口服,从月经周期的第 1 天开始,连服 28 天,每晚 1 次。无须停药,直接进入下一周期。

(3)促排卵:对于生育期、有生育要求者,尤其是不孕患者、青春期患者不应采用促排卵药来控制月经。

处方 1. 氯米芬:促进卵泡发育。

氯米芬片,50mg,月经周期第 5 天开始口服,共 5天;如排卵失败,可重复用药,氯米芬的剂量逐渐增加至 100~150mg/d,应用 3 个周期。

处方 2. 人绒毛膜促性腺素(HCG):有类似于 LH 的作用而诱发排卵,适用于体内 FSH 有一定水平、雌激素水平中等者。

人绒毛膜促性腺激素注射液,超声监测卵泡发育接近成熟时,5 000~10 000U,肌内注射。

处方 3. 尿促性素(hMG):每支含 LH 和 FSH 各 75U,

因可能导致卵巢过度刺激综合征,仅适用于氯米芬效果不佳、要求生育,尤其是不孕患者。

尿促性素,月经周期第 5 天开始每天肌内注射 1~2 支,直至卵泡成熟,停用 hMG,加用 HCG,5 000~10 000U,肌内注射,以提高排卵。

2. 排卵性异常子宫出血的治疗

(1)黄体功能不足的治疗

处方 1. 促进卵泡发育

①卵泡期使用低剂量雌激素:戊酸雌二醇片 1mg,月经第 5 天口服,每晚 1 次,连服 5~7 天;或妊马雌酮 0.625mg,月经第 5 天口服,每晚 1 次,连用 5~7 天。

②氯米芬片,50mg,月经第 3~5 天开始口服,连用 5 天,应用 3 个周期。

处方 2. 促进月经中期 LH 峰形成

人绒毛膜促性腺激素注射液,超声监测卵泡发育接近成熟时,5 000~10 000U,1 或 2 次肌内注射。

处方 3. 黄体功能刺激疗法

人绒毛膜促性腺激素注射液,1 000~2 000U,肌内注射,于基础体温上升后开始,连用 5 次。

处方 4. 黄体功能替代治疗

①黄体酮注射液,10~20mg,肌内注射,1 次 /d,下次月经前 12~14 天开始,连用 10~14 天。

②黄体酮胶丸,200~300mg,分 1~2 次口服,下次月经前 12~14 天开始,连用 10~14 天。

处方 5. 口服避孕药:尤其适用于有避孕需求的患者(酌情应用 3~6 个周期)。

①去氧孕烯炔雌醇片(妈富隆),1 片 /d,口服,每晚 1 次,连用 21 天,停药后月经来潮第 5 天服下一周期。

②炔雌醇环丙孕酮片(达英 -35),1 片 /d,口服,每晚 1 次,连用 21 天,停药后月经来潮第 5 天服下一周期。

③屈诺酮炔雌醇片(优思明),1 片 /d,口服,每晚 1 次,连用 21 天,停药后月经来潮第 5 天用下一周期。

④屈诺酮炔雌醇片Ⅱ(优思悦),1片/d,口服,每晚1次,连用21天,停药后月经来潮第5天服用下一周期。

(2)子宫内膜不规则脱落的治疗

处方1.孕激素治疗

①醋酸甲羟孕酮片,10mg,口服,1次/d,排卵后第1~2天或下次月经前10~14天开始,连服10天。

②地屈孕酮片,10mg,2次/d,排卵后第1~2天或下次月经前10~14天开始,连服10天。

③黄体酮胶丸,200~300mg,分1~2次口服,排卵后第1~2天或下次月经前10~14天开始,连服10天。

④黄体酮注射液,20~40mg,肌内注射,1次/d,排卵后第1~2天或下次月经前10~14天开始,连用10天。

处方2.短效避孕药治疗

①去氧孕烯炔雌醇片(妈富隆),1片/d,口服,每晚1次,连用21天,停药后月经来潮第5天服用下一周期。

②炔雌醇环丙孕酮片(达英-35),1片/d,口服,每晚1次,连用21天,停药后月经来潮第5天服用下一周期。

③屈诺酮炔雌醇片(优思明),1片/d,口服,每晚1次,连用21天,停药后月经来潮第5天服用下一周期。

处方3.黄体功能刺激疗法

人绒毛膜促性腺激素注射液,1 000~2 000U,肌内注射,于基础体温上升后开始,共5次。

【注意事项】

1. 大剂量雌激素止血及口服避孕药对存在血液高凝状态或有血栓性疾病史的患者应禁用。

2. 血红蛋白增加至90g/L以上后必须加用孕激素,有利于停药后子宫内膜的完全脱落。

3. 若激素治疗无效或疑有器质性病变、年龄>40岁的妇女、具有子宫内膜癌的高危因素或子宫内膜厚度>12mm,应考虑行诊断性刮宫。对药物治疗效果不佳或不宜用药、无生育要求的患者,尤其是不易随访的年龄较大者及内膜病理为癌前病变或癌变者,应考虑手术治疗。

第二节　闭　经

【概述】

闭经为常见的妇科症状,表现为无月经或月经停止。根据既往有无月经来潮,分为原发性闭经或者继发性闭经。原发性闭经指年龄超过 14 岁,第二性征未发育;或年龄超过 16 岁,第二性征已发育,月经未来潮。继发性闭经是指正常月经建立后月经停止 6 个月,或者按自身原有的月经周期计算停止 3 个月以上者。青春期前、妊娠期、哺乳期及绝经后的月经不来潮属生理现象。

按照生殖轴病变和功能失调的部位分类,闭经可分为下丘脑性闭经、垂体性闭经、卵巢性闭经、子宫性闭经以及生殖道发育异常导致的闭经。世界卫生组织(WHO)将闭经分为 3 型:Ⅰ 型为无内源性雌激素产生,卵泡雌激素(FSH)正常或低下,催乳素正常水平,无下丘脑 - 垂体器质性病变的证据;Ⅱ 型为有内源性雌激素产生,FSH 和 PRL 水平正常;Ⅲ 型为 FSH 升高,提示卵巢功能衰竭。

【临床特征】

原发性闭经较少见,多为遗传性原因或先天性发育异常,约 30% 的患者伴有生殖道异常,根据第二性征发育情况分为第二性征存在和第二性征缺乏 2 类。继发性闭经的发生率明显高于原发性闭经,病因复杂,根据控制正常月经周期的 5 个主要环节,以下丘脑性最常见,其次为垂体、卵巢、子宫性及下生殖道发育异常。

【治疗原则】

1. 全身治疗　占重要地位,包括积极治疗全身性疾病、提高机体体质、供给足够的营养、保持标准体重。运动性闭经者应适当减少运动量。应激或精神因素所致的闭经应进行耐心的心理治疗,消除精神紧张或焦虑。肿瘤或多囊卵巢综合征等引起的闭经应针对病因治疗。

2. 激素治疗　明确病变环节及病因后,给予相应的激素治疗以补充体内激素不足或拮抗其过多,达到治疗目的。这也是本节主要讨论的治疗方式。

3. 手术治疗　针对各种器质性病因,采用相应的手术治疗。

【推荐处方】

1. 药物撤退试验

处方 1. 孕激素试验

(1)地屈孕酮片,10~20mg,1 次 /d,口服,连用 8~10 天。

(2)醋酸甲羟孕酮片(MPA),10mg,1 次 /d,口服,连用8~10 天。

(3)黄体酮胶丸或微粒化黄体酮,100mg,2 次,口服,连用 10 天。

(4)黄体酮凝胶,90mg,1 次 /d,阴道给药,连用 10 天。

(5)黄体酮注射液,20mg,1 次 /d,肌内注射,连用3~5 天。

处方 2. 雌、孕激素序贯试验:适用于孕激素试验阴性的闭经患者。

(1)戊酸雌二醇片,2mg,每晚 1 次,连服 21 天,至服药第 11~16 天,每天加用醋酸甲羟孕酮片,10mg/ 地屈孕酮,10mg,1 次 /d,用药时间 5~10 天。

(2)结合雌激素片,1.25mg,口服,每晚 1 次,连服 21天,至服药第 11~16 天,每天加用醋酸甲羟孕酮片,10mg/地屈孕酮,10mg,1 次 /d,用药时间 5~10 天。

处方 3. GnRH 刺激试验

LHRH 100μg+5ml 0.9% 氯化钠注射液,早晨 8 时静脉注射 1 次。分别于注射后的 15、30、60 和 90 分钟分别取静脉血测 LH 值,LH 升高说明垂体功能正常,病变在下丘脑。经多次重复试验,LH 值无升高或升高不显著,说明垂体功能减退。

2. 激素治疗

处方 1. 雌激素补充治疗:适用于无子宫的患者。

戊酸雌二醇片,1mg/d;或结合雌激素片,0.625mg/d;或微化 17β- 雌二醇,1mg/d;连用 21 天,停药 1 周后重复给药。

处方 2. 雌、孕激素人工周期疗法:适用于有子宫的患者。

(1)戊酸雌二醇片,1mg,每晚 1 次,连服 21 天,至服药第 11~16 天,每天加用醋酸甲羟孕酮片,10mg/ 地屈孕酮,10mg,1 次 /d,用药 5~10 天。

(2)结合雌激素片,0.625mg,口服,每晚 1 次,连服 21 天,至服药第 11~16 天,每天加用醋酸甲羟孕酮片,10mg/地屈孕酮,10mg,1 次 /d,用药 5~10 天。

(3)17β- 雌二醇,1mg,口服,每晚 1 次,连服 21 天,至服药第 11~16 天,每天加用醋酸甲羟孕酮片,10mg/ 地屈孕酮,10mg,1 次 /d,用药时间 5~10 天。

处方 3. 孕激素疗法:适用于体内有一定的内源性雌激素水平的 I 型闭经患者。

(1)地屈孕酮片,10~20mg,1 次 /d,口服,共 8~10 天。

(2)醋酸甲羟孕酮片(MPA),10mg,1 次 /d,口服,共 8~10 天。

(3)黄体酮胶丸或微粒化黄体酮,100mg,2 次 /d,口服,共 10 天。

(4)黄体酮凝胶,90mg,1 次 /d,阴道给药,共 10 天。

(5)黄体酮注射液,20mg,1 次 /d,肌内注射,共 3~5 天。

3. 促排卵　主要用于多囊卵巢综合征所致的闭经患者。

处方 1. 氯米芬:促进卵泡发育。

氯米芬片,50mg,月经周期第 5 天开始口服,共 5

天;如排卵失败,可重复用药,氯米芬的剂量逐渐增加至100~150mg/d,应用 3 个周期。

处方 2. 人绒毛膜促性腺素(HCG):有类似于 LH 的作用而诱发排卵,适用于体内 FSH 有一定水平、雌激素水平中等者。

人绒毛膜促性腺激素注射液,超声监测卵泡发育接近成熟时,5 000~10 000U,肌内注射。

处方 3. 尿促性素(hMG):每只含 LH 和 FSH 各 75U,因可能导致卵巢过度刺激综合征,仅适用于氯米芬效果不佳、要求生育,尤其是不孕患者。

尿促性素,月经周期第 3~5 天开始每天肌内注射 1~2 支(75~150U),每隔 7~14 天增加半支(37.5U),最大 225U/d,直至卵泡成熟,停用 hMG,加用 HCG,5 000~10 000U,肌内注射,以提高排卵。

处方 4. 卵泡刺激素(FSH)

卵泡刺激素,月经周期第 3~5 天开始每天肌内注射 1~2 支(75~150U),每隔 7~14 天增加半支(37.5U),最大 225U/d,直至卵泡成熟,停用 FSH,加用 HCG,5 000~10 000U,肌内注射,以提高排卵。

4. 高催乳素血症患者的治疗

处方　溴隐亭,2.5~5.0mg/d,对于单纯高催乳素血症患者,用药 5~6 周能使月经恢复;垂体催乳素瘤患者5.0~7.5mg/d。

【注意事项】

1. **孕激素试验**　停药后出现撤药性出血(阳性反应),提示子宫内膜已受一定水平的雌激素的影响;停药后无撤退性出血(阴性反应),应进一步行雌、孕激素序贯试验。

2. **雌、孕激素序贯试验**　两药停药后发生撤药性出血者为阳性,提示子宫内膜功能正常,可排除子宫性闭经,引起闭经的原因是体内的雌激素水平低落,应进一步寻找病因；无撤药性出血者为阴性，应重复 1 次试验，若仍无出血，提示子宫内膜被破坏或有缺陷，诊断为子宫性闭经。常为宫腔粘连及结核，需进行相对应的治疗。

3. 使用尿促性素（hMG）或卵泡刺激素（FSH）联合人绒毛膜促性腺素（HCG）促排卵时，由于可能导致卵巢过度刺激综合征（OHSS），严重者可能危及生命，故使用促性腺素诱发排卵必须由有经验的医师在有超声或激素水平监测的条件下用药。

4. 高催乳素血症患者需进行头部 CT 或 MRI 检查，排除垂体腺瘤。

第三节　多囊卵巢综合征

【概述】

多囊卵巢综合征（PCOS）是一种常见的妇科内分泌疾病之一，多起病于青春期。在临床上以雄激素过高的临床或生化表现、持续无排卵、卵巢多囊样改变为特征，常常伴有胰岛素抵抗和肥胖，其发病率为 5%～10%。其病因至今未明，目前研究认为其可能是由于某些遗传基因与环境因素相互作用所致。因 PCOS 由 Stein 和 Leventhal 于 1935年首次报道，故又称 Stein-Leventhal 综合征。

【临床特征】

其主要病理生理变化为高胰岛素血症、胰岛素抵抗等，并由此导致闭经、不孕及糖脂代谢异常。PCOS 不仅影响患者的生殖功能，占无排卵性不孕的 50%～70%，早期流产率也高达 30%～50%；同时，其代谢综合征的发生率高达43%～46%，易伴随糖尿病及心脑血管疾病。而长期持续无排卵又增加子宫内膜癌的发病风险，故严重影响患者的生活质量。其主要临床表现为月经失调、不孕、多毛、痤疮、肥胖、黑棘皮病。

【治疗原则】

因其生化特征和临床表现的高度异质性,目前对PCOS提倡个体化综合治疗。其中,生活方式调整是PCOS治疗的基础,而药物治疗主要针对患者的症状、体征,其包括治疗肥胖、降低雄激素水平、调整月经周期、改善胰岛素抵抗、促排卵等。治疗时需根据患者的不同年龄、症状及不同需求进行处理。

【药物治疗】

1. 调整月经周期

处方1. 口服避孕药:它们的作用机制是通过负反馈作用抑制下丘脑的促性腺释放激素分泌,也可直接抑制腺垂体的促性腺激素分泌,使血中的卵泡刺激素(follicle-stimulating hormone,FSH)和LH水平降低,抑制卵泡生长和成熟,从而抑制排卵。因此,口服短效避孕药适用于无生育要求的女性。炔雌醇环丙孕酮除具有上述作用外,还有降雄激素作用,是治疗多囊卵巢综合征的首选药物。

(1)炔雌醇环丙孕酮片(达英-35),1片/d,口服,每晚1次,月经第5天开始服用,连用21天,停药后月经来潮第5天服用下一周期。首选药物。

(2)去氧孕烯炔雌醇片(妈富隆),1片/d,口服,每晚1次,月经第5天开始服用,连用21天,停药后月经来潮第5天服用下一周期。

(3)屈诺酮炔雌醇片(优思明),1片/d,口服,每晚1次,月经第5天开始服用,连用21天,停药后月经来潮第5天服用下一周期。

(4)屈诺酮炔雌醇片Ⅱ(优思悦),1片/d,口服,从月经来潮的第1天开始,连服28天,每晚1次。无须停药,直接进入下一周期。

处方2. 周期性孕激素治疗:孕激素适用于无明显的高雄激素血症及胰岛素抵抗患者,因其对卵巢轴的影响较小,故更适用于青春期患者,周期性应用可预防内膜增生。

(1)地屈孕酮片,10~20mg,1次/d,口服,自撤药性出血第16~25天,共10天。

(2)醋酸甲羟孕酮片(MPA),10mg,1次/d,口服,自撤药性出血第16~25天,共10天。

(3)黄体酮胶丸或微粒化黄体酮,100mg,2次/d,口服,自撤药性出血第16~25天,共10天。

2. 降低雄激素水平

处方1. 口服避孕药:首选炔雌醇环丙孕酮片(达英-35),该药含有醋酸环丙孕酮及炔雌醇。炔雌醇可以升高血中的性激素结合蛋白(SHBG)水平,以降低游离睾酮水平;醋酸环丙孕酮可抑制P450c17/17-20裂解酶活性,减少雄激素合成,并在靶器官与雄激素竞争性结合受体,阻断雄激素的外周作用;通过抑制下丘脑-垂体的黄体生成素(luteinizing hormone,LH)分泌,抑制卵泡膜细胞高雄激素生成,从而达到降低雄激素的目的(酌情应用3~6个周期)。

(1)炔雌醇环丙孕酮片(达英-35),1片/d,口服,每晚1次,连用21天,停药后月经来潮第5天服用下一周期。

(2)去氧孕烯炔雌醇片(妈富隆),1片/d,口服,每晚1次,连用21天,停药后月经来潮第5天服用下一周期。该药降雄激素作用较弱。

(3)屈诺酮炔雌醇片(优思明),1片/d,口服,每晚1次,连用21天,停药后月经来潮第5天服用下一周期。

处方2. 螺内酯:作为醛固酮受体的竞争性拮抗剂,其作用机制是抑制卵巢和肾上腺合成雄激素,增强雄激素分解。在皮肤毛囊中竞争性结合雄激素受体,并能抑制5α-还原酶活性,阻断双氢睾酮合成,从而发挥抗雄激素作用。

螺内酯,40~200mg/d,治疗多毛需要6~9个月。

处方3. 糖皮质激素:适用于多囊卵巢综合征的雄激素过多为肾上腺来源或肾上腺和卵巢混合来源者。

地塞米松,0.25mg,每晚1次,口服。剂量不宜超过

0.5mg/d。一般用药 1 个月后复查雄激素,如雄激素水平趋于正常,即可将剂量减半。因地塞米松的副作用大,雄激素水平正常后应及时停药,不宜长期使用。

3. 改善胰岛素抵抗　胰岛素抵抗和高胰岛素血症可引起高雄激素血症,而这三者又造成卵泡成熟障碍、慢性无排卵,从而导致不孕。同时,胰岛素抵抗是 PCOS 中最常见的代谢失常,其比例高达 50%~70%,且能增加代谢综合征的发生风险。

处方　二甲双胍:是口服降血糖药,其作为胰岛素增敏剂,可通过减少葡萄糖在肝脏的合成,增加外周组织对葡萄糖的利用,改善外周组织对胰岛素的敏感性,降低胰岛素和雄激素水平,从而规律月经,恢复排卵。

二甲双胍,500mg,2~3 次 /d,口服。

4. 促排卵　适用于有生育要求的患者。

处方 1. 氯米芬:促进卵泡发育。

氯米芬片,50mg,从自然月经或撤退性出血的第 2~5 天开始口服,共 5 天;如无排卵则每个周期增加 50mg,直至 150mg/d。如卵泡期长或黄体期短提示剂量可能过低,可适当增加剂量;如卵巢刺激过大可减量至 25mg/d。单独用药建议不超过 6 个周期。

处方 2. 来曲唑:为芳香酶抑制剂,可通过阻断雄激素转换为雌激素,促进卵泡发生。可作为 PCOS 诱导排卵的一线用药,并可用于 CC 抵抗或失败患者的治疗。

来曲唑,2.5~5.0mg/d,自然月经或撤退性出血的第 2~5 天开始,2.5mg/d,共 5 天;如无排卵则每个周期增加 2.5mg,直至 5.0~7.5mg/d。

处方 3. 人绒毛膜促性腺素(HCG):有类似于 LH 的作用而诱发排卵,适用于体内 FSH 有一定水平、雌激素水平中等者。

人绒毛膜促性腺激素注射液,超声监测卵泡发育接近成熟(直径 ≥ 2cm)时,5 000~10 000U,肌内注射。

处方 4. 尿促性素(hMG):每只含 LH 和 FSH 各 75U,

因可能导致卵巢过度刺激综合征,仅适用于氯米芬效果不佳、要求生育,尤其是不孕患者。

尿促性素,月经周期第 3~5 天开始肌内注射 1~2 支 /d (75~150U/d),每隔 7~14 天增加半支 (37.5U),最大 225U/d,直至卵泡成熟,停用 hMG,加用 HCG,5 000~10 000U,肌内注射,以提高排卵。

处方 5. 卵泡刺激素 (FSH)

卵泡刺激素,月经周期第 3~5 天开始肌内注射 1~2 支 /d (75~150U/d),每隔 7~14 天增加半支 (37.5U),最大 225U/d,直至卵泡成熟,停用 FSH,加用 HCG,5 000~10 000U,肌内注射,以提高排卵。

【注意事项】

1. 噻唑烷二酮类药物(罗格列酮、吡格列酮等)可通过提高周围组织对胰岛素的敏感性,有效改善胰岛素抵抗,降低血清中的胰岛素和雄激素水平,恢复排卵功能。其适用于二甲双胍无效或不耐受的患者。

2. 使用尿促性素(hMG)或卵泡刺激素(FSH)联合人绒毛膜促性腺素(HCG)促排卵时,由于可能导致卵巢过度刺激综合征(OHSS),严重者可能危及生命。用药期间需由专业医师进行检测。

第四节　痛　经

【概述】

痛经为最常见的妇科症状之一,指在行经前后或月经期出现下腹痛、坠胀,可伴腰酸或其他不适,症状严重者可影响生活和工作。痛经分为原发性与继发性 2 种。原发性痛经指生殖器是无器质性病变的痛经,占痛经的 90% 以上;继发性痛经通常指由盆腔器质性疾病引起的痛经。

【临床特征】

1. 原发性痛经在青春期多见,常在初潮后的 1~2 年内发病。

2. 疼痛多自月经来潮后开始,最早出现在经前 12 小时,以行经第 1 天疼痛最剧烈,持续 2~3 天后缓解,疼痛常呈痉挛性,通常位于下腹部耻骨上,可放射至腰腿部及大腿内侧。

3. 可伴有恶心、呕吐、腹泻、头晕、乏力等症状,严重时面色发白、出冷汗。

4. 妇科检查时无异常发现。

【治疗原则】

主要目的是缓解疼痛及其伴随症状。继发性痛经需针对病因治疗。

【推荐处方】

处方 1. 抑制排卵药

(1) 复方炔诺酮片(每片含炔诺酮 0.6mg,炔雌醇 0.035mg),1 片 /d,口服,每晚 1 次,连用 22 天,停药后月经来潮第 5 天服用下一周期。

(2) 复方醋酸甲地孕酮片(每片含醋酸甲地孕酮 1mg,炔雌醇 0.035mg),1 片 /d,口服,每晚 1 次,连用 22 天,停药后月经来潮第 5 天服用下一周期。

(3) 去氧孕烯炔雌醇片(妈富隆),1 片 /d,口服,每晚 1 次,连用 21 天,停药后月经来潮第 5 天服用下一周期。

(4) 炔雌醇环丙孕酮片(达英 -35),1 片 /d,口服,每晚 1 次,连用 21 天,停药后月经来潮第 5 天服用下一周期。

(5) 屈诺酮炔雌醇片(优思明),1 片 /d,口服,每晚 1 次,连用 21 天,停药后月经来潮第 5 天服用下一周期。

处方 2. 前列腺素合成酶抑制剂:通过抑制前列腺素合成酶的活性,减少前列腺素产生,防止子宫收缩或过度痉挛,从而减轻或消除疼痛。

(1)布洛芬片,200~400mg,口服,3 次 /d。

(2)酮洛芬片,50mg,口服,3 次 /d。

(3)吲哚美辛片,25mg,口服,3 次 /d。

(4)吲哚美辛栓,100mg,肛塞,1 次 /d。

处方 3. 钙通道阻滞剂

硝苯地平片,10mg,舌下含服,3 次 /d。

【注意事项】

1. 口服避孕药主要适用于要求避孕的患者。如果患者对口服避孕药治疗没有反应,每月可加用氢可酮或可待因 2~3 天,在加用麻醉药以前应做诊断性腹腔镜以排除盆腔器质性病变。

2. 使用前列腺素合成酶抑制剂治疗时,在月经期的最初几天内应坚持服用。在证实治疗失败之前应保证 4~6 个月的治疗疗程。如果最初治疗不成功,可尝试改变抑制剂的种类和剂量。该类药物的主要副作用为胃肠道症状及过敏反应,胃肠道溃疡者禁用。

3. 钙通道阻滞剂的主要副作用为血压下降、心动过速、血管扩张性头痛及面部潮红。

4. 继发性痛经的处理原则是治疗原发病。非类固醇抗炎药和口服避孕药治疗继发性痛经的疗效不如治疗原发性痛经的疗效好。

第五节　经前期综合征

【概述】

经前期综合征指反复在黄体期出现周期性的以情感、行为和躯体障碍为特征的综合征,月经来潮后症状自然消失。

【临床特征】

多见于 25~45 岁的妇女,症状出现于月经前 1~2 周,月经来潮后迅速减轻直至消失。周期性反复出现为临床特点,表现为黄体期出现躯体症状、精神症状和行为改变。归纳为:①躯体症状:头痛、背痛、乳房胀痛、腹部胀满、便秘、肢体水肿、体重增加、运动协调功能减退;②精神症状:易怒、焦虑、抑郁、情绪不稳定、疲乏以及饮食、睡眠、性欲改变,而易怒是其主要症状;③行为改变:注意力不集中、工作效率低、记忆力减退、神经质、易激动等。

【治疗原则】

1. 心理治疗　帮助患者调整心理状态,给予心理安慰和疏导,使其精神放松,有助于减轻症状。患者症状重时可进行认知行为心理治疗。

2. 调整生活状态　包括合理的饮食及营养,戒烟,限制钠盐和咖啡摄入。适当的身体锻炼可协助缓解神经紧张和焦虑。

3. 药物治疗。

【推荐处方】

处方 1. 阿普唑仑:适用于有明显的焦虑症状者。

阿普唑仑,0.25mg,2~3 次 /d,口服,逐渐增量,最大剂量为 4mg/d,用至月经来潮第 2~3 天。

处方 2. 氟西汀:适用于有明显的抑郁症状者。

氟西汀,20mg,黄体期用药,1 次 /d,口服。

处方 3. 螺内酯:为醛固酮受体的竞争性拮抗剂,可拮抗醛固酮而利尿,减轻水潴留,对改善精神症状也有效。

螺内酯,20~40mg,2~3 次 /d,口服。

处方 4. 维生素 B_6:可调节自主神经系统与下丘脑 - 垂体 - 卵巢轴的关系,还可以抑制催乳素合成。

维生素 B_6,10~20mg,3 次 /d,口服。

处方 5. 口服避孕药:通过抑制排卵缓解症状,并可减轻水钠潴留症状,抑制循环和内源性激素波动。

(1)炔雌醇环丙孕酮片(达英 -35),1 片 /d,口服,每晚 1 次,连用 21 天,停药后月经来潮第 5 天服用下一周期。

(2)屈诺酮炔雌醇片(优思明),1 片 /d,口服,每晚 1 次,连用 21 天,停药后月经来潮第 5 天服用下一周期。

处方 6. 促性腺激素释放激素类似物(GnRHa):通过降调节抑制垂体的促性腺激素分泌,造成低促性腺素、低雌激素状态,缓解症状。连用 4~6 个周期,但如果应用 GnRHa>3 个月,推荐应用激素反向添加。

(1)戈舍瑞林缓释植入剂,3.6mg,月经第 1 天皮下注射 1 针,每隔 28 天注射 1 次,共 4~6 次。

(2)注射用亮丙瑞林微球,3.75mg,月经第 1 天皮下注射 1 针,每隔 28 天注射 1 次,共 4~6 次。

(3)注射用曲普瑞林,3.75mg,月经第 1 天肌内注射 1 针,每隔 28 天注射 1 次,共 4~6 次。

(4)注射用醋酸亮丙瑞林缓释微球,3.75mg,月经第 1 天皮下注射 1 针,每隔 28 天注射 1 次,共 4~6 次。

【注意事项】

诊断时需与轻度精神障碍及心、肝、肾等疾病引起的水肿相鉴别。必要时可同时记录基础体温,以了解症状的出现与卵巢功能的关系。

第六节　绝经期综合征

【概述】

在绝经前后出现的如月经紊乱、血管舒缩症状、心血管系统症状与代谢异常、泌尿生殖综合征以及骨质疏松等症状称为绝经综合征。临床研究表明围绝经期影响妇女的心理、生活质量,且绝经综合征的发生在一定程度上与人口老龄化有关。对绝经综合征的发病机制及临床症状的研究发展迅速,但关于其治疗仍存在一定争议。目前认为维持绝经期及绝经后女性健康的全部有效措施包括饮食、运动、戒烟、限酒等生活方式的调节及激素替代治疗(hormone replacement therapy,HRT),其中HRT是缓解绝经综合征的有效方式,但对于HRT的获益及风险分析仍有待于进一步研究。

【临床特征】

1. 症状

(1)近期症状

1)月经紊乱:月经紊乱是绝经过渡期的常见症状,由于无排卵或稀发排卵,表现为月经周期不规则、经期持续时间长及经量增多或减少。此期症状的出现取决于卵巢功能状态的波动变化。

2)血管舒缩症状:主要表现为潮热,是雌激素减低的特征性症状。其特点是反复出现短暂的面部和颈部及胸部皮肤阵阵发红,伴有轰热,继之出汗,一般持续1~3分钟。症状轻者每天发作数次,严重者10余次或更多,夜间或应激状态易促发。该症状可持续1~2年,有时长达5年或更长。潮热发作严重影响妇女的工作、生活和睡眠,是绝经后期妇女需要性激素治疗的主要原因。

3)自主神经失调症状:如心悸、眩晕、头痛、失眠、耳鸣等。

4)精神神经症状:围绝经期妇女往往感觉注意力不易集中,并且情绪波动大。表现为激动易怒、焦虑不安或情绪低落、抑郁、不能自我控制等情绪症状,记忆力减退也较常见。

(2)远期症状

1)泌尿生殖道症状:主要表现为泌尿生殖道萎缩症状,出现阴道干燥、性交困难及反复阴道感染,排尿困难、尿痛、尿急等反复发生的尿路感染。

2)骨质疏松:绝经后妇女雌激素缺乏使骨质吸收增加,导致骨量快速丢失而出现骨质疏松。50 岁以上的妇女半数以上会发生绝经妇女骨质疏松症,一般发生在绝经后的 5~10 年内,最常发生在椎体。

3)阿尔茨海默病:是老年痴呆的主要类型。绝经后期妇女比老年男性的罹患率高,可能与绝经后内源性雌激素水平降低有关。

4)心血管病变:绝经后妇女动脉硬化、冠心病较绝经前明显增加,可能与雌激素低下和雄激素活性增强有关。

2. 辅助检查

(1)FSH 及 E_2 测定:绝经过渡期血清 FSH>10U/L,提示卵巢储备功能下降;闭经、FSH>40U/L 且 E_2<10~20pg/ml,提示卵巢功能衰竭。

(2)抗米勒管激素(AMH)测定:AMH<1.1ng/ml 提示卵巢储备下降;若低于 0.2ng/ml 提示即将绝经;绝经后 AMH 一般测不出。

【治疗原则】

绝经激素治疗(menopause hormone therapy,MHT)应该是维持围绝经期及绝经后妇女全部健康策略中的重要组成部分。MHT 的风险取决于药物类型、剂量、使用时间、管理方式、启动时间以及是否使用孕激素。MHT 应依据现有最好的证据个体化进行,定期重新评估是否继续或停止 MHT,以获得最大获益及最小风险。对年龄 <60 岁或绝经 10 年内无 MHT 禁忌证的妇女,针对血管舒缩症状、骨量丢失和骨折,启动 MHT 治疗的获益 / 风险比最高。

MHT 的适应证:绝经相关症状、生殖泌尿道萎缩相关问题、低骨量及骨质疏松症。

MHT 的禁忌证:已知或怀疑妊娠,原因不明的阴道出血,已知或可疑患乳腺癌,已知或可疑患性激素依赖性恶性肿瘤,最近 6 个月内患活动性静脉或动脉血栓栓塞性疾病,严重的肝、肾功能不全,血卟啉症,耳硬化症,现患脑膜瘤(禁用孕激素)。

慎用 MHT 的情况:子宫肌瘤、子宫内膜异位症、子宫内膜增生症、血栓形成倾向、胆囊疾病、系统性红斑狼疮、乳腺良性疾病及乳腺癌家族史、癫痫、偏头痛、哮喘。

【推荐处方】

处方 1. 单用雌激素(适用于无子宫的患者)

(1)戊酸雌二醇,0.5~1mg,口服,1~2 次/d。

(2)雌二醇凝胶,0.5~1 计量尺/d,外用(涂抹于手臂、大腿、臀部等皮肤,避开乳房和会阴)。

处方 2. 周期用孕激素(绝经过渡期仅有月经失调症状,均于月经或撤退性出血的第 14 天起,使用 10~14 天)

(1)地屈孕酮,10~20mg,口服,1 次/d。

(2)微粒化黄体酮,200~300mg,口服,1 次/d。

(3)醋酸甲羟孕酮,4~6mg,口服,1 次/d。

处方 3. 雌、孕激素序贯方案(适用于绝经过渡期相关症状影响生活与工作或绝经后患者)

(1)雌二醇地屈孕酮片(芬吗通),1 片,口服,1 次/d,共 28 天(连续服用,无停药间隙)。

(2)雌二醇屈螺酮片(安今益),1 片,口服,1 次/d,连续服用。

(3)雌二醇环丙孕酮片(克龄蒙),1 片,口服,1 次/d,共 21 天,(于月经第 5 天开始服用,共服用 21 天,然后停药,待月经来潮第 5 天再开始下一周期)。

处方 4. 替勃龙(适用于绝经后不愿意有人工月经的)

替勃龙,1.25~2.5mg,口服,1 次/d,连续应用。

处方 5. 阴道局部雌激素(主要改善泌尿生殖道萎缩症状)

雌三醇乳膏,0.5g(含 0.5mg 雌三醇),阴道上药,1 次/d。

【注意事项】

1. MHT 属医疗措施,启动 MHT 应在有适应证、无禁忌证、女性本人有通过 MHT 改善生活质量的主观意愿前提下尽早开始。

2. 绝经过渡期女性与老年女性使用 MHT 的风险和获益不同。对年龄 <60 岁或绝经 10 年内、无禁忌证的女性，MHT 用于缓解血管舒缩症状、减缓骨量丢失和预防骨折的获益风险比最高。

3. 不推荐仅为预防心血管疾病和阿尔茨海默病目的而采用 MHT。雌激素缺乏后尽早开始 MHT 可使女性获得雌激素对心血管和认知的保护。

4. 有子宫的女性在补充雌激素时，应加用足量、足疗程的孕激素以保护子宫内膜；已切除子宫的妇女，通常不必加用孕激素。

5. MHT 必须个体化。根据治疗症状需求、获益 / 风险评估、相关检查结果、个人偏好和治疗期望等因素，选择性激素的种类、剂量、配伍、用药途径、使用时间。

6. 接受 MHT 的女性每年至少接受 1 次全面的获益 / 风险评估，包括绝经症状评分、新发疾病筛查、全面体检、必要的检查检验，讨论生活方式和防控慢性疾病策略，根据评估结果个体化调整 MHT 方案。目前尚无证据支持限制 MHT 应用的时间，只要获益 / 风险评估结果提示获益大于风险则可继续使用 MHT。

7. 不推荐乳腺癌术后患者使用 MHT。

8. 仅为改善绝经生殖泌尿综合征时建议首选阴道局部雌激素治疗；当口服或经皮 MHT 不能完全改善生殖泌尿道局部症状时，可同时加用局部雌激素治疗。

9. 绝经后腹部脂肪增加与雌激素水平降低有关。雌激素治疗可减少绝经后腹部脂肪堆积，减少总体脂肪量，改善胰岛素敏感度，降低 2 型糖尿病的发病率。

10. 替勃龙可用于绝经后 MHT，不适用于围绝经期患者。

第七节　高催乳素血症

【概述】

高催乳素(prolactin,PRL)血症是临床上常见的内分泌系统异常之一,是各种原因引起的外周血催乳素超过正常水平的一种病理状态,可造成女性泌乳、闭经、不孕不育和男性性功能障碍等,对患者的身心健康产生严重的不良影响。可原发或继发于垂体肿瘤。

【临床特征】

1. 症状

(1)月经紊乱及不孕:高催乳素血症患者90%有月经紊乱,以继发性闭经多见,也可为月经量少、稀发或无排卵月经;原发性闭经、月经频、多及不规则出血较少见。卵巢功能改变以无排卵最多见,也可为黄体功能不足引起不孕或流产。

(2)异常泌乳:指非妊娠或产后停止哺乳>6个月仍有乳汁分泌,发生率约90%。因有大分子PRL、乳腺PRL受体数目或对PRL敏感性的差异,血PRL水平与泌乳量不成正比。

(3)肿瘤压迫症状:①其他垂体激素分泌减低,如Gn分泌减低引起儿童期生长迟缓,Gn分泌减低引起闭经、青春期延迟,抗利尿激素分泌减低引起尿崩症,促甲状腺激素(TSH)或ACTH分泌减低继发甲状腺或肾上腺皮质功能降低。②神经压迫症状,如头痛、双颞侧视野缺损、肥胖、嗜睡、食欲异常和脑神经压迫症状。15%~20%的患者腺瘤内可自发出血,少数患者可发生急性垂体卒中,表现为突发剧烈头痛、呕吐、视力下降、动眼神经麻痹等。

(4)其他:雌激素水平低导致骨量丢失加速、低骨量或骨质疏松。低雌激素状态引起生殖器官萎缩、性欲减低、性生活困难。约 40% 的患者可有多毛。如为混合型腺瘤，可有其他垂体激素分泌亢进的临床表现。

2. 血液学检查　血清催乳素 >25μg/L 时可确诊，检测最好在上午 9 至 12 时。

3. 影像学检查　当血清催乳素 >100μg/L 时，应行垂体磁共振检查，明确是否存在垂体微腺瘤或腺瘤。

4. 眼底检查及视野检查　如有垂体微腺瘤或腺瘤存在，可行眼底检查明确有无神经压迫症状或视盘水肿。有垂体瘤压迫时可出现偏盲。

【治疗原则】

1. 生理性高催乳素血症仅需消除该因素后复查；药理性高催乳素血症需请相关学科会诊，权衡利弊后决定更换不升高血 PRL 水平的同类药或停药 3 天后复查血 PRL 水平，一般不需多巴胺受体激动剂治疗。下丘脑垂体的其他疾病引起高催乳素血症者转相关学科处理。空泡蝶鞍综合征无须特殊处理。血 PRL<100ng/ml（即 4.55nmol/L）、泌乳量少、有规律排卵月经、无生育要求，可定期随诊观察。正常人群中 10% 有微腺瘤，PRL 微腺瘤随诊 >10 年只有 7% 增大，如无症状也可随诊观察。

2. 高催乳素血症的治疗原则包括垂体 PRL 大腺瘤伴压迫症状；PRL 微腺瘤、特发性高催乳素血症伴有症状；垂体 PRL 瘤手术后残留或放疗后 PRL 水平高及症状持续存在。

【推荐处方】

处方　多巴胺受体激动剂

（1）溴隐亭，初始剂量为 1.25mg/d，口服（根据患者反应，每 3~7 天加 1.25mg/d，直至常用有效剂量 5.0~7.5mg/d，一般不需大于此剂量。如加量出现不耐受，可减量维持。持续服药 1 个月后复查血 PRL 水平，以指导剂量调整。10%~18% 的患者对溴隐亭不敏感或不耐受，可更换其他药物或手术治疗)。

(2) α- 二氢麦角隐亭,5mg(1/4 片),口服,2 次 /d(1~2 周后加量,并根据患者的血 PRL 水平变化逐步调整至最佳剂量维持,一般为 20~40mg/d)。

(3) 卡麦角林,0.5~2.0mg,口服,1~2 次 /d。

【注意事项】

1. 不良反应主要是胃肠道反应(恶心、呕吐、便秘)和体位性低血压(头晕、头痛),多数在短期内消失。从小剂量开始,逐渐加量,建议睡前服药。

2. α- 二氢麦角隐亭和卡麦角林无妊娠期使用的资料,假如患者有生育要求,溴隐亭有更加确定的安全性,可能是更好的选择。

3. 药物治疗时的随诊 ①治疗 1 个月起定期测定血 PRL 及雌二醇水平,观察 PRL 下降及卵泡发育改善的进度,指导剂量调整。②每 1~2 年重复鞍区 MRI 检查,大腺瘤患者每 3 个月检查 1 次。如多巴胺受体激动剂治疗后血 PRL 水平不降反升,出现新症状也应行 MRI 检查。PRL 大腺瘤在多巴胺受体激动剂治疗后血 PRL 水平正常而瘤体不缩小,应重新核对诊断,是否为其他类型腺瘤或混合型垂体瘤、是否需改用其他治疗。③有视野缺损、大腺瘤患者在初始治疗时可每周复查 2 次视野,如疗效满意常在 2 周内显效;如无改善或不满意应在治疗后 1~3 周内复查 MRI,决定是否需手术治疗减压。④其他垂体激素测定、骨密度测定等。

4. 药物减量及维持 PRL 微腺瘤患者在药物治疗过程中若血 PRL 水平已正常、症状好转或消失,可考虑开始将药物减量。大腺瘤患者应先复查 MRI,确认瘤体已明显缩小、PRL 水平正常后才可开始减量。减量应缓慢分次进行,通常每 1~2 个月减少溴隐亭 1.25mg/d,同时复查血 PRL 水平,以确保仍然正常,直至最小有效剂量作为维持剂量,可为每天或隔天 1.25mg,长期使用。长期维持治疗期间一旦再出现月经紊乱或 PRL 水平升高,应查找原因,必要时复查 MRI 决定是否再加量。

5. 溴隐亭只抑制 PRL 瘤细胞增殖,短期用药停药后腺瘤会再生长导致复发。推荐停药时机为小剂量溴隐亭维持 PRL 水平正常、MRI 检查肿瘤消失或呈空泡蝶鞍,疗程达 2 年以后。停药初期每月复查血 PRL 水平,3 个月后可每半年查 1 次;或者前 1 年每 3 个月复查 1 次血 PRL 水平,以后每年查 1 次。如 PRL 水平升高,同时复查 MRI;若又升高,仍需长期以最小有效剂量维持。

参考文献

[1] 胡燕军 , 朱依敏 , 黄荷凤 . 异常子宫出血药物治疗进展 . 国际生殖健康 / 计划生育杂志 , 2013, 32 (5): 344-348.

[2] 田秦杰 , 黄禾 . 异常子宫出血的定义、命名、分类与诊断 . 实用妇产科杂志 , 2016, 32 (12): 881-883.

[3] 中华医学会妇产科学分会妇科内分泌学组 . 异常子宫出血诊断与治疗指南 . 中华妇产科杂志 , 2014, 49 (11): 801-806.

[4] 谢幸 , 孔北华 , 段涛 . 妇产科学 . 9 版 . 北京 : 人民卫生出版社 , 2018: 333-352.

[5] 林金芳 . 原发性闭经的治疗决策 . 实用妇产科杂志 , 2014, 30 (5): 330-331.

[6] 刘霞 , 余传金 , 刘欣梅 , 等 . 多囊卵巢综合征的病因及诊断标准 . 实用妇产科杂志 , 2018, 34 (08): 561-564.

[7] 薛春芬 , 陈莲萍 . 多囊卵巢综合征的药物治疗进展 . 医学综述 , 2018, 24 (01): 144-149.

[8] 朱洁萍 , 熊苗 , 周芳芳 . 多囊卵巢综合征的治疗进展 . 世界临床药物 , 2018, 39 (03): 157-162.

[9] 王艳英 . 原发性痛经发病机制及治疗的研究进展 . 中

华中医药杂志, 2015, 30 (07): 2447-2449.

［10］王煜婷.原发性痛经发病机制及口服药物治疗进展.医学信息, 2018, 31 (13): 56-58.

［11］潘野清, 张健安.原发性痛经的发病机制及治疗进展.安徽预防医学杂志, 2017, 23 (02): 113-115, 141.

［12］谢梅青, 陈蓉, 任慕兰.中国绝经管理与绝经激素治疗指南 (2018).协和医学杂志, 2018 (06): 512-525.

［13］张凡, 张广美.女性绝经综合征的研究进展.中国临床研究, 2017 (08): 1131-1133.

［14］毛海燕, 习振文, 陈国廉.绝经综合征治疗现状述评.中医临床研究, 2018 (08): 104-106.

［15］中华医学会妇产科学分会内分泌学组.女性高催乳素血症诊治共识.中华妇产科杂志, 2016, 51 (3): 161-168.

［16］杨静, 崔俊芳, 兰丽珍.高催乳素血症的研究进展.华西医学, 2018 (05): 509-512.

［17］王建红, 任毅, 尹建红, 等.高催乳素血症临床诊断新进展.中国实用神经疾病杂志, 2018 (02): 230-232.

（朱小刚　樊志文　薛　敏）

第九章

不 孕 症

【概述】

凡婚后未避孕、有正常性生活、同居 1 年而未受孕者称为不孕症。其中从未妊娠者称原发不孕,有过妊娠而后不孕者称继发不孕。女性不孕的因素主要包括盆腔因素和排卵障碍,其中盆腔因素又包括输卵管因素、宫颈与子宫因素、外阴与阴道因素。

【临床特征】

1. **症状** 需详细询问不孕相关现病史,包括不孕年限、性生活频率、有无避孕方式、既往月经史、手术史、婚育史、家族史、有无痛经、有无盆腔包块、精神与心理状态、饮食与运动习惯、体重变化、有无多毛或者痤疮。

2. **查体** 全身检查评估体格发育及营养状况,包括身高、体重、体脂分布、乳腺及甲状腺发育,注意皮肤有无多毛痤疮、黑棘皮病。妇科检查应查看外阴发育,阴毛分布,阴蒂大小,阴道和宫颈有无异常排液和分泌物,子宫大小、位置,附件有无包块、压痛,子宫直肠凹陷,有无触痛、结节等。

3. **辅助检查**

(1)超声检查:经阴道超声,评估子宫和卵巢大小、位置、形态,有无异常的包块、结节,评估卵巢储备。还可监测有无优势卵泡和同期内膜厚度。

(2)排卵障碍和年龄 >35 岁者均应行基础内分泌测定,于月经第 2~4 天检查 FSH、LH、PRL、P、E_2,排卵期 LH 测定有助于预测排卵时间,黄体期孕酮测定有助于评估有无排卵,评估黄体功能。

(3)输卵管通畅性检查:子宫输卵管造影是首选检查,应于月经干净 3~7 天无任何禁忌时检查,既可评估输卵管通畅性,又可评估宫腔有无病变。

(4)基础体温测定:双相型体温变化提示排卵可能,但不能作为诊断依据。

(5)宫腹腔镜检查:适用于查体、超声检查或输卵管造影提示存在宫腔或盆腔异常者,可明确病变位置和程度,并进行相应的治疗。

【治疗原则】

首先要加强体育锻炼、增强体质、增进健康,保持良好乐观的生活态度,戒烟戒酒,养成良好的生活习惯,适当增加性知识。明确不孕症的病因,针对病因治疗不孕症。盆腔因素所致的不孕症主要根据病因采取手术及药物治疗,排卵障碍所致的不孕症采取促排卵治疗。

【推荐处方】

处方 1. 无排卵或稀发排卵的治疗

促进卵泡生长治疗:

(1)枸橼酸氯米芬片,月经周期的第 3~5 天起,50mg,口服,1 次 /d,共 5 天;若卵巢无反应,则下一周期增加剂量(递增剂量 50mg/d),最高不超过 150mg/d,可观察 3~6 个周期。

(2)来曲唑,月经周期的第 3~5 天起,2.5mg,口服,1 次 /d,共 5 天;若卵巢无反应,则下一周期增加剂量(递增剂量 2.5mg/d),最高不超过 7.5mg/d。

(3)hMG(绝经后促性腺激素),月经周期的第 3~5 天起,75~150U,每天或隔天肌内注射,B 超监测至卵泡成熟(卵泡的大小 >18~25mm 时)。

促排卵治疗:

绒促性素注射液(HCG),5 000~10 000U,肌内注射 1

次,当 B 超监测卵泡至少有 1 个卵泡的大小 ≥ 18mm 时。

排卵后黄体支持治疗:

促排卵后进行黄体支持:天然黄体酮,200mg 每晚 1 次,持续 12~14 天。

处方 2. 雌激素水平低落的垂体或下丘脑性无排卵的治疗

促卵泡生长激素注射液(FSH),75U,肌内注射(月经第 3~5 天起),1 次 /d,7 天后视雌激素水平和卵泡发育情况调节剂量;若卵巢无反应,自第 2 周起每隔 7 天增加 75U,但剂量最多不超过 225U,至卵泡成熟(B 超检测卵泡的大小 ≥ 18mm)雌激素达到排卵前的水平(250~500pg/ml)后改用绒促性素(HCG),1 000U,肌内注射,1 次 /d,连续 5 天诱导排卵。注射 3 周后卵巢无反应者则停止用药。

处方 3. 高催乳素血症的无排卵患者的治疗

溴隐亭片,1.25~2.5mg,2~3 次 /d;如果效果不显著,可逐渐增至 5mg,2~3 次 /d,持续治疗至月经周期恢复正常或恢复排卵。必要时,可继续治疗几个月经周期以防复发。

【注意事项】

1. 所有不孕症应男、女双方同时就诊,需先排除男方因素。

2. 应用促性腺激素中常规方案时,由于促使卵泡发育剂量和导致卵巢过度刺激综合征发生剂量相当接近,为了防止卵巢过度刺激综合征的发生,当卵巢内有 3~5 个卵泡 >13mm、卵巢内 >11 个小卵泡、E_2>2 000pg/ml 时停用 HCG。

3. 在使用促排卵药前应考虑能否诱发排卵的条件:①卵泡能否发育到一定程度;②完整的下丘脑、垂体与雌激素之间的功能关系;③下丘脑雌激素的正反馈。

4. 在妊娠、肝脏疾病、不明原因的异常子宫出血、卵巢增大或囊肿等情况下禁止用促排卵药。

5. 在使用药物治疗前应先排除肿瘤、阴道横膈、生殖器炎症等器质性疾病。

6. hMG 与 FSH 等药物治疗的同时应由有经验的医师严密监测卵巢反应,包括 B 超监测结合血激素检查。

参考文献

[1] 谢幸,孔北华,段涛.妇产科学.9版.北京:人民卫生出版社,2018: 361-363.

(李立杰)

第十章

计划生育

计划生育(family planning)是我国的一项基本国策,即按人口政策有计划地生育,实行计划生育就是科学地控制人口数量、提高人口素质。既要适应社会经济及人口按比例发展的要求,又要符合广大人民优生的愿望。做好避孕方法知情选择是实现计划生育优质服务的根本。

常用的女性避孕方法有工具避孕、药物避孕及外用避孕。本章将主要介绍各种女性避孕方式,特别是药物避孕及避孕失败的补救措施中的药物流产。

第一节 避 孕

避孕(contraception)是计划生育的重要组成部分,是采用科学的手段使妇女暂时不受孕。理想的避孕方法应符合安全、有效、简便、实用、经济的原则,对性生活及性生理无不良影响,男、女双方均能接受及乐意持久使用。目前常用的女性避孕方法有宫内节育器、药物避孕及外用避孕等。

一、宫内节育器

【概述】

宫内节育器(intrauterine device,IUD)是一种相对安全、有效、简便、经济的可逆性节育方法,为我国育龄妇女的主要避孕措施。

宫内节育器的种类如下:

1. 惰性宫内节育器(第一代 IUD) 由惰性原料如金属、硅胶、塑料或尼龙等制成。由于金属单环脱落率及带器妊娠率高,1993 年已经停止生产使用。

2. 活性宫内节育器(第二代 IUD) 其内含有活性物质如金属、激素、药物及磁性物质等,以提高避孕效果,减少副作用。主要包括以下两大类:

(1) 带铜宫内节育器:①带铜宫形 IUD;②带铜 T 形 IUD;③母体乐 IUD;④无支架 IUD;⑤带铜 V 形 IUD;⑥其他。

(2) 药物缓释宫内节育器

1) 左炔诺孕酮(levonorgestrel) IUD(曼月乐):以聚乙烯作为 T 形支架,左炔诺孕酮储存在纵杆药管中,总量为 52mg,纵管外包有聚二甲基硅氧烷膜,控制药物释放 $20\mu g/d$。左炔诺孕酮的主要作用是使子宫内膜变化而不利于受精卵着床,宫颈黏液变稠而不利于精子穿透,一部分妇女排卵抑制,有效率达99%以上。主要副作用为出血模式改变,表现为点滴出血、经量减少甚至闭经。取器后恢复正常。放置时间为 5 年,含有尾丝。

2) 含吲哚美辛(indomethacin) IUD:包括带铜 IUD 和活性 r-IUD 等。通过每天释放一定量的吲哚美辛,减少放置 IUD 后引起的月经过多等副作用。

【治疗原则】

1. 适应证 宫内节育器放置术凡育龄妇女要求放置 IUD 而无禁忌证者均可放置。

2. 禁忌证 ①妊娠或妊娠可疑;②生殖道急性炎症;③人工流产出血多或可疑妊娠物残留或感染可能;④生殖器官肿瘤;⑤子宫畸形;⑥宫颈过松、重度陈旧性宫颈裂伤或子宫脱垂;⑦严重的全身性疾病;⑧宫腔 <5.5cm 或 >9.0cm(除外足月分娩后、大月份引产后或放置带铜无支架 IUD);⑨近 3 个月内有月经失调、不规则阴道出血(曼月乐除外,曼月乐可以治疗部分经量过多、月经不调患者,详见异常子宫出血章节);⑩有铜过敏史。

【推荐处方】

1. 放置时间 ①月经干净后 3~7 天无性交;②人工流产可立即放置;③产后 42 天恶露已干净,会阴伤口愈合,子宫恢复正常;④剖宫产后半年放置;⑤含孕激素 IUD(曼月乐)在月经第 3 天放置;⑥自然流产于月经复潮后放置,药物流产 2 次正常月经后放置;⑦哺乳期放置应先排除早孕;⑧性交后 5 天内放置为紧急避孕方法之一。

2. 放置方法 双合诊检查子宫大小、位置及附件情况。外阴阴道常规消毒铺巾,阴道窥器暴露宫颈后消毒宫颈和宫颈管,以宫颈钳夹持宫颈前唇,用子宫探针顺子宫位置探测宫腔深度。用放置器将节育器推送入宫腔,IUD 上缘必须抵达宫底部,带有尾丝的 IUD 在距宫口 2cm 处剪断尾丝。观察无出血即可取出宫颈钳和阴道窥器。

【注意事项】

1. 术后休息 3 天,1 周内忌重体力劳动,2 周内忌性交及盆浴,保持外阴清洁。

2. 大便时注意有无 IUD 脱落,注意腹痛及阴道出血情况,定期进行随访。

3. 不规则阴道出血是放置 IUD 的常见副作用,主要表现为经量增多、经期延长或少量点滴出血,一般不需处理,3~6 个月后逐渐恢复。少数患者放置 IUD 可出现白带增多或伴有下腹胀痛,应根据具体情况明确诊断后对症处理。

4. 曼月乐的主要副作用为出血模式改变,表现为点滴出血、经期延长等,这些症状一般会在前 3~6 个月逐渐消失,后续可能出现经量减少甚至闭经,一般取环后可恢复正常。

二、激素避孕

【概述】

激素避孕(hormonal contraception)指女性使用甾体激素达到避孕目的,是一种高效的避孕方法。甾体避孕药的激素成分是雌激素和孕激素,随着医疗进步,甾体避孕药也在不断发展,雌激素的剂量逐渐变小,孕激素更加接近天然、副作用更小、安全性更高、效果更好。

随着激素避孕的应用日益增多,第三代复方口服避孕药(combination oral contraception,COC)、阴道药环、皮下埋植剂等激素避孕法应运而生。第一代复方口服避孕药的孕激素主要为炔诺酮(norethisterone)。第二代复方口服避孕药的孕激素为左炔诺孕酮(levo-norgestrel,LNG),活性比第一代强,具有较强的抑制排卵作用。第三代复方口服避孕药的孕激素结构更接近天然黄体酮,有更强的孕激素受体亲和力,活性增强,避孕效果提高,同时几乎无雄激素作用,副作用下降。目前市场上供应的内含第三代孕激素的 COC 有复方去氧孕烯片,复方孕二烯酮片等。常用的制剂类型及用法见表 10-1 和表 10-2。

表 10-1　常用的女用甾体激素复方短效口服避孕药

名称	雌激素含量 /mg	孕激素含量 /mg	剂型
复方炔诺酮片 (宜可婷)	炔雌醇 0.035	炔诺酮 0.6	22 片 / 板
复方甲地孕酮片(宜尔婷)	炔雌醇 0.035	甲地孕酮 1.0	22 片 / 板
复方避孕片(口服避孕片 0 号)	炔雌醇 0.035	炔诺酮 0.3 甲地孕酮 0.5	22 片 / 板
复方去氧孕烯片(妈富隆)	炔雌醇 0.03	去氧孕烯 0.15	21 片 / 板

续表

名称	雌激素含量 /mg	孕激素含量 /mg	剂型
复方孕二烯酮片(敏定偶)	炔雌醇 0.03	孕二烯酮 0.075	21 片 / 板
炔雌醇环丙孕酮片(达英 -35)	炔雌醇 0.035	环丙孕酮 2.0	21 片 / 板
屈螺酮炔雌醇片(优思明)	炔雌醇 0.03	屈螺酮 3.0	21 片 / 板
左炔诺孕酮 / 炔雌醇三相片(特居乐)			
第一相(1~6 片)	炔雌醇 0.03	左炔诺孕酮 0.05	21 片 / 板
第二相(7~11 片)	炔雌醇 0.04	左炔诺孕酮 0.075	
第三相(12~21 片)	炔雌醇 0.03	左炔诺孕酮 0.012 5	

表 10-2　其他女用甾体激素避孕药

类别	名称	孕激素含量 /mg	剂型	给药途径
探亲避孕片	炔诺酮探亲片	炔诺酮 5.0	片	口服
	甲地孕酮探亲避孕片 1 号	甲地孕酮 2.0	片	口服
	炔诺孕酮探亲避孕片	炔诺孕酮 3.0	片	口服
	53 号避孕药	双炔失碳酯 7.5	片	口服
长效避孕针	醋酸甲羟孕酮避孕针	醋酸甲羟孕酮 150	针	肌内注射
	庚炔诺酮注射液	庚炔诺酮 200	针	肌内注射

续表

类别	名称	孕激素含量 /mg	剂型	给药途径
皮下埋植剂	左炔诺孕酮硅胶棒Ⅰ型	左炔诺孕酮 36/ 根	6 根	皮下埋植
	左炔诺孕酮硅胶棒Ⅱ型	左炔诺孕酮 75/ 根	2 根	皮下埋植
	依托孕烯植入剂	依托孕烯 68/ 根	1 根	皮下埋植
阴道避孕环	甲地孕酮硅胶环	甲地孕酮 200 或 250	只	阴道放置
	左炔诺孕酮阴道避孕环	左炔诺孕酮 5	只	阴道放置

【治疗原则】

1. 适应证 有避孕要求的育龄健康妇女均可用。

2. 禁忌证 ①严重的心血管疾病不宜服用;②急、慢性肝炎或肾炎;③血液病或血栓性疾病;④内分泌疾病如糖尿病需用胰岛素控制者、甲状腺功能亢进者;⑤恶性肿瘤、癌前病变、子宫或乳房肿块患者;⑥哺乳期不宜服用,因避孕药抑制乳汁分泌,并使其蛋白质、脂肪含量下降;⑦产后未满半年或月经未来期者;⑧月经稀少或年龄 >45 岁者;⑨年龄 >35 岁的吸烟妇女不宜长期服用;⑩精神病生活不能自理者。

【推荐处方】

处方 1. 口服复方短效避孕药(表 10-1)

(1)复方炔诺酮片、复方甲地孕酮片,自月经周期第 5 天开始,每晚 1 片,连服 22 天,停药 7 天后服第 2 个周期。

(2)复方去氧孕烯片、复方孕二烯酮片、屈螺酮炔雌醇片和炔雌醇环丙孕酮片,自月经周期第 5 天开始,每晚 1 片,连服 21 天,停药 7 天后服用第 2 个周期。若漏服应尽早补服,且警惕有妊娠的可能性。若漏服 2 片,补服后要同时加用其他避孕措施。漏服 3 片应停药,到出血后开始服用下一周期的药物。

(3)屈螺酮炔雌醇片Ⅱ,自月经周期第 1 天开始,每晚 1 片浅粉红色药片,连续服用 24 天,随后在第 25~28 天服用 1 片/d 白色无活性片。如果首次服用本品晚于月经周期第 1 天,只有在前 7 天的连续给药后,才能认为本品是有效的避孕方法。

(4)左炔诺孕酮/炔雌醇三相片,自月经周期第 3 天开始,每晚 1 片,连续 21 天,先服棕色片 6 天,继服白色片 5 天,最后服黄色片 10 天,停药 7 天后服用第 2 个周期。

处方 2. 长效避孕针:雌、孕激素复合制剂。首次于月经周期第 5 和第 12 天各肌内注射 1 支,以后在每次月经周期第 10~12 天肌内注射 1 支。一般于注射后 12~16 天月经来潮。复合制剂由于激素量大、副作用大,现已少用。

(1)复方己酸孕酮避孕针(避孕针 1 号),每月肌内注射 1 次。

(2)复方甲地孕酮避孕针,每月肌内注射 1 次。

(3)复方庚炔诺酮避孕针,每月肌内注射 1 次。

(4)复方醋酸甲羟孕酮避孕针,每月肌内注射 1 次。

处方 3. 长效避孕针:单孕激素制剂。

(1)醋酸甲羟孕酮避孕针,每支 150mg,每隔 3 个月肌内注射 1 针。

(2)庚炔诺酮避孕针,每支 200mg,每隔 2 个月肌内注射 1 针。

处方 4. 探亲避孕药:服用时间不受经期限制,适用于短期探亲的夫妇。

(1)炔诺酮,每片 5mg。若探亲时间在 14 天以内,于性交当晚及以后每晚口服 1 片;若已服 14 天而探亲期未满,可改用口服避孕药 1 号或 2 号至探亲结束。

（2）甲地孕酮，性交前8小时服1片，当晚再服1片，以后每晚服1片，直到探亲结束次晨加服1片。

（3）炔诺孕酮，性交前1~2天开始应用，服法同炔诺酮。

（4）事后探亲片（即53号避孕药），性交后立即服1片，次晨加服1片。

（5）甲醚抗孕丸，探亲当天中午含服1丸，以后每次性交后服1丸。

处方5. 缓释系统避孕药：缓释系统避孕药是将避孕药（主要是孕激素）与具备缓慢释放性能的高分子化合物制成多种剂型，在体内持续恒定地微量释放，起长效避孕作用。

（1）皮下埋植剂，是国外常用的一种缓释系统的避孕剂，于周期第7天内在上臂内侧做皮下扇形插入。

（2）缓释阴道避孕环，非月经期阴道内放置，可连续使用3个月，月经期不需取出，是哺乳期妇女避孕的首选。

（3）微球和微囊避孕针，是采用具有生物降解作用的高分子化合物与甾体避孕药混合或包裹制成的微球或微囊，于月经任意时间皮下注射。

（4）避孕贴片，每周1片，连用3周，停用1周，每月共用3片。

【注意事项】

服用甾体激素类药物避孕可能出现以下副作用，其具体处理措施如下：

1. 类早孕反应　雌激素刺激胃黏膜引起食欲缺乏、恶心、呕吐、乏力、头晕等类似于妊娠早期的反应，一般不需要特殊处理，坚持服药数个周期后副作用自然消失。症状重者需考虑更换制剂或停药改用其他措施。

2. 月经影响　一般服药后月经变规则、经期缩短、经量减少、痛经减轻或消失。若药后出现闭经，反映避孕药对下丘脑、垂体轴抑制过度，若连续停经3个月，需停药观察。

服药期间发生不规则少量出血，称为突破性出血，多发生在漏服药物后,少数人虽未漏服也能发生。若在服药前半周期出血,为雌激素不足以维持内膜完整性所致,每晚增服炔雌醇 0.005~0.015mg,与避孕药同时服至第 22 天停药;若在服药后半周期出血,多为孕激素不足引起,每晚增服避孕药 0.5~1 片,同时服至第 22 天停药。若出血量多如月经,应即停药,待出血第 5 天再开始下一周期用药。

3. 体重增加　可能由于避孕药中孕激素成分的弱雄激素活性促进体内合成代谢引起,也可因雌激素使水钠潴留所致,一般不需特殊处理。

4. 色素沉着　少数妇女颜面部皮肤出现淡褐色色素沉着如妊娠期所见,停药后不一定都能自然消退。

5. 其他影响　个别妇女服药后出现头痛、复视、乳房胀痛等,可对症处理,必要时停药做进一步检查。

三、其他避孕

【概述】

其他避孕包括紧急避孕、外用避孕与自然避孕等。无保护性生活后或避孕失败后几小时或几天内,妇女为防止非意愿性妊娠的发生而采用的补救避孕法称为紧急避孕(emergency contraception)。外用避孕与自然避孕包括阴茎套、阴道套、外用杀精剂、安全期避孕、其他避孕。

【治疗原则】

适应证:在性生活中未使用任何避孕方法;避孕失败,包括避孕套破裂、精脱,体外排精未能做到,安全期计算错误,漏服避孕药,宫内节育环脱落;遭到性暴力。

【推荐处方】

处方 1. 宫内节育器:带铜宫内节育器可以用作紧急避孕方法,特别适合那些希望长期避孕而且符合放环的妇女。一般应在无保护性生活后 5 天(120 小时)之内放入带铜 IUD,其有效率可达 99% 以上。

处方 **2.** 紧急避孕药:有激素类或非激素 2 类,适合于那些仅需临时避孕的妇女。一般应在无保护性生活后 3 天(72 小时)之内口服紧急避孕药,其有效率可达 98%。

(1)雌、孕激素复方制剂:我国现有的为复方左炔诺孕酮,在无保护性生活后 72 小时内即服 4 片,12 小时再服 4 片。

(2)单孕激素制剂:左炔诺孕酮,在无保护性生活后 72 小时内即服 4 片,12 小时再服 4 片。

(3)非激素类:米非司酮,在无保护性生活 120 小时内服用米非司酮 10mg 或 25mg,1 片即可。

【注意事项】

1. 激素类避孕药可能出现恶心、呕吐、不规则阴道出血。

2. 非激素类避孕药如米非司酮的副作用少而轻,一般不需特殊处理。

3. 紧急避孕仅对 1 次无保护性生活有效,避孕的有效率明显低于常规避孕方法,且紧急避孕药的激素剂量大、副作用大(可能引起异常阴道出血等),不能代替常规避孕。推荐长期规范避孕。

第二节　药物流产

【概述】

药物流产(medical abortion 或 medical termination)是用药物而非手术终止早孕的一种避孕失败的补救措施。目前最常用的药物是米非司酮和米索前列醇,两者配伍应用终止早孕的完全流产率达 90% 以上。

【临床特征】

药物流产适用于停经 7 周内的孕妇,完全流产率达

90%~95%,且副作用轻,仅有恶心、呕吐、下腹痛和乏力,但其远期副作用尚需进一步观察。

【治疗原则】

1. 适应证 ①妊娠 <49 天、本人自愿、年龄 <40 岁的健康妇女;②血或尿 HCG 阳性,B 超确诊为宫内妊娠;③有人工流产术的高危因素者,如瘢痕子宫、哺乳期、宫颈发育不良或严重的骨盆畸形;④多次人工流产史,对手术流产有恐惧和顾虑心理者。

2. 禁忌证 ①有使用米非司酮的禁忌证,如肾上腺及其他内分泌疾病、妊娠期皮肤瘙痒史、血液病、血管栓塞等病史;②有使用前列腺素类药物的禁忌证,如心血管疾病、青光眼、哮喘、癫痫、结肠炎等;③带器妊娠、异位妊娠;④其他,如过敏体质,妊娠剧吐,长期服用抗结核、抗癫痫、抗抑郁、抗前列腺素药等。

【推荐处方】

处方 1. 米非司酮顿服法:于用药第 1 天顿服 200mg,每次服药前后至少空腹 1 小时;用药第 3 天早上口服米索前列醇 0.6mg,前后空腹 1 小时。

处方 2. 米非司酮分服法:150mg 米非司酮分次口服,用药第 1 天晨服 50mg,8~12 小时再服 25mg;用药第 2 天早、晚各服米非司酮 25mg;第 3 天上午 7 时再服 25mg;每次服药前后至少空腹 1 小时。用药第 3 天服用米非司酮后 1 小时服米索前列醇。

【注意事项】

1. 服药后应严密观察,除服药过程中可出现恶性、呕吐、腹痛、腹泻等胃肠道症状外,出血时间长、出血多是药物流产的主要副作用,药物治疗的效果较差。

2. 极少数人可大量出血而需急诊刮宫终止妊娠,药物流产必须在有正规抢救条件的医疗机构进行。

参考文献

[1] 谢幸, 孔北华, 段涛. 妇产科学. 9 版. 北京: 人民卫生出版社, 2018: 366-376.

[2] 郎景和. 中华妇产科杂志临床指南荟萃. 北京: 人民军医出版社, 2015: 567-585.

（蒋 斌 薛 敏）

第十一章

异常妊娠

第一节 流 产

【概述】

胚胎或胎儿尚未具有生存能力而终止妊娠者称为流产。我国目前定义为妊娠未达 28 周、胎儿体重不足 1 000g 而终止者。发生在妊娠 12 周前者称为早期流产,而发生在妊娠 12 周或之后者称为晚期流产。流产分为自然流产和人工流产。

【临床特征】

1. 自然流产主要临床表现为停经后阴道出血和腹痛。根据自然流产的不同阶段,表现不同。

(1)先兆流产:少量阴道出血,无妊娠物排出,随后出现阵发性下腹痛或腰背痛。妇科检查宫口未开,胎膜未破,子宫大小与停经周数相符。B 超声像及血 HCG 值与孕周相符,HCG 增长速度正常。

(2)难免流产:在先兆流产的基础上阴道出血增多,阵发性下腹痛加剧,或出现阴道流液。妇科检查宫口已扩张,有时可见妊娠组织堵塞于宫颈口内,子宫大小等于或略小于停经周数。B 超孕囊可位于宫腔下段或宫颈管。

(3)不全流产:部分妊娠物排出宫腔,部分滞留宫腔或嵌顿于宫颈口,常出血多。妇科检查宫口已扩张,宫颈口有妊娠物堵塞及持续性血液流出,子宫小于停经周数。B

超宫腔可见妊娠组织残留。

(4) 完全流产:妊娠物完全排出,阴道出血逐渐停止,腹痛逐渐消失。妇科检查宫颈口已关闭,子宫接近正常大小。B超宫腔未见妊娠组织。

2. 流产有以下 3 种特殊情况。

(1) 稽留流产:胚胎或胎儿死亡滞留宫腔内未能及时自然排出者。表现为早孕反应消失,有自然流产或无任何症状,胎动消失。妇科检查宫口未开,子宫小于停经周数。

(2) 复发性流产:与同一性伴侣连续发生 3 次及 3 次以上自然流产。

(3) 流产合并感染:出血时间长,并出现腹痛加剧、分泌物异味、发热等症状。查子宫压痛,可存在附件区甚至全腹压痛。实验室检查出现白细胞、CRP、血沉增高,细菌培养阳性。

【治疗原则】

自然流产根据不同类型进行相应处理。

1. 先兆流产　适当休息,解除诱因,针对病因治疗。经治疗若症状好转,继续妊娠;若症状加重,可疑胚胎发育不良,终止妊娠。

2. 难免流产、不全流产、稽留流产　尽早使胚胎及胎盘组织完全排出,促进子宫收缩,必要时用抗生素预防感染。

3. 完全流产　无感染征象,则无须特殊处理。

4. 复发性流产　明确病因,根据不同病因进行针对性治疗。

5. 流产合并感染　控制感染的同时尽快清除宫内的残留物。

6. 人工流产　包括手术流产及药物流产。①手术流产:妊娠 10 周内采用负压吸引术,妊娠 ≥ 10 周的早期妊娠采用钳刮术;②药物流产:适用于早期妊娠 ≤ 49 天或人工流产术的高危因素者。

【推荐处方】

1. 先兆流产 / 复发性流产

处方 1. 孕激素制剂：适用于黄体功能不全者，有争议，一般经验性用药至妊娠 10 周。

(1) 黄体酮注射液，20mg，肌内注射，1~2 次 /d。

(2) 黄体酮胶丸 / 黄体酮软胶囊，200mg，口服，睡前 1 次 /d。

(3) 黄体酮软胶囊，200mg，阴道上药，睡前 1 次 /d。

(4) 黄体酮阴道缓释凝胶，90mg，阴道上药，1 次 /d。

(5) 地屈孕酮，先兆流产起始 40mg，后 8 小时 10mg，口服，直至症状消失；复发性流产 10mg，2 次 /d，至妊娠 20 周。

处方 2. 人绒毛膜促性腺激素(HCG)：刺激黄体分泌雌、孕激素，适用于黄体功能不全者，一般用药至妊娠 7~10 周，大多已被孕激素制剂替代。

人绒毛膜促性腺激素粉针，1 000~5 000U，肌内注射，隔天 1 次。

处方 3. 抗凝治疗：适用于血栓前状态所致的先兆流产或复发性流产者，妊娠早期开始，直至血栓前状态相关指标恢复正常，必要时持续整个妊娠期，在终止妊娠前 24 小时停用。

(1) 低分子量肝素注射液，5 000U，皮下注射，1~2 次 /d。

(2) 阿司匹林，50~75mg，口服，1 次 /d。

2. 药物流产

处方 米非司酮 + 米索前列醇

(1) 米非司酮：① 200mg，顿服。②第 1 天晨服 50mg，8~12 小时再服 25mg；用药第 2 天早、晚各 25mg；第 3 天上午 7 时服 25mg。③ 100mg，1 次 /d，连续 2 天。前后空腹至少 1 小时。

(2) 米索前列醇：① 400μg，口服，第 3 天上午，前后空腹 1 小时；若无妊娠物排出，间隔 3 小时重复。② 600μg，阴道上药，第 3 天上午；若无妊娠物排出，间隔 6 小时重复。

3. 稽留流产术前

处方 1. 戊酸雌二醇片,2mg,口服,2 次 /d,连用 5 天(清宫前)。

| **处方 2.** 5% 葡萄糖　　500ml
　　　　　缩宫素　　20U | 静脉滴注(清宫时)。 |

处方 3. 米索前列醇,400μg,阴道后穹隆上药或肛门上药(清宫前)。

4. 手术流产后避孕

处方 1. 短效口服避孕药(COC):流产后当天开始用。

(1)屈螺酮炔雌醇片,1 片,口服,1 次 /d。

(2)屈螺酮炔雌醇片(Ⅱ),1 片,口服,1 次 /d。

(3)去氧孕烯炔雌醇片,1 片,口服,1 次 /d。

(4)炔雌醇环丙孕酮片,1 片,口服,1 次 /d。

处方 2. 左炔诺孕酮宫内节育系统(LNG-IUS)

左炔诺孕酮宫内节育系统(LNG-IUS),52mg,宫腔放置,有效避孕时间为 5 年。

处方 3. 皮下埋植(LARC)

(1)依托孕烯皮下埋植剂(Implanon),68mg,皮下埋植,有效避孕时间为 3 年。

(2)左炔诺孕酮(Norplant),216mg(6 根),皮下埋植,有效避孕时间为 5 年。

(3)左炔诺孕酮(Jadelle),150mg(2 根),皮下埋植,有效避孕时间为 3 年。

处方 4. 复方阴道环

复方阴道环(NuvaRing):依托孕烯 11.7mg/ 炔雌醇 2.7mg,月经来潮第 5 天放置,连续使用 3 周,间隔 7 天后再放置新环。

【注意事项】

1. 稽留流产时间长,需警惕凝血功能障碍。处理前应检查血常规、凝血功能,并做好输血准备。若凝血功能正常,可先口服 3~5 天雌激素类药物,提高子宫肌对缩宫素的敏感性;若出现凝血功能异常,应尽早输注血液制品,待凝血功能好转后再行刮宫。

2. 复发性流产需尽可能明确病因。若为染色体异常夫妇,应先行产前遗传咨询,妊娠期行产前诊断。有子宫纵隔、黏膜下肌瘤等影响宫腔形态的因素,需先行手术治疗。孕前完善甲状腺功能,若存在异常,需治疗,甲状腺功能低下者需在孕前及整个孕期补充甲状腺素。宫颈功能不全者应在孕前或妊娠 12~14 周行宫颈环扎术。原因不明者可行淋巴细胞主动免疫或静脉免疫球蛋白治疗,但仍有争议。

3. 流产合并感染若阴道出血不多,先选用广谱抗生素 2~3 天,感染控制后再行刮宫。若阴道出血量多,静脉滴注抗生素的同时,用卵圆钳夹出宫腔内的大块组织,切不可用刮匙搔刮宫腔,以免感染扩散。术后继续抗生素治疗,待感染控制后再彻底刮宫。若已合并感染性休克,应积极抗休克治疗,病情稳定后彻底刮宫。若感染严重或盆腔脓肿形成,应手术引流,必要时行子宫切除。

4. 药物流产我国常规应用于 ≤ 49 天早期妊娠者,但患者具有手术流产的高危因素等情况,米非司酮配伍米索前列醇也适用于孕周为 8~16 周、本人自愿要求使用药物终止妊娠、无禁忌证的健康育龄妇女。孕周 >10 周者必须收住院后流产;孕 8~9 周建议住院流产,也可酌情在门诊观察下行药物流产。在第 4 次米索前列醇用药后的 24 小时内未完全排出妊娠产物者,判断为药物流产失败,可改用其他方法终止妊娠。

5. 人工流产后医护人员需推广高效的避孕方法,包括 IUD、皮下埋植剂、长效避孕针这类方法,或能够坚持和正确使用短效口服避孕药(COC)。其中 COC 是 WHO 重点推荐的人工流产后的避孕方法,优势在于不受人工流产方式的限制,且不受人工流产并发症的限制,手术流产在临床确认完全流产后的当天即可服用。但有静脉血栓家族史或者高危因素者如吸烟、肥胖、糖尿病、系统性红斑狼疮、高血脂等,需慎用。

第二节　异位妊娠

一、输卵管妊娠

【概述】

受精卵在子宫体腔以外着床称为异位妊娠,以输卵管妊娠最常见(95%),是妇产科常见的急腹症,发病率为2%~3%。近年来,异位妊娠可得到更早的诊断和处理。输卵管妊娠以壶腹部妊娠最多见,其次为峡部、伞部,间质部妊娠少见。随着辅助生殖技术及促排卵技术的普及,输卵管同侧或双侧多胎妊娠、宫内与宫外同时妊娠逐渐增多。

【临床特征】

1. 症状　停经、腹痛及阴道出血。

2. 查体　妇科检查子宫稍大或正常大小,患侧附件区可扪及增厚或包块,可有压痛,下腹部可有压痛及反跳痛。若出现破裂,则后穹隆饱满,宫颈有举痛及摇摆痛。内出血多时子宫有漂浮感,可有移动性浊音。

3. B超检查　宫腔内未探及妊娠囊,宫外探及异常回声,但宫外未探及异常回声不能排除。HCG水平较宫内妊娠低。

4. 后穹隆穿刺　适用于疑有腹腔内出血的患者,但穿刺阴性不能排除。

【治疗原则】

治疗包括手术治疗、药物治疗和期待治疗。药物治疗主要适用于早期输卵管妊娠、要求保存生育能力的年轻患者,符合:①无药物治疗的禁忌证;②输卵管妊娠未发生破裂;③妊娠囊的直径 <4cm;④血 HCG<2 000IU/L;⑤无明

显的内出血。化疗一般采用全身用药,亦可采用局部用药。

【推荐处方】

处方 1. 甲氨蝶呤注射液,50mg,肌内注射,单次用药。

处方 2. 甲氨蝶呤注射液,0.4mg/kg,肌内注射,1 次 /d,共 5 天。

【注意事项】

1. 临床表现与受精卵着床部位、是否流产或破裂以及出血量多少、时间长短等相关,妊娠早期可无特殊的临床表现。部分患者无停经史,将不规则阴道出血误认为月经。

2. 用药期间检测 β-HCG 及 B 超,警惕持续性异位妊娠,单次用药在治疗的第 4 和第 7 天测血清 HCG,若治疗后 4~7 天血 HCG 下降 <15%,应重复剂量治疗。副作用主要为胃肠道反应,严重时可出现假膜性肠炎;可引起白细胞和血小板减少;大剂量或长期运用需予以四氢叶酸预防副作用。若病情无改善,甚至发生急性腹痛或输卵管破裂症状,则应立即进行手术治疗。

二、卵巢妊娠

【概述】

卵巢妊娠指受精卵在卵巢着床和发育,发病率为 1/50 000~1/7 000。诊断标准为:①患侧输卵管完整;②异位妊娠位于卵巢组织内;③异位妊娠以卵巢固有韧带与子宫相连;④绒毛组织中有卵巢组织。

【临床特征】

临床表现与输卵管妊娠极为相似,大多数在早期破裂,术前常误诊为输卵管妊娠破裂或卵巢黄体破裂。

【治疗原则】

手术治疗,根据病灶范围行卵巢部分切除、卵巢楔形切除、卵巢切除或患侧附件切除术。

【推荐处方】

无。

【注意事项】

有文献报道利用超声引导将甲氨蝶呤注入卵巢妊娠囊的成功病例,但风险大、破裂概率高,不推荐使用。

三、宫颈妊娠

【概述】

受精卵着床和发育在宫颈管内者称为宫颈妊娠,极罕见,多见于经产妇,很少维持至20周。

【临床特征】

1. 症状 无痛性阴道出血或血性分泌物,出血量一般由少到多,也可为间歇性阴道大量出血。

2. 查体 妇科检查宫颈膨大呈桶状,变软变蓝,宫颈外口扩张边缘很薄,内口紧闭,子宫体大小正常或稍大。

3. B超检查 宫腔内未探及妊娠囊,颈管内可见妊娠囊,有血流信号。

【治疗原则】

宫颈管搔刮术或宫颈管吸刮术,由于宫颈着床部位以纤维结缔组织为主,易引起出血。术前行子宫动脉栓塞术以减少术中出血、甲氨蝶呤治疗,并做好输血准备;术后用纱布条填塞宫颈管创面或用小水囊压迫止血,必要时行双侧髂内动脉结扎甚至全子宫切除。

【推荐处方】

处方 1. 甲氨蝶呤治疗,使胚胎死亡,周围绒毛组织坏死。

(1)甲氨蝶呤注射液,50mg,肌内注射,单次用药。

(2)甲氨蝶呤注射液,0.4mg/kg,肌内注射,1 次 /d,连用 5 天。

(3)甲氨蝶呤注射液,50mg,妊娠囊内注射。

处方 2. 适用于已有心管搏动。

10% 氯化钾注射液,2ml,妊娠囊内注射。

【注意事项】

本病易误诊为难免流产,需提高警惕,彩超多普勒超声下可探及心管搏动或血流信号,并探及胎盘覆盖范围,即可明确诊断。

四、剖宫产瘢痕部位妊娠

【概述】

剖宫产瘢痕部位妊娠指受精卵着床于前次剖宫产子宫切口瘢痕处的一种异位妊娠,为限时定义,仅适用于孕早期。近年来由于国内的高剖宫产率,此病的发病率呈上升趋势。

【临床特征】

1. 症状　停经后伴不规则阴道出血,既往有子宫下段剖宫产史。

2. B 超检查　宫腔及颈管内未探及妊娠囊,妊娠囊位于子宫峡部前壁,可见原始心管搏动或者仅见混合性回声包块,子宫前壁肌层连续性中断,妊娠囊与膀胱壁之间的肌层明显变薄甚至消失,彩色多普勒血流显像显示妊娠囊周边高速低阻血流信号。

【治疗原则】

治疗包括药物治疗和 / 或手术治疗。甲氨蝶呤是首选药物。手术方法包括超声监视下清宫、宫腔镜下清宫、经阴道妊娠病灶清除、腹腔镜或开腹妊娠病灶清除等。高能量超声聚焦妊娠病灶消融（HIFU）及子宫动脉栓塞术是重要的辅助治疗手段，其中高能量超声聚焦妊娠病灶消融因创伤小，越来越多地应用于清宫术前的辅助治疗。

【推荐处方】

处方 1. 甲氨蝶呤注射液，50mg，肌内注射，单次用药。

处方 2. 甲氨蝶呤注射液，0.4mg/kg，肌内注射，1 次 /d，连用 5 天。

【注意事项】

大多数剖宫产瘢痕部位妊娠预后凶险，一旦确诊，多建议终止妊娠。若患者及家属坚决要求继续妊娠，必须充分告知相关风险，并严密监测，一旦发生并发症，及时终止妊娠，妊娠晚期分娩前应做好充分准备。

第三节　早　产

【概述】

早产指妊娠达到 28 周但不足 37 周分娩者，可分为自发性早产和治疗性早产，前者又分为胎膜完整早产和未足月胎膜早破。

【临床特征】

1. 表现为子宫收缩伴少许阴道出血。
2. 宫颈管进行性缩短进而宫颈扩张。

【治疗原则】

若胎膜完整,尽量保胎至 34 周,监测母胎情况,适时停止早产的治疗。包括适当休息,促胎肺成熟治疗,抑制宫缩治疗,控制感染。

【推荐处方】

1. 促胎肺成熟

处方 糖皮质激素:若用药后超过 2 周,仍存在 <34 周早产可能者,可重复 1 个疗程。

(1)地塞米松注射液,6mg,肌内注射,每 12 小时 1 次,连用 4 次。

(2)倍他米松注射液,12mg,肌内注射,24 小时后重复 1 次。

2. 宫缩抑制剂

处方 1. 钙通道阻滞剂:抑制钙离子通过平滑肌细胞膜上的钙通道重吸收,从而抑制子宫平滑肌兴奋性收缩。

硝苯地平,起始 20mg,后 10~20mg,口服,3~4 次 /d,持续 48 小时。

处方 2. 前列腺素抑制剂:抑制环氧合酶,减少花生四烯酸转化为前列腺素,从而抑制子宫收缩。主要用于妊娠 32 周之前的早产。

吲哚美辛,起始 50~100mg,后每 6 小时 25mg,阴道上药 / 直肠给药 / 口服。

处方 3. 缩宫素受体拮抗剂:竞争性地结合子宫平滑肌及蜕膜的缩宫素受体,使缩宫素兴奋子宫平滑肌的作用削弱。

阿托西班,起始 6.75mg,静脉滴注 1 分钟,后每小时 18mg 维持 3 小时,后每小时 6mg 持续 45 小时。

处方 4. β_2 肾上腺素受体激动剂:与子宫平滑肌细胞膜上的 β_2 肾上腺素受体结合,抑制肌球蛋白轻链激酶活化,从而抑制平滑肌收缩。

利托君,起始 50~100μg/min,静脉滴注,每 10 分钟增加剂量 50μg,至宫缩停止,共 48 小时。

3. 硫酸镁治疗

处方:硫酸镁直接作用于子宫平滑肌细胞,拮抗钙离子对子宫收缩的活性,有较好的抑制子宫收缩的作用。

(1)0.9% 氯化钠　100ml 　　硫酸镁　4~5g	静脉滴注,30 分钟滴完。
(2)5% 葡萄糖　500ml 　　硫酸镁　15g	静脉滴注,每小时 1~2g。

4. 抗生素治疗

处方:阴道分泌物细菌学检查显示 B 族链球菌阳性及胎膜早破时使用抗生素。

(1)0.9% 氯化钠　100ml 　　青霉素 G　80 万 U	静脉滴注,每 8 小时 1 次。
(2)0.9% 氯化钠　100ml 　　克林霉素　0.9g	静脉滴注,每 8 小时 1 次。
(3)0.9% 氯化钠　100ml 　　头孢唑林　2g	静脉滴注,起始,后头孢唑林 1g,每 8 小时 1 次。
(4)0.9% 氯化钠　100ml 　　红霉素　0.6g	静脉滴注,每 6 小时 1 次。

5. 黄体酮保胎治疗

处方:黄体酮制剂一般用于单胎、妊娠中期短宫颈的孕妇,不管是否有晚期流产或早产史。

(1)微粒化黄体酮阴道栓,200mg,阴道用药,每晚 1 次,16~36 周。

(2)黄体酮凝胶,90mg,阴道用药,每晚 1 次,16~36 周。

(3)17α- 羟己酸孕酮酯(17-OHP-C),250mg,肌内注射,每周 1 次,16~36 周。

【注意事项】

1. 吲哚美辛主要用于妊娠 32 周前的早产。副作用在母体方面主要为恶心、胃酸反流、胃炎等；在胎儿方面，妊娠 32 周前使用或使用时间不超过 48 小时，则副作用较小，否则可引起胎儿动脉导管未闭以及羊水量减少。禁忌证包括孕妇血小板功能不良、出血性疾病、肝功能不良、胃溃疡、对阿司匹林过敏的哮喘病史。

2. 利托君使用中需密切观察心率和主诉，如心率超过 120 次 /min 或诉心前区疼痛则停止使用。副作用在母体方面主要有恶心、头痛、鼻塞、低血钾、心动过速、胸痛、气短、高血糖、肺水肿，偶有心肌缺血等；胎儿及新生儿方面主要有心动过速、低血糖、低血钾、低血压、高胆红素，偶有脑室周围出血等。禁忌证包括心脏病、心律不齐、糖尿病控制不满意、甲状腺功能亢进者。

3. 宫缩抑制剂持续应用 48 小时，因超过 48 小时的维持药不能明显降低早产率，但明显增加药物不良反应，故不推荐 48 小时后的持续宫缩抑制剂治疗。因 2 种或 2 种以上的宫缩抑制剂联合使用可能增加不良反应的发生，故应尽量避免联合使用。

4. 长时间大剂量使用硫酸镁可引起胎儿骨骼脱钙，造成新生儿骨折，因此该治疗尚有争议。但硫酸镁可以降低妊娠 32 周前早产儿的脑瘫风险和严重程度，推荐妊娠 32 周前早产者常规应用硫酸镁作为胎儿的中枢神经系统保护剂，应用时间不超过 48 小时。应用前及应用中监测孕妇的呼吸、膝反射、尿量，24 小时总量不超过 30g。

第四节　过期妊娠

【概述】

平时月经周期规则，妊娠达到或超过 42 周（≥ 294 天）尚未分娩者称为过期妊娠。

【临床特征】

1. 胎盘功能可正常或减退。

2. 羊水量逐渐减少,约 30% 减至 300ml 以下;羊水粪染率明显增高。

3. 可出现巨大胎儿及胎儿过熟综合征,部分表现为胎儿生长受限。

【治疗原则】

在妊娠 41 周后即应考虑终止妊娠,尽量避免过期妊娠。终止妊娠的方式应根据胎儿安危情况、胎儿大小、宫颈成熟度综合分析,恰当选择。

【推荐处方】

处方 1. 促宫颈成熟:多为 PGE_2 阴道制剂。

(1)可控释地诺前列酮栓,10mg,阴道上药。

(2)米索前列醇,25μg,阴道上药,总量不超过 50μg/d,间隔 6 小时以上。

处方 2. 引产:缩宫素静脉滴注。

乳酸钠林格注射液　　500ml	静脉滴注。
缩宫素　2.5~5U	

【注意事项】

1. 可控释地诺前列酮栓的应用方法为外阴消毒后将其置于阴道后穹隆深处,并旋转 90°,使栓剂横置于阴道后穹隆,在阴道口外保留 2~3cm 长的终止带以便于取出。在药物置入后,嘱孕妇平卧 20~30 分钟以利于栓剂吸水膨胀,2 小时后复查,栓剂仍在原位后孕妇可下地活动。出现以下情况时应及时取出:出现规律宫缩(每 3 分钟 1 次)并同时伴有宫颈成熟度的改善,宫颈 Bishop 评分 =6 分;自然破膜或行人工破膜术;子宫收缩过频(10 分钟 5 次以上);超过 24 小时;有胎儿出现不良状况的证据;出现不能用其他原因解释的母体不良反应。禁忌证包括哮喘，青光眼，严重的肝、肾功能不全；急产史的经产妇或有 3 次以上的足月产史；瘢痕子宫妊娠；有子宫颈手术史或宫颈裂伤史；已临产；Bishop 评分 =7 分；盆腔炎活动期；前置胎盘或不明原因出血；妊娠 >38 周的臀位、横位；胎儿窘迫；正在使用缩宫素。

2. 使用米索前列醇后，如需加用缩宫素，应在最后一次放置米索前列醇后的 4 小时以上，并行阴道检查证实米索前列醇已经吸收才可以加用。

3. 缩宫素的个体敏感度差异极大，静脉滴注缩宫素应从小剂量开始循序增量，起始剂量为 0.5% 缩宫素浓度，从 8 滴 /min 开始，根据宫缩、胎心情况调整滴速，一般每隔 20 分钟调整 1 次，每次增加 4~8 滴，直至出现有效宫缩，即 10 分钟内出现 3 次宫缩，每次持续 30~60 秒，伴有宫颈缩短和宫口扩张。最大滴速不得超过 40 滴 /min。若达到最大滴速仍不出现有效宫缩，则缩宫素的浓度加倍，先将滴速减半，再根据宫缩情况进行调整，直至达到 40 滴 /min，原则上不再增加滴速和缩宫素的浓度。

参考文献

［1］谢幸，孔北华，段涛 . 妇产科学 . 9 版 . 北京：人民卫生出版社，2018: 70-99.

［2］孙赟，刘平，叶虹 . 黄体支持与孕激素补充共识 . 生殖与避孕，2015 (01): 1-8.

［3］张建平 . 复发性流产诊治的专家共识 . 中华妇产科杂志，2016 (01): 3-9.

［4］中华医学会计划生育学分会 . 米非司酮配伍米索前列醇终止 8~16 周妊娠的应用指南 2015. 中华妇产科杂志，2015, 50 (05): 321-322.

［5］中华医学会妇产科学分会产科学组 . 早产的临床诊断与治疗指南 (2014). 中国实用乡村医生杂

志 , 2015 (12): 9-11.

[6] 中华医学会妇产科学分会产科学组 . 胎膜早破的诊断与处理指南 (2015). 中华妇产科杂志 , 2015 (01): 3-8.

[7] 中华医学会妇产科学分会产科学组 . 妊娠晚期促子宫颈成熟与引产指南 (2014). 中华妇产科杂志 , 2014 (12): 881-885.

[8] 刘彩霞 , 乔宠 . 2013 欣普贝生临床应用规范专家共识 . 中国实用妇科与产科杂志 , 2013, 29 (12): 996-998.

[9] 李坚 . 皮下埋植避孕方法临床应用专家共识 . 中华妇产科杂志 , 2013, 48 (6): 476-480.

[10] 程利南 , 狄文 , 丁岩 . 女性避孕方法临床应用中国专家共识 . 中华妇产科杂志 , 2018, 53 (7): 433-447.

（马洁稚）

第十二章

妊娠特有疾病

第一节 妊娠高血压疾病

【概述】

妊娠高血压疾病是妊娠与血压升高并存的一组疾病。该组疾病包括妊娠高血压、子痫前期、子痫、慢性高血压并发子痫前期和妊娠合并慢性高血压，严重影响母婴健康，是孕产妇和围产儿病死率升高的主要原因。

【临床特征】

妊娠高血压疾病的分类见表 12-1。

表 12-1　妊娠高血压疾病的分类

分类	临床表现
妊娠高血压	妊娠 20 周后出现高血压，收缩压 ≥ 140mmHg 和 / 或舒张压 ≥ 90mmHg，产后 12 周内恢复正常；尿蛋白（-）；产后方可确诊
子痫前期	妊娠 20 周后出现收缩压 ≥ 140mmHg 和 / 或舒张压 ≥ 90mmHg，伴有尿蛋白 ≥ 300mg/24h 或随机尿蛋白（+）。或无蛋白尿，但合并下列任何一项者：血小板减少（血小板 <100 × 10^9/L）；肝功能损害（血清氨基转移酶水平为正常值的 2 倍以上）；肾功能损害（血肌酐水平 >1.1mg/dl 或为正常值的 2 倍以上）；肺水肿；新发生的中枢神经系统异常或视觉障碍

续表

分类	临床表现
子痫	在子痫前期的基础上发生不能用其他原因解释的抽搐
慢性高血压并发子痫前期	慢性高血压妇女妊娠前无尿蛋白,妊娠20周后若出现蛋白尿;或妊娠前有蛋白尿,妊娠后蛋白尿明显增加,或血压进一步升高,或出现血小板减少 $<100 \times 10^9$/L,或出现其他肝、肾功能损害,肺水肿,神经系统异常或视觉障碍等严重表现
妊娠合并慢性高血压	妊娠20周收缩压 ≥ 140mmHg 和／或舒张压 ≥ 90mmHg(除外滋养细胞疾病),妊娠期无明显加重;或妊娠20周后首次诊断高血压并持续到产后12周以后

【治疗原则】

降压、解痉、镇静等;密切监测母婴情况;适时终止妊娠是最有效的处理措施。

【推荐处方】

1. 降压治疗　目的是预防子痫、心脑血管意外和胎盘早剥等严重的母婴并发症。

处方1. 拉贝洛尔:降低血压,但不影响肾及胎盘血流量,并可对抗血小板聚集,促进胎儿肺成熟。

(1)拉贝洛尔片,50~150mg,口服,3~4 次/d。

(2)拉贝洛尔注射液,初始剂量为20mg,静脉注射,10分钟后无效则剂量加倍,最大单次剂量为80mg,最大剂量为220mg/d。

(3)5% 葡萄糖　250~500ml ｜ 静脉滴注,根据
　　拉贝洛尔注射液　50~100mg ｜ 血压调整。

处方2. 硝苯地平口服降压治疗

(1)硝苯地平,5~10mg,口服,3~4 次/d,24 小时总量不超过 120mg。

(2)硝苯地平缓释片,20mg,口服,1~2 次 /d。

处方 3. 尼莫地平口服或静脉降压治疗

(1)尼莫地平,20~60mg,口服,2~3 次 /d。

(2) 5% 葡萄糖　　250ml ｜ 静脉滴注,不超
　　尼莫地平注射液　20~40mg ｜ 过 360mg/d。

处方 4. 尼卡地平口服或静脉降压治疗

(1)尼卡地平,20~40mg,口服,3 次 /d。

(2) 5% 葡萄糖　　250ml ｜ 静脉滴注,1mg/h 起,
　　尼卡地平注射液　30mg ｜ 每 10 分钟调整剂量。

处方 5. 5% 葡萄糖　　100ml ｜ 静脉滴注,
　　　　酚妥拉明注射液　10~20mg ｜ 10μg/min。

处方 6. 甲基多巴片,250mg,口服,3~4 次 /d。

处方 7. 5% 葡萄糖　　250ml ｜ 静脉滴注,5~10μg/min
　　　　　　　　　　　　　　　 ｜ 起,每 5~10 分钟增加
　　　　硝酸甘油注射液　5mg ｜ 滴速至 20~50μg/min。

处方 8. 5% 葡萄糖　　250ml ｜ 静脉滴注,0.5~0.8μg/
　　　　硝普钠　　50mg ｜ (kg·min)。

2. 硫酸镁防治子痫

处方

负荷剂量:

5% 葡萄糖　　100ml ｜ 静脉滴注,15~20 分钟。
硫酸镁　　4~6g ｜

或:

10% 葡萄糖　　20ml ｜ 静脉注射,15~20 分钟。
硫酸镁　　4~6g ｜

维持剂量:

5% 葡萄糖　　500ml ｜ 静脉滴注,1~2g/h。
硫酸镁　　15g ｜

睡前:

2% 利多卡因　　2ml ｜ 深部臀部肌内注射。
硫酸镁　　5g ｜

3. 镇静　可缓解孕产妇的精神紧张、焦虑症状,改善

睡眠,并可预防及控制子痫。

处方1. 地西泮

(1)地西泮片,2.5~5mg,口服,3 次 /d 或睡前。

(2)地西泮注射液,10mg,肌内注射或缓慢静脉注射。

处方2. 冬眠药物

(1)哌替啶 100mg	1/3 或 1/2 量,肌内注射。
氯丙嗪 50mg	
异丙嗪 50mg	
(2)5% 葡萄糖 250ml	缓慢静脉滴注。
哌替啶 100mg	
氯丙嗪 50mg	
异丙嗪 50mg	

处方3. 苯巴比妥钠:可导致胎儿呼吸抑制,分娩前 6 小时慎用。

(1)苯巴比妥钠,30mg,口服,3 次 /d,预防子痫发作时使用。

(2)苯巴比妥钠,0.1g,肌内注射,子痫发作时使用。

4. 利尿治疗

处方1. 呋塞米

呋塞米注射液,5mg,静脉注射或口服,1 次 /d。

处方2. 甘露醇:高渗性利尿,心力衰竭或潜在心力衰竭禁用。子痫时可用于降颅内压。

20% 甘露醇注射液,250ml,静脉滴注。

处方3. 甘油果糖:适用于肾功能损伤患者。

甘油果糖注射液,250ml,静脉滴注。

5. 促胎肺成熟治疗 糖皮质激素,若用药后超过 2 周,仍存在 <34 周早产可能者,可重复 1 个疗程。

(1)地塞米松注射液,6mg,肌内注射,每 12 小时 1 次,共 4 次。

(2)倍他米松注射液,12mg,肌内注射,24 小时后重复 1 次。

6. 预防

处方 1. 阿司匹林：抗凝治疗主要针对有特定子痫前期高危因素者。

阿司匹林，100~150mg，口服，每晚睡前 1 次。

处方 2. 补钙治疗

（1）维 D 钙咀嚼片，2 片（碳酸钙 0.75g/ 维生素 D_3 100IU），嚼服，1 次 /d。

（2）碳酸钙 D_3 咀嚼片，2 片（碳酸钙 0.75g/ 维生素 D_3 60IU），嚼服，1 次 /d。

（3）苹果酸钙片，0.5g，口服，3 次 /d。

7. 糖皮质激素治疗　当并发 HELLP 综合征、血小板减少时，可改善血小板、乳酸脱氢酶、肝功能等参数，尿量增加，平均动脉压下降，并可促使胎肺成熟。

| **处方** 0.9% 氯化钠　　100ml
　　地塞米松注射液　　10mg | 静脉滴注，妊娠期每 12 小时 1 次，产后继续用 3 次。 |

【注意事项】

1. 阿司匹林从 11~13^{+6} 周，最晚不超过妊娠 20 周开始使用，至 36 周或终止妊娠前 5~10 天停用。

2. 降压治疗的指征　收缩压 ≥ 160mmHg 和 / 或舒张压 ≥ 110mmHg 的严重高血压必须降压治疗；收缩压 ≥ 150mmHg 和 / 或舒张压 ≥ 100mmHg 的非严重高血压建议降压治疗；收缩压为 140~150mmHg 和 / 或舒张压为 90~100mmHg 不建议治疗，但对并发脏器功能损伤者可考虑降压治疗。妊娠前已用抗高血压药治疗的孕妇应继续降压治疗。

3. 目标血压　未并发脏器功能损伤者，收缩压应控制在 130~155mmHg，舒张压应控制在 80~105mmHg；并发脏器功能损伤者，则收缩压应控制在 130~139mmHg，舒张压应控制在 80~89mmHg。降压过程需平稳，血压不建议低于 130/80mmHg。

4. 使用硫酸镁的必备条件 ①膝反射存在;②呼吸 ≥ 16 次 /min;③尿量 ≥ 17ml/h 或 400ml/24h;④备有 10% 葡萄糖酸钙。镁离子中毒时停用硫酸镁并缓慢静脉注射 (5~10 分钟)10% 葡萄糖酸钙 10ml。如果患者同时合并肾功能不全、心肌病、重症肌无力等,则硫酸镁应慎用或减量使用。

5. 地西泮 1 小时内用药超过 30mg 可能发生呼吸抑制,24 小时总量不超过 100mg。

6. 不主张常规利尿,仅当患者出现全身性水肿、肺水肿、脑水肿、肾功能不全、急性心力衰竭时可酌情使用。严重低蛋白血症有腹水者可补充白蛋白后再给予利尿药。

第二节 妊娠肝内胆汁淤积症

【概述】

妊娠肝内胆汁淤积症(ICP)是妊娠中、晚期特有的并发症,临床表现主要为皮肤瘙痒,生化检测血清总胆汁酸升高。ICP 对孕妇是一种良性疾病,但对围产儿可能造成严重的不良影响。

【临床特征】

1. 症状 瘙痒、黄疸、皮肤抓痕。

2. 实验室检查 空腹血清胆汁酸 ≥ 10μmol/L 伴皮肤瘙痒是诊断的主要依据,谷草转氨酶、谷丙转氨酶轻至中度升高。病毒学检查排除病毒感染,B 超排除肝脏及胆囊基础疾病。

3. ICP 分度 轻度:胆汁酸为 10~39.9μmol/L,除瘙痒外无其他明显症状;重度:胆汁酸 ≥ 40μmol/L,症状严重伴其他情况。

【治疗原则】

缓解瘙痒症状,改善肝功能,降低血胆汁酸水平,延长孕周,改善妊娠结局。

【推荐处方】

处方 1. 降胆汁酸治疗。

(1)熊去氧胆酸,1g/d 或 15mg/kg,口服,分 3~4 次。

(2)S- 腺苷蛋氨酸,1g/d,口服或静脉滴注。

处方 2. 改善瘙痒症状。

炉甘石洗剂,适量,外用,2~3 次 /d。

处方 3. 预防产后出血。

维生素 K,5~10mg,口服或肌内注射,1 次 /d。

处方 4. 镇静药苯巴比妥:可改善睡眠,并可诱导酶活性和产生细胞素 P450,改善瘙痒症状。

苯巴比妥片,30mg,口服,3 次 /d。

处方 5. 促胎肺成熟治疗。

地塞米松注射液,6mg,肌内注射,每 12 小时 1 次,共 4 次。

【注意事项】

1. 熊去氧胆酸是治疗 ICP 的首选药物,可缓解瘙痒,降低血清学指标,延长孕周。

2. 地塞米松在改善症状和生化治疗、改善母婴结局方面疗效不确切,同时由于激素对母胎的副作用,不主张长期使用。

第三节　妊娠合并糖尿病

【概述】

妊娠合并糖尿病有 2 种情况,一种为在孕前糖尿病的基础上合并妊娠,又称糖尿病合并妊娠;另一种为妊娠前糖代谢正常,妊娠期才出现糖尿病,称为妊娠糖尿病。妊娠合并糖尿病对母婴的影响及其严重程度取决于糖尿病病情及血糖控制水平,病情较重或血糖控制不良者对母婴的影响极大,母婴的近、远期并发症较高。

【临床特征】

1. 妊娠期有三多症状(多饮、多食、多尿),本次妊娠并发羊水过多或巨大胎儿者应警惕合并糖尿病的可能性,但大多数患者无明显的临床表现。

2. 妊娠糖尿病的 75g 口服葡萄糖耐量试验诊断标准,即空腹及服糖后 1 和 2 小时的血糖值分别达到或超过 5.1、10.0 和 8.5mmol/L。

【治疗原则】

积极控制孕妇的血糖,预防母婴并发症的发生。

【推荐处方】

1. 胰岛素

处方 1. 超短效人胰岛素类似物:特点是起效快,药效维持时间短,具有最强或最佳的降低餐后血糖的作用,不易发生低血糖。用于控制餐后血糖水平。

门冬胰岛素 30 注射液,6U,皮下注射,紧邻餐前使用,根据血糖结果调整。

处方 2. 短效胰岛素:特点是起效快,剂量易于调整,静脉注射胰岛素后能使血糖迅速下降,半衰期为 5~6 分钟,故可用于抢救酮症酸中毒。

(1)餐前使用

胰岛素注射液,适量,皮下注射,餐前 15~30 分钟。

(2)酮症酸中毒

起始:胰岛素注射液,0.2~0.4U/kg,一次性静脉注射。

| 维持:0.9% 氯化钠　100ml
　　　胰岛素注射液　10~20U | 以胰岛素 0.1U/(kg·h)
或 4~6U/h 静脉滴注。 |
| 当血糖降至 13.9mmol/L 时:
5% 葡萄糖　500ml
胰岛素注射液　6~12U | 静脉滴注。 |

处方 3. 中效胰岛素:起效慢,药效持续时间长,其降低血糖的作用弱于短效胰岛素。

中性鱼精蛋白锌胰岛素,适量,皮下注射,早餐前或睡前,根据血糖结果调整。

处方 4. 长效胰岛素类似物:可用于控制夜间血糖和餐前血糖。

(1)地特胰岛素,起始 10U 或 0.1~0.2U/kg,皮下注射,睡前,根据血糖结果调整。

(2)甘精胰岛素,适量,皮下注射,睡前,根据血糖结果调整。

2. 口服降血糖药

处方 1. 二甲双胍:可增加胰岛素敏感性,目前认为妊娠早期应用对胎儿无致畸性;由于该药可透过胎盘屏障,妊娠中、晚期应用对胎儿的远期安全性尚有待于证实。

二甲双胍,500~2 000mg/d,口服,分 2~3 次餐后服用,最大剂量为 2 000~2 500mg/d。

处方 2. 磺脲类药物:使胰腺 B 细胞分泌胰岛素增加,也可进一步通过减少激素的肝清除率从而增加胰岛素水平。

(1)格列本脲,起始 2.5~5mg,口服,1~2 次 /d,最大剂量为 20mg/d。

(2)格列美脲,起始 1mg,口服,1 次 /d,最大剂量为 6mg/d。

处方 3. α- 葡糖苷酶抑制剂

阿卡波糖,起始 50mg,用餐前即刻整片吞服或与前几口食物一起嚼服,3 次 /d;可增加至 200mg,3 次 /d。

【注意事项】

1. 最符合生理要求的胰岛素治疗方案为基础胰岛素联合餐前超短效或短效胰岛素,应根据血糖监测结果选择个体化的胰岛素治疗方案。基础胰岛素治疗可选择中效或长效胰岛素睡前注射,适用于空腹血糖高的孕妇;餐前超短效或短效胰岛素适用于餐后血糖增高的孕妇。

2. 胰岛素初始使用应从小剂量开始,0.3~0.8U/(kg·d),每天计划应用的胰岛素总量应分配到三餐前使用,分配原则是早餐前最多、中餐前最少、晚餐前用量适中。每次调整后观察 2~3 天判断疗效,每次以增减 2~4U 或不超过胰岛素每天用量的 20% 为宜,直至达到血糖控制目标。妊娠中、晚期对胰岛素需要量有不同程度的增加,妊娠 32~36 周胰岛素需要量达高峰,妊娠 36 周后稍下降,应根据监测结果不断调整。

3. 药物治疗中首先推荐使用胰岛素。目前,口服二甲双胍和格列本脲在患者中应用的安全性和有效性不断得到证实,但我国缺乏相关研究,在知情同意的基础上可谨慎使用。如需应用口服降血糖药,更推荐二甲双胍用于妊娠期。

第四节 妊娠剧吐

【概述】

妊娠剧吐指妊娠早期孕妇出现严重的持续恶心、呕吐,并引起脱水、酮症甚至酸中毒,需要住院治疗者。

【临床特征】

1. 大多数发生于妊娠 10 周前。

2. 典型表现为恶心、呕吐,不能进食,导致孕妇脱水、电解质紊乱甚至酸中毒,极为严重者出现嗜睡、意识模糊、谵妄甚至昏迷、死亡。严重者可因维生素 B_1 缺乏引发 Wernicke 脑病。

3. 排除性诊断,需排除可引发呕吐的其他疾病。

【治疗原则】

持续性呕吐合并酮症的孕妇需要住院治疗,包括静脉补液、补充多种维生素尤其是 B 族维生素、纠正脱水及电解质紊乱、合理使用止吐药、防止并发症。

【推荐处方】

处方 1. 纠正脱水及电解质紊乱

5% 葡萄糖　500ml	静脉滴注。
维生素 B_1　100mg	

或维生素 B_1,100mg,肌内注射。

10% 葡萄糖　500ml	静脉滴注。
胰岛素　10U	
10% 氯化钾　15ml	

5% 葡萄糖氯化钠　500ml	静脉滴注。
维生素 B_6　100mg	
维生素 C　3g	

5% 葡萄糖氯化钠　500ml	静脉滴注。
10% 氯化钾　15ml	

碳酸氢钠注射液,100ml,静脉滴注(代谢性酸中毒时)。

处方 2. 止吐治疗

(1)

5% 葡萄糖　500ml	静脉滴注。
维生素 B_6　100mg	

(2)维生素 B_6 片,10~25mg,口服,3 次 /d。

(3) 维生素 B_6+ 多西拉敏缓释制剂(包括维生素 B_6 10mg+ 多西拉敏 10mg),起始夜间 2 片,口服;若无效,可上午加服 1 片;再无效,下午加服 1 片。

(4)苯海拉明,50~100mg,口服或直肠内给药,每 4 小时 1 次,不超过 400mg/d。

（5）甲氧氯普胺，5~10mg，口服、肌内注射或静脉滴注，每 8 小时 1 次。

（6）昂丹司琼，4~8mg，口服或肌内注射，每 12 小时 1 次。

（7）异丙嗪，12.5~25mg，肌内注射、口服或直肠内给药，每 4 小时 1 次。

（8）甲泼尼龙，16mg，静脉滴注或口服，每 9 小时 1 次，连续 3 天，用药超过 2 周即逐渐减量，直至最低有效剂量，如果有效，总期限不超过 6 周（前述药物无效时方可使用）。

【注意事项】

1. 纠正脱水仅列出部分处方。补液原则：总液体量为 3 000ml 左右，连续输液至少 3 天，尿量 ≥ 1 000ml/d。补钾需根据血钾水平决定，一般补钾 3~4g/d，严重时需 6~8g/d。长时间未进食体重下降严重者可考虑补充氨基酸及脂肪乳。

2. 昂丹司琼对胎儿的安全性目前证据尚不足，但其绝对风险很低，可权衡利弊使用。但可增加患者心脏 Q-T 间期延长引发尖端扭转型室性心动过速的潜在风险，故建议单次使用剂量不应超过 16mg，有 Q-T 间期延长、心力衰竭、低钾血症、低镁血症个人及家族史的患者在使用昂丹司琼时应监测电解质及心电图。

3. 甲泼尼龙可缓解妊娠剧吐的症状，但鉴于早孕期应用与胎儿唇裂相关，建议应避免在孕 10 周前作为一线用药，且仅作为顽固性妊娠剧吐患者的最后止吐方案。

参考文献

［1］谢幸，孔北华，段涛．妇产科学．9 版．北京：人民卫生出版社，2018: 81-93.

［2］沈铿，马丁．妇产科学．3 版．北京：人民卫生出版社，2015: 130-141.

［3］中华医学会妇产科学分会．妊娠期高血压疾病诊治指南 (2015). 中华妇产科杂志，2015, 50 (10): 161-169.

［4］中华医学妇产科学分会产科学组 . 妊娠期肝内胆汁淤积症诊疗指南 (2015). 中华妇产科杂志 , 2015 (07): 481-485.

［5］中华医学会妇产科学分会 . 妊娠合并糖尿病诊治指南 (2014). 中华妇产科杂志 , 2014, 49 (8): 561-569.

［6］中华医学会妇产科学分会产科学组 . 妊娠剧吐的诊断及临床处理专家共识 (2015). 中华妇产科杂志 , 2015, 50 (11): 801-804.

［7］Committee on Practice Bulletins-Obstetrics. ACOG practice bulletin NO. 189: nause and vomiting of pregnancy. Obstet Gynecol, 2018, 131 (1): e15-e30.

（马洁稚）

第十三章

妊娠合并内、外科疾病

第一节　妊娠合并心脏病

【概述】

妊娠合并心脏病是孕产妇死亡的重要原因之一,心力衰竭是妊娠合并心脏病常见的严重并发症,也是妊娠合并心脏病孕产妇死亡的主要原因。由于妊娠期及分娩期血流动力学的巨大变化,心力衰竭容易发生在妊娠32~34周、分娩期及产后3天。妊娠合并心脏病需要产科医师和心内科医师共同评估,明确是否可以妊娠及妊娠后的监护;最好在三级综合性医院进行产前检查及分娩,治疗的关键在于防治早期心力衰竭。

【临床特征】

正常妊娠生理可出现类似于心脏病的症状及体征如心悸、气短、乏力、下肢水肿、心动过速、心脏杂音等,还可以使原有的心脏病体征改变,增加诊断难度。

1. 病史　妊娠前有心悸、气促、心力衰竭病史、明确诊断的器质性心脏病病史或心脏手术史。

2. 症状　病情轻者可无症状,重者有易疲劳、心悸、胸闷、呼吸困难、咳嗽、咯血等。

3. 体征　发绀、杵状指、血压明显增高、心律失常、Ⅲ级以上的收缩期杂音、舒张期杂音;心力衰竭时心率增快、第三心音、双肺干湿啰音等。

4. 辅助检查　心电图及 24 小时动态心电图诊断心律失常类型、频率,协助诊断心肌梗死及部位;超声心动图能较准确地评价心脏及大血管的结构改变及心脏功能,且无创;心肌酶学及肌钙蛋白、脑钠肽反映心脏损害及心力衰竭情况;X 线、CT 及心导管检查对评估复杂的心脏病有一定意义。

【治疗原则】

妊娠早期充分评估,明确是否可以妊娠。不宜妊娠者在 12 周前人工流产;若超过 12 周,一般不建议终止妊娠;妊娠期间严格定期产检;药物治疗主要包括预防感染、早期心力衰竭的防治、血栓高危人群的抗凝治疗。妊娠合并器质性心脏病的患者,人工流产或阴道分娩可能增加发生感染性心内膜炎的风险,应使用广谱抗生素预防感染。早期心力衰竭的防治不推荐预防性使用强心苷类药物。对于机械瓣膜置换术后或有血栓 - 栓塞高危因素的孕妇妊娠期需使用抗凝治疗,根据疾病种类、孕周及母婴安全选用药物。

【推荐处方】

处方 1. 抗生素:妊娠合并器质性心脏病的患者,人工流产或阴道分娩均可能增加发生感染性心内膜炎的风险,应使用广谱抗生素预防感染。使用时机为人工流产术后、分娩期及产褥期。

(1) 0.9% 氯化钠　100ml
头孢西丁　1g~2g

静脉滴注,2 次 /d,疗程为 1 周。

(2) 0.9% 氯化钠　100ml
克林霉素　0.3~0.6g

静脉滴注,2 次 /d,疗程为 1 周。

处方 2. 强心苷类:强心苷类药物不仅增强心肌收缩力,增强心脏代偿功能,且能直接抑制交感神经及增强迷走神经活性,能减慢心率,降低心脏负荷。早期心力衰竭推荐口服作用及排泄较快的药物地高辛,急性心力衰竭时推荐去乙酰毛花苷静脉注射。

(1)地高辛片，0.25mg，口服，2 次 /d。

(2)25% 葡萄糖注射液　20ml　| 静脉注射，必要时 4~
　　去乙酰毛花苷　　0.4mg　| 6 小时后重复 0.2mg。

处方 3. 抗凝血药：常用的抗凝血药有肝素、华法林。肝素可增强血浆抗凝血酶Ⅲ活性，具有迅速强大的抗凝作用。华法林通过影响肝脏合成维生素 K 依赖的凝血因子，从而发挥抗凝作用，起效慢，半衰期长，需监测凝血功能。肝素不通过胎盘，而华法林可通过胎盘，对胎儿发育有较大影响。

(1)低分子量肝素，2 500~5 000U，皮下注射，1 次 /d。

(2)肝素，5 000U，皮下注射，2 次 /d。

(3)华法林片，2.5~5mg，口服，1 次 /d。

【注意事项】

1. 对于有结构异常的妊娠合并心脏病的孕妇强调抗生素的预防性使用。阴道分娩的孕妇产程开始后即给予抗生素预防感染，一般用至产后 1 周；剖宫产的孕妇术前 1~2 天给药，使用 1~2 周。头孢西丁的耐受性好，常见不良反应为局部反应，静脉注射可发生血栓性静脉炎，偶有过敏反应、消化道反应，可引起血细胞减少、一过性氨基转移酶增高、尿素氮及肌酐增高。对本品过敏者禁用，避免用于有青霉素过敏性休克病史者。克林霉素一般不需皮试，常见不良反应为局部反应、消化道反应、药物性皮疹，偶可引起血常规一过性异常，少数患者一过性氨基转移酶增高，极少数情况下出现假膜性肠炎。

2. 由于孕期血液稀释及肾小球滤过率增加，相同剂量药物的血药浓度较低，且孕妇对洋地黄的耐受性较差，因此妊娠合并心脏病的孕妇不主张预防性使用强心苷类药物。早期心力衰竭用药时不建议使用全效量，首选作用及排泄较快的药物地高辛，并严密监测毒性反应，包括胃肠道反应、神经系统反应及心律失常。急性心力衰竭时先静脉注射去乙酰毛花苷 0.4mg,必要时每 4~6 小时重复给药 0.2mg,病情控制后改口服药物。

3. 由于肝素的抗凝效果相对较弱,而华法林对胎儿发育影响较大,建议孕早期使用肝素,孕中、晚期口服华法林。由于普通肝素的半衰期短,为 1~2 小时,且可能诱发血小板减少;低分子量肝素的半衰期较长,约 4 小时,不容易引起血小板减少,自发出血倾向少见,故推荐使用低分子量肝素。孕期的国际标准化比值维持在 1.0~2.0,终止妊娠前的 3~5 天改为肝素。分娩前低分子量肝素停药 12~24 小时,普通肝素停药 4~6 小时。平产后的 4~6 小时或剖宫产后的 6~12 小时可恢复肝素治疗。使用肝素和华法林者均可母乳喂养。

第二节 妊娠合并病毒性肝炎

【概述】

妊娠合并病毒性肝炎的病原体以乙型肝炎病毒最常见,母婴垂直传播是重要的传播途径。妊娠合并病毒性肝炎是我国孕产妇的主要死亡原因之一,内科治疗原则与非孕期相同。产科处理的关键在于把握终止妊娠的指征,分娩期及产褥期的重点是防治出血及感染;应积极处理新生儿,阻断母婴传播。

【临床特征】

1. 病史 肝炎患者密切接触史或接受输血、血液制品等病史,或吸毒史。

2. 症状 消化道症状如食欲减退、恶心、呕吐、腹胀等;全身症状如乏力、低热、尿色深黄、皮肤和巩膜黄染等。

3. 查体 肝区叩击痛、皮肤和巩膜黄染;重型肝炎可伴有精神行为异常或意识障碍。

4. 辅助检查 AST 及 ALT、胆红素增高;凝血酶原时间活动度降低;病毒抗原抗体检测;病毒 RNA 或 DNA 拷贝数检测。

【治疗原则】

妊娠合并病毒性肝炎的内科治疗原则与非孕期相同,主要包括护肝,预防感染,补充维生素 K,注意休息,高糖、高蛋白、高维生素饮食等对症支持治疗及抗病毒治疗。产科处理包括早孕期充分评估是否需终止妊娠;中、晚孕期不主张终止妊娠,密切监护;分娩期及产褥期的重点是防治出血及感染。通过主动免疫及被动免疫,尽可能阻断肝炎病毒的母婴传播。

【推荐处方】

处方 1. 护肝药:能稳定肝细胞膜及细胞器,改善肝脏生化指标,在一定程度上有助于疾病恢复。常用的护肝药有还原型谷胱甘肽、多烯磷脂酰胆碱、异甘草酸镁等。

(1) 0.9% 氯化钠　100ml 或　　　　　静脉滴注,1 次 /d。
　　5% 葡萄糖注射液　250ml
　　还原型谷胱甘肽　1.2g

(2) 5% 或 10% 葡萄糖注射液　250ml　　　静脉滴注,
　　多烯磷脂酰胆碱　465mg　　　　　　　1 次 /d。

(3) 10% 葡萄糖注射液　250ml　　　　静脉滴注,
　　异甘草酸镁　0.1g　　　　　　　　1 次 /d。

(4) 多烯磷脂酰胆碱胶囊,456mg,口服,3 次 /d。

(5) 还原型谷胱甘肽片,0.4g,口服,3 次 /d。

处方 2. 维生素 K:是肝脏合成凝血因子的重要原料,妊娠合并病毒性肝炎可于预产期前 1 周开始补充维生素 K,防治产后出血。

维生素 K_1 注射液,20mg,肌内注射,1 次 /d,疗程为 1 周,临产后加用 20mg。

处方 3. 抗病毒药:可抑制病毒复制,降低传染性,改善肝功能,减轻肝脏病变,延缓肝硬化。妊娠期使用抗病毒药的指征与非妊娠期基本相同,适用于肝脏组织活动性病变或持续性氨基转移酶增高并有病毒复制证据的患者。妊娠中、晚期高病毒载量 >2×10^5/ml,孕妇充分告知后也可使用抗病毒药,可减少母婴传播。妊娠期的抗病毒药建议使用核苷类似物,推荐替诺福韦、替比夫定。

(1)替比夫定片,0.6g,1 次 /d,口服,长期服用。

(2)富马酸替诺福韦二吡呋酯片,0.3g,1 次 /d,口服,长期服用。

(3)替诺福韦艾拉酚胺片,25mg,1 次 /d,口服,长期服用。

处方 4. 乙型肝炎免疫球蛋白:是高效价的抗 HBV 免疫球蛋白,可使新生儿获得被动免疫,是阻断母婴传播、预防新生儿乙肝感染的有效措施。

乙型肝炎人免疫球蛋白,100~200IU,肌内注射,婴儿出生后的 12 小时内。

处方 5. 乙肝疫苗:是预防 HBV 感染的最有效的方法,接种后可刺激机体产生抗乙型肝炎病毒的免疫力。目前常用的是重组乙型肝炎疫苗,是由重组酵母菌表达的乙型肝炎表面抗原经纯化制成的。新生儿接种第 1 针乙肝疫苗应在出生后的 24 小时内,越早越好。

重组乙型肝炎疫苗,10μg,肌内注射(上臂三角肌)。

【注意事项】

1. 由于护肝药缺乏妊娠期使用的安全性相关资料,妊娠期使用护肝药时应知情同意。多烯磷脂酰胆碱静脉使用时要注意不能用电解质溶液配制,只能使用澄清溶液,且患者可能产生过敏反应。

2. 妊娠期的抗病毒治疗选择核苷类似物,禁用干扰素。若在妊娠前使用干扰素,应停药,酌情改用核苷类似物。指南推荐替诺福韦,替诺福韦艾拉酚胺片相对于富马酸替诺福韦二吡呋酯的不良反应更小,肌酶增高、肾损害及骨病发生等更少见。替比夫定的妊娠期用药也是安全的。替比夫定的常见不良反应为恶心、腹泻、疲劳、肌肉疼痛、肌酸激酶增高。

3. 妊娠中、晚期因高病毒载量 $>2 \times 10^5$/ml 使用抗病毒药可减少母婴传播时,分娩时或分娩后 4 周建议停药。

4. 不主张孕期使用免疫球蛋白预防乙型肝炎垂直传播,新生儿出生后及时主动及被动免疫可有效阻断母婴传播,并可母乳喂养。

第三节　妊娠合并贫血

【概述】

贫血是妊娠期较常见的合并症,贫血降低孕妇对产程、手术及麻醉的耐受性,中至重度贫血可引起胎儿生长受限、胎儿窘迫、早产等。妊娠合并贫血的诊断标准为外周血血红蛋白 <110g/L,血红蛋白 <70g/L 为重度贫血。妊娠合并贫血以缺铁性贫血最常见,巨幼红细胞贫血较少见,再生障碍性贫血更少见。应针对贫血的原因积极治疗。

【临床特征】

1. 症状　轻者可无症状,重者乏力、头晕、心悸、气促。
2. 体征　皮肤黏膜苍白。
3. 辅助检查　外周血血红蛋白 <110g/L 诊断为贫血,100~109g/L 为轻度贫血,70~99g/L 为中度贫血,40~69g/L 为重度贫血,<40g/L 为极重度贫血。

(1)缺铁性贫血:红细胞平均体积(MCV)、红细胞平均血红蛋白浓度(MCHC)均降低,白细胞及血小板正常提示缺铁性贫血;孕妇的血清铁 <6.5μmol/L,血清铁蛋白 <20μg/L。

(2)巨幼红细胞贫血:MCV、MCHC 均增高,提示巨幼红细胞贫血,常伴有血小板减少;血清叶酸 <6.8nmol/L,血清维生素 B_{12}<74pmol/L;骨髓增生活跃,巨幼红细胞变

明显。

(3)再生障碍性贫血:MCV、MCHC 均正常,伴有全血细胞减少,网织红细胞绝对值 $<20 \times 10^9/L$;骨髓增生减低。

【治疗原则】

妊娠合并缺铁性贫血及巨幼红细胞贫血,孕期应针对病因积极补充造血原料,当血红蛋白 $<70g/L$ 时间断少量输血;再生障碍性贫血若病情未缓解,孕早期行人工流产,孕中、晚期应加强支持治疗,少量间断多次输血,密切监护直至足月分娩。妊娠合并贫血分娩期避免产程延长,积极预防产后出血及感染。药物治疗原则是针对贫血的病因,积极补充造血原料;对于再生障碍性贫血,可使用免疫抑制剂环孢素。

【推荐处方】

处方 1. 铁剂:补充铁剂用于改善缺铁性贫血。血红蛋白超过 70g/L,可以口服给药。若中至重度贫血或因胃肠道疾病不宜口服铁剂,可使用注射铁剂,注射铁剂目前认为蔗糖铁最安全。补充铁剂的疗程为血红蛋白恢复正常后继续口服铁剂 3~6 个月或至产后 3 个月。

(1)多糖铁复合物胶囊,0.15~0.3g,口服,1 次 /d。

(2)硫酸亚铁片,0.3~0.6g,口服,3 次 /d,餐后服用。

(3)琥珀酸亚铁,0.1~0.2g,口服,2 次 /d,餐后服用。

(4)琥珀酸亚铁缓释片,0.2~0.4g,口服,1 次 /d,餐后服用。

(5)蔗糖铁注射液,100mg,静脉注射,超过 5 分钟。

(6)0.9% 氯化钠　　　100ml　｜静脉滴注,超过 15
　　蔗糖铁注射液　　100mg　｜分钟。

处方 2. 叶酸:叶酸是 DNA 合成中的重要辅酶,叶酸缺乏可引起 DNA 合成障碍,是巨幼红细胞贫血的常见原因。补充叶酸是治疗巨幼红细胞贫血的措施之一,疗程用至贫血纠正。

（1）叶酸片，5mg，口服，3 次 /d。

（2）叶酸注射液，10~30mg/d，肌内注射。

处方 3. 维生素 B_{12}：维生素 B_{12} 是 DNA 合成中的重要辅酶，缺乏时可引起 DNA 合成障碍，发生巨幼红细胞贫血。补充维生素 B_{12} 是治疗巨幼红细胞贫血的措施之一。

维生素 B_{12} 注射液，100μg，肌内注射，1 次 /d，疗程为 2 周；2 周后改为 2 次 /w，直至贫血恢复。

处方 4. 环孢素：环孢素又称环孢素 A，为细胞毒性免疫抑制剂，可用于妊娠合并再生障碍性贫血。环孢素的有效血药浓度窗较大，一般目标血药浓度为 100~200μg/L，应根据血药浓度及疗效调整剂量，疗效达平台期后逐渐减量，维持治疗疗程至少 12 个月。

环孢素软胶囊，起始剂量为 3~5mg/（kg·d），分 2 次口服。

【注意事项】

1. 口服铁剂建议与维生素 C 共同服用，可增加吸收率，尽量避免与其他药物同时服用。口服铁剂的常见不良反应为便秘及胃肠道刺激性。多糖铁复合物为最常用的口服铁剂，胃肠道刺激性或便秘等不良反应少见，且不受消化液影响，生物利用度高。注射铁剂的风险较大，要把握指征，目前认为蔗糖铁最安全，静脉滴注蔗糖铁时只能使用 0.9% 氯化钠注射液稀释，且静脉注射和静脉滴注的速度都要慢。

2. 对于巨幼红细胞贫血的叶酸治疗，部分学者认为口服叶酸的剂量可达 10~20mg，3 次 /d，当贫血纠正后改用预防剂量 5~10mg/d。若疗效不显著时，检查有无缺铁，必要时补充铁剂。

3. 妊娠合并再生障碍性贫血的孕期治疗关键是对症支持治疗，少量、间断、多次输注血液制品，维持血红蛋白 >60g/L、血小板 >20 × 10^9/L，并加强营养，减少感染。环孢素为细胞毒性药物，根据 2017 年《再生障碍性贫血诊断与治疗中国专家共识》,在妊娠期可以使用环孢素,但环孢素对再生障碍性贫血属于超药品说明书用药,且疗效有限,需充分知情同意。服药期间应监测血药浓度及肾脏功能,逐渐调整剂量。

第四节　妊娠合并特发性血小板减少性紫癜

【概述】

特发性血小板减少性紫癜(ITP)又称为免疫性血小板减少性紫癜,是由于自身免疫使血小板破坏增加导致血小板数目减少,常伴有血小板相关免疫球蛋白增高。特发性血小板减少性紫癜患者妊娠后可使稳定的 ITP 复发或使 ITP 病情加重。血小板减少合并妊娠增加产时产后出血的风险,严重时可能颅内出血。由于母体的 IgG 抗体可通过胎盘,可引起胎儿血小板减少,严重者新生儿有发生颅内出血的风险。

【临床特征】

1. 症状及体征　主要表现为皮肤黏膜出血,严重者消化道、生殖道、视网膜及颅内出血。

2. 辅助检查　血小板计数 $<100 \times 10^9/L$;骨髓检查增生正常,巨核细胞正常或增多,但成熟障碍;血小板抗体阳性;应排除其他原因引起的血小板减少,如再生障碍性贫血、白血病、HELLP 综合征等。

【治疗原则】

妊娠合并特发性血小板减少性紫癜的治疗原则与非孕期相同,妊娠期的药物治疗尽可能减少对胎儿的不利影响,如需进行脾切除,手术最好在妊娠 3~6 个月进行;分娩方式的选择原则上以阴道分娩为主,适当放宽剖宫产的指征;产前或剖宫术前可应用大剂量皮质激素,并准备好血小板。

【推荐处方】

处方 1. 糖皮质激素:是治疗 ITP 的首选药物,能减轻血管壁通透性,减少出血,抑制血小板抗体生成,阻断巨噬细胞破坏已被抗体结合的血小板。

(1)泼尼松片,1mg/(kg·d)或 40~100mg/d,顿服或分次口服,待病情缓解后逐渐减量至 10~20mg/d。

(2)氢化可的松,500mg,静脉注射,产前或剖宫术前使用。

(3)地塞米松,20~40mg,静脉注射,产前或剖宫术前使用。

处方 2. 丙种球蛋白:可竞争性抑地制单核吞噬细胞系统的 Fc 受体与血小板结合,减少血小板破坏。多用于 ITP 的紧急治疗或分娩及手术前。

丙种球蛋白,400mg/(kg·d),肌内注射,疗程为 5~7 天。

【注意事项】

1. 孕妇使用泼尼松可能增加胎盘功能不全、新生儿体重减轻或死胎的发生率,动物实验有致畸作用,妊娠期应权衡利弊并充分知情同意。较大剂量使用时易引起糖代谢异常、消化道溃疡和类库欣综合征症状,对下丘脑 - 腺垂体 - 肾上腺轴的抑制作用较强,且容易并发感染。病情缓解后及时逐渐减量至维持剂量。

2. 丙种免疫球蛋白一般无不良反应,少数可出现注射部位红肿、疼痛,一般不需处理。对免疫球蛋白过敏或有严重过敏史者禁用。一旦本品出现混浊、摇不散的沉淀等均不可使用。

3. 输注血小板不是特发性血小板减少性紫癜的常规治疗,因为输注血小板会刺激机体产生抗血小板抗体,可加快血小板破坏,加重病情。输注血小板的指征:血小板 $<10 \times 10^9/L$、有出血倾向时,为防止重要器官出血如脑出血;手术或分娩时。分娩时建议维持血小板不小于 $50 \times 10^9/L$,剖宫产围手术期血小板不小于 $80 \times 10^9/L$。

第五节　妊娠合并急性阑尾炎

【概述】

妊娠合并急性阑尾炎是妊娠期最常见的外科急腹症。妊娠期由于解剖及生理变化,阑尾炎的临床症状与体征不典型,病情发展迅速,容易穿孔,且炎症不易包裹、局限,容易扩散,使妊娠期阑尾炎诊断困难,并发症增加。妊娠合并急性阑尾炎容易发生弥漫性腹膜炎,引起流产、早产、胎儿宫内缺氧,增加围产儿的死亡率。一经诊断,首选手术治疗,药物治疗主要是抗感染及抑制宫缩。

【临床特征】

1. 症状　孕早期与非孕期相同,多表现为转移性右下腹痛;孕中、晚期无转移性右下腹痛,腹痛位置较高,可表现为腰痛,伴消化道症状如恶心、呕吐、畏食等,可伴有发热。

2. 体征　孕早期右下腹肌紧张、固定压痛及反跳痛;孕中、晚期腹肌紧张不明显,腹痛压痛位置较高,炎症较重时心率增快。

3. 辅助检查　血常规显示白细胞 $>15 \times 10^9/L$,中性粒细胞增高;超声发现肿大阑尾或脓肿。

【治疗原则】

妊娠合并急性阑尾炎一般不主张保守治疗,一经诊断应在积极抗感染治疗的同时立即行阑尾切除;孕中、晚期高度怀疑急性阑尾炎而难以确诊时应积极手术探查。除非有产科急诊指征,一般仅处理阑尾炎而不同时行剖宫产。药物治疗主要是抗感染及抑制宫缩,尽量避免流产及早产发生。

【推荐处方】

处方1.抗菌药:急性阑尾炎术前、术后均需使用抗菌药治疗。术后需继续妊娠者,应选择对胎儿影响小、对病原菌敏感的广谱抗生素。急性阑尾炎以厌氧菌感染常见,应选择覆盖厌氧菌的药物,建议联合使用甲硝唑和青霉素或头孢菌素。疗程为体温正常、症状体征消失后3~4天。

(1)青霉素,80万~200万U/d,分3~4次肌内注射,用于一般感染。

(2)0.9%氯化钠　100ml　　静脉滴注,3次/d,
青霉素　80万~640万U　用于重症感染。

(3)甲硝唑注射液,0.5g,静脉滴注,3次/d。

(4)奥硝唑氯化钠注射液,0.5g,静脉滴注,2次/d。

(5)0.9%氯化钠　100ml　　静脉滴注,3次/d。
头孢西丁　1~2g

(6)0.9%氯化钠　100ml　　静脉滴注,3次/d。
头孢噻肟　1g

(7)0.9%氯化钠　100ml　　静脉滴注,1次/d。
头孢曲松　1~2g

处方2.宫缩抑制剂:手术后需继续妊娠者在术前及术后3~4天均应给予宫缩抑制剂,预防流产及早产。常用的宫缩抑制剂有间苯三酚、黄体酮等。

(1)5%或10%葡萄糖注射液　250ml　静脉滴注,
间苯三酚　80mg　　　　　　　　　1~2次/d,疗
程为3~4天。

(2)黄体酮注射液,20或40mg,肌内注射,1次/d,疗程为3~4天。

【注意事项】

1. 青霉素最常见的不良反应为过敏反应,严重者可发生过敏性休克,即使皮试阴性也有过敏的可能性,注射后应密切观察。头孢菌素与青霉素可能存在交叉过敏。青霉素水溶液在室温不稳定,须新鲜配制;静脉滴注时浓度不超过 3.2 万 U/ml。

2. 头孢菌素和甲硝唑、奥硝唑等均不宜与乙醇制剂或含乙醇制剂联合使用,避免发生双硫仑样反应。

3. 奥硝唑目前缺乏妊娠期使用的安全性资料,妊娠期慎用,若使用奥硝唑应充分知情同意。甲硝唑妊娠期全身给药不通过胎盘,但我国的药品说明书中规定妊娠期禁用,应充分向患者及家属解释并知情同意。

4. 间苯三酚的半衰期短,强调缓慢静脉滴注维持给药,可重复给药,但总剂量不超过 200mg/d。

第六节　妊娠合并急性胰腺炎

【概述】

妊娠合并急性胰腺炎是妊娠期较为常见的外科急腹症之一,多发生在妊娠晚期及产褥期,常见的病因为胆道结石。妊娠合并急性胰腺炎起病急、并发症多、治疗困难、病死率高,严重威胁母婴健康。治疗原则与非孕期急性胰腺炎基本相同,早期治疗中液体复苏是关键。

【临床特征】

1. 症状　腹痛常见,可伴有腹胀、恶心、呕吐、发热、黄疸等。

2. 体征　轻者上腹部压痛,重者肌紧张及反跳痛、肠鸣音减弱或消失;腹腔大量渗出积液时移动性浊音阳性;少数重症患者左腰部及脐周皮肤有瘀斑。

3. 辅助检查　血、尿淀粉酶增高,血脂肪酶增高;超声提示胰腺增大,胰周渗液;MRI 或 CT 提示胰腺坏死及病灶范围。

【治疗原则】

妊娠合并急性胰腺炎的治疗原则与非孕期基本相同,充分考虑孕周及对胎儿的潜在影响。治疗期间密切监护胎儿的宫内情况,轻症急性胰腺炎的治疗效果好,可病情缓解后再终止妊娠;重症急性胰腺炎且评估胎儿已可存活,应尽快行剖宫产。早期治疗的关键是液体复苏,维持水、电解质平衡,并禁食、胃肠减压、抑制胰腺分泌、解痉止痛、预防感染等。但最新指南指出,尽早进食及肠内营养支持能让患者获益、降低感染、多器官功能不全及病死率,推荐入院 24 小时内给予口服饮食或 48 小时内肠内营养;且不建议预防性抗感染治疗。

【推荐处方】

处方 1. 乳酸钠林格注射液:积极液体复苏,保持充足的血容量是急性胰腺炎早期支持治疗的重要环节,补液量为 3 000~4 000ml/d。乳酸钠林格溶液既能保证充分的血容量,而且可以在一定程度上纠正酸中毒,并有利于维持水、电解质平衡。有研究表明,乳酸钠林格溶液与 0.9% 氯化钠注射液比较,能改善患者的预后,但目前需进行进一步的随机对照研究。

乳酸钠林格注射液,500ml,静脉滴注,2 次/d。

处方 2. 解痉止痛药:急性胰腺炎患者往往腹痛明显,适当使用解痉止痛药缓解疼痛,并有助于改善呼吸功能。常用阿托品及哌替啶。

(1)溴丙胺太林片,15mg,口服,3~4 次/d。

(2)哌替啶,50~100mg,肌内注射,必要时重复使用。

(3)山莨菪碱,10mg,肌内注射,1~2 次/d。

(4)阿托品,0.5mg,肌内注射,3~4 次/d。

处方 3. 抑制胰腺分泌及胰酶活性的药物:通过抑制胰液分泌及胰酶活性,减少胰腺的进一步损伤坏死及无菌性炎症反应。可选用生长抑素类、质子泵抑制剂、H₂受体拮抗剂。

(1) 0.9% 氯化钠　480ml　｜静脉泵入,维持 12
　　　生长抑素　3mg　　｜小时,2 次/d。

(2) 奥曲肽,0.1mg,皮下注射,4 次/d。

(3) 0.9% 氯化钠或
　　　5% 葡萄糖　250 或 500ml　｜静脉滴注,
　　　西咪替丁　0.2g　　　　　　｜1 次/d。

(4) 0.9% 氯化钠或 5%　　　　　｜静脉滴注,1 次/d。
　　　葡萄糖　100ml
　　　奥美拉唑　40mg

(5) 0.9% 氯化钠　100 或 250ml　｜静脉滴注,1~2 次/d。
　　　泮托拉唑　40~80mg

【注意事项】

1. 急性胰腺炎可能合并低钙血症,乳酸钠林格注射液纠正酸中毒后易出现手足麻木、疼痛、呼吸困难、抽搐等症状,补液过程中应注意补充钙剂。乳酸钠林格注射液禁用于严重乳酸酸中毒、肾衰竭少尿或无尿。

2. 阿托品和哌替啶用药前应充分权衡利弊并知情同意。阿托品的常见不良反应为心率减慢、略有口干,严重时心率增快、心悸,甚至出现视物模糊、烦躁不安等神经精神症状;当患者合并高热时禁用阿托品。溴丙胺太林能选择性地缓解胃肠道平滑肌痉挛,但没有充分的妊娠期用药的相关安全性资料,需充分知情同意。

3. 最新指南并没有推荐使用抑制胰腺分泌及胰酶活性的药物。生长抑素缺乏妊娠期的用药经验;奥曲肽的妊娠期用药的安全的,但少数报道使用奥曲肽本身可引起急性胰腺炎;西咪替丁的说明书示"妊娠期禁用,不宜用于急性胰腺炎",应充分知情同意;西咪替丁的不良反应以消化道症状常见,如腹泻、腹胀,可导致急性间质性肾炎;质子泵抑制剂用于急性胰腺炎为超药品说明书用药,应充分权衡利弊并知情同意。

参考文献

［1］徐丛剑,华克勤.实用妇产科学.4版.北京:人民卫生出版社,2018: 201-333.

［2］谢幸,孔北华,段涛.妇产科学.9版.北京:人民卫生出版社,2018: 100-132.

［3］中华医学会围产医学分会.2014年妊娠期铁缺乏和缺铁性贫血诊治指南.中华围产医学杂志,2014, 17 (7): 451-454.

［4］中华医学会血液学分会红细胞疾病组.再生障碍性贫血诊断与治疗中国专家共识(2017年版).临床血液病学杂志,2017,38 (01): 1-5.

［5］美国肝病研究学会.2018AASLD指南:慢性乙型肝炎的预防,诊断和治疗.Hepatology, 2018, 67 (4): 1560-1599.

［6］中华医学会肝病学分会.慢性乙型肝炎防治指南(2015年版).中国肝病学杂志,2015, 7 (3): 1-18.

［7］中华医学会血液学分会血栓与止血学组.成人原发免疫性血小板减少症诊断与治疗中国专家共识(2016年版).中华血液学杂志,2016, 37 (2): 89-93.

［8］GREENBERG J A., HSU J, BAWAZEER M, et al. Clinical practice guideline: management of acute pancreatitis. Can J Surg, 2016, 59 (2): 128-140.

［9］CROCKETT S D, WANI S, GARDNER T B, et al. American gastroenterological association institute guideline on initial management of acute pancreatitis. Gastroenterology, 2018, 154 (4): 1096-1101.

（曾向阳）

第十四章
妊娠合并感染性疾病

第一节 淋 病

【概述】

淋病是由淋病奈瑟球菌引起的以泌尿生殖系统化脓性感染为主要表现的性传播疾病，也可表现为眼、咽、直肠感染及全身性感染。淋病的传染性强，潜伏期短，可导致多种并发症和后遗症。淋病奈瑟球菌是呈肾形的革兰氏阴性双球菌，常呈双排列，离开人体不易生存，一般消毒剂易将其杀死。

【临床特征】

感染主要局限于下生殖道，包括子宫颈、尿道、尿道旁腺和前庭大腺。妊娠各期感染淋菌对妊娠结局均有不良影响。孕妇感染后可累及绒毛膜、羊膜导致胎儿感染，新生儿也可在分娩时通过感染的产道而感染。

【治疗原则】

治疗以及时、足量、规范化用药为原则。为提高疗效和减少耐药性，推荐联合使用头孢菌素和阿奇霉素。

【推荐处方】

处方 1. 首选

头孢曲松钠，250mg，肌内注射，单次；加阿奇霉素，1g，顿服。

处方 2. 适用于播散性淋病引起的关节炎皮炎综合征，至症状改善后 1~2 天，再根据药敏试验结果选择口服药物，疗程至少 7 天。

(1) 头孢曲松钠，1g，肌内注射。

(2) 0.9% 氯化钠　100ml ｜ 静脉滴注，1 次 /d。加
　　头孢曲松钠　　1g ｜ 阿奇霉素，1g，顿服。

处方 3. 适用于播散性淋病引起的心内膜炎及脑膜炎，脑膜炎的疗程为 10~14 天，心内膜炎的疗程至少 4 周。

0.9% 氯化钠　100ml ｜ 静脉滴注，每 12~24 小时 1
头孢曲松钠　　1~2g ｜ 次。加阿奇霉素，1g，顿服。

【注意事项】

淋病产妇分娩的新生儿应尽快使用 0.5% 红霉素眼膏预防淋菌性眼炎，并预防性使用头孢曲松钠 25~50mg/kg（最大剂量不超过 125mg）单次肌内注射或静脉滴注。应注意新生儿播散性淋病的发生，治疗不及时可致新生儿死亡。

第二节　梅　毒

【概述】

梅毒是由苍白螺旋体引起的一种慢性、系统性的性传播疾病。根据其病程分为早期梅毒和晚期梅毒。早期梅毒指感染梅毒螺旋体在 2 年内，包括一期、二期和早期潜伏梅毒；晚期梅毒的病程在 2 年以上，包括三期梅毒、心血管梅毒、晚期潜伏梅毒等。根据其传播途径分为后天性梅毒与先天性梅毒。

【临床特征】

早期主要表现为硬下疳、硬化性淋巴结炎、全身皮肤

黏膜损害(如梅毒疹、扁平疣、脱发及口、舌、咽喉或生殖器黏膜红斑、水肿和糜烂等),晚期表现为永久性皮肤黏膜损害,并可侵犯心血管、神经系统等多种组织器官而危及生命。

【治疗原则】

首选青霉素治疗,妊娠早期治疗可避免胎儿感染;妊娠中期治疗可使感染儿在出生前治愈。梅毒孕妇已接受正规治疗和随诊,则无须再治疗。如果对上次治疗和随诊有疑问或本次检查发现有梅毒活动征象者,应再接受 1 个疗程的治疗。妊娠早期和晚期应各进行 1 个疗程的治疗,对妊娠早期以后发现的梅毒争取完成 2 个疗程,中间间隔 2 周。

【推荐处方】

处方 1. 适用于早期梅毒

(1)苄星青霉素,240 万 U,肌内注射,单次。

(2)普鲁卡因青霉素,120 万 U,肌内注射,1 次 /d,连用 10 天。

处方 2. 适用于晚期或分期不明的梅毒

(1)苄星青霉素,240 万 U,肌内注射,1 次 /w,连用 3 周。

(2)普鲁卡因青霉素,120 万 U,肌内注射,1 次 /d,连用 20 天。

(3)对青霉素过敏者,脱敏无效时用红霉素,0.5g,口服,4 次 /d,连用 30 天。

处方 3. 适用于神经梅毒

(1)0.9% 氯化钠   100ml   静脉滴注,每 4 小时 1
   青霉素   300 万 ~400 万 U   次,连用 10~14 天。

必要时,继以苄星青霉素,240 万 U,肌内注射,1 次 /w,连用 3 周。

(2)普鲁卡因青霉素,240 万 U,肌内注射,1 次 /d;加丙磺舒,0.5g,口服,4 次 /d,连用 10~14 天。

处方 4 :适用于先天性梅毒

(1)0.9% 氯化钠　100ml ｜ 静脉滴注,出生 7 天内每
　　青霉素　5 万 U/kg ｜ 12 小时 1 次;出生 7 天后
　　　　　　　　　　　｜ 每 8 小时 1 次,连续 10 天。

(2)普鲁卡因青霉素,5 万 U/(kg·d),肌内注射,1 次 /d,
连用 10 天。

【注意事项】

1. 对青霉素过敏者首选脱敏和脱敏后青霉素治疗。脱敏无效者用红霉素 0.5g 口服,4 次 /d,连用 14 天;或头孢曲松钠 1g 肌内注射,1 次 /d,连用 10~14 天;或阿奇霉素 2g 顿服。注意头孢曲松可能和青霉素交叉过敏,之前有严重过敏史者不应选用头孢曲松治疗或进行青霉素脱敏。

2. 青霉素脱敏的常见方法有口服脱敏法和静脉脱敏法,脱敏治疗需要备有抢救药物与设备,在严密监护下进行。适合青霉素治疗的脱敏法有 6 天脱敏法(表 14-1)。

表 14-1　青霉素脱敏的 6 天脱敏法

时间	0.1% 肾上腺素 /ml	异丙嗪 /mg	色甘酸钠 /mg	青霉素 /U
第 1 天	0.1[a]	50[b]	200[c]	1[d]
第 2 天	0.1[a]	50[b]	200[c]	10[d]
第 3 天	0.1[a]	50[b]	200[c]	100[a]
第 4 天	0.1[a]	50[b]	200[c]	1 000[a]
第 5 天	0.1[a]	50[b]	200[c]	10 000[b]
第 6 天	0.1[a]	50[b]	200[c]	100 000[b]

注:a 为皮下注射;b 为肌内注射;c 为口服;d 为皮内注射。

表 14-1 中的 3 种药物分别在用青霉素前 10 分钟、30 分钟和 1 小时应用,6 天 6 次脱敏处理后若患者未出现任

何不良反应,即表示脱敏成功。

3. 红霉素和阿奇霉素无法通过胎盘,因此新生儿出生后应尽快开始抗梅毒治疗。

4. 四环素和多西环素禁用于孕妇。

第三节   尖锐湿疣

【概述】

尖锐湿疣是由人乳头瘤病毒(HPV)感染引起的鳞状上皮疣状增生性病变。其发病率仅次于淋病,居第2位,常与多种性传播疾病同时存在。目前共发现40余种HPV型别与生殖道感染有关,其中引起尖锐湿疣的主要是HPV6型和HPV11型。过早性生活、多个性伴侣、免疫力低下、吸烟及高性激素水平等均为发病的高危因素。

【临床特征】

主要经性接触传播,不排除间接传播的可能性。孕妇感染HPV可传染给新生儿,但其传播途径是经胎盘感染、分娩过程中感染还是出生后感染尚无定论,一般认为胎儿通过产道时因吞咽含HPV的羊水、血或分泌物而感染。

表现为外阴瘙痒、灼痛或性交后疼痛。病灶初为散在或呈簇状增生的粉色或白色小乳头状疣细而柔软指样突起,病灶增大后融合呈鸡冠状、菜花状或桑椹状。病变多发生在性交易受损的部位如阴唇后联合、小阴唇内侧、阴道前庭尿道口,也可累及阴道和子宫颈等部位。

【治疗原则】

产后部分尖锐湿疣可迅速缩小,甚至自然消退。因此,妊娠期常不必切除病灶。治疗的主要目的是缓解症状。外阴较小病灶用80%~90% 三氯醋酸涂搽局部,每周1次;若病灶大且有蒂,可行物理治疗,如激光、微波、冷冻、电灼等。

巨大的尖锐湿疣可直接手术切除疣体,待愈合后再行局部药物治疗,妊娠期禁用足叶草碱、咪喹莫特乳膏和干扰素。

【推荐处方】

处方 1. 适用于医院外治疗

0.5% 鬼臼毒素酊(或 0.15% 鬼臼毒素软膏),每天外用 2 次,连续 3 天,随后停药 4 天,7 天为 1 个疗程。如有必要,可重复治疗,不超过 3 个疗程。

处方 2. 适用于医院外治疗的替代方案

5% 咪喹莫特乳膏,涂药于疣体上,隔夜 1 次,每周 3 次,用药 10 小时后以肥皂和水清洗用药部位,最长可用至 16 周。

处方 3. 适用于医院内治疗

30%~50% 三氯醋酸溶液,单次外用。如有必要隔 1~2 周重复 1 次,最多 6 次。

【注意事项】

妊娠期忌用鬼臼毒素和咪喹莫特,由于妊娠期疣体生长迅速,孕妇的尖锐湿疣在妊娠早期应尽早采用物理方法如液氮冷冻或手术治疗。30%~50% 三氯醋酸溶液适宜治疗小皮损或丘疹样皮损,不能用于角化过度或疣体较大、多发性以及面积较大的疣体。在治疗时应注意保护周围的正常皮肤和黏膜。不良反应为局部刺激性、红肿、糜烂、溃疡等。孕前接种四价或九价 HPV 疫苗可预防 HPV 感染和尖锐湿疣的发生。孕妇不推荐使用 HPV 疫苗,哺乳期可注射 HPV 疫苗。

第四节　生殖器疱疹

【概述】

生殖器疱疹是由单纯疱疹病毒(HSV)引起的性传播

疾病,主要是 HSV-2 型,少数为 HSV-1 型,是常见的性病之一。生殖器疱疹可反复发作,对患者的健康和心理影响较大;还可通过胎盘及产道感染新生儿,导致新生儿先天性感染。因此,该病也是较为严重的公共卫生问题之一,应对其有效的防治引起重视。

【临床特征】

妊娠期生殖器疱疹致新生儿受累者,85% 为产时通过产道而感染,10% 为产后感染,仅 5% 为宫内感染,后者主要经胎盘或生殖道上行感染所致。胎儿或新生儿感染风险与生殖道 HSV 感染状况、型别、孕周及损伤性产科操作有关。近分娩时患生殖器疱疹的孕妇,母婴传播率为30%~50%,主要与高病毒载量和缺乏可透过胎盘的保护性抗体有关。有复发性疱疹病史或妊娠早期患生殖器疱疹的孕妇,母婴传播率不到 1%。

表现为生殖器及肛门皮肤散在或簇集小水疱,破溃后形成糜烂或溃疡,自觉疼痛,常伴腹股沟淋巴结肿痛、发热、头痛、乏力等全身症状。

【治疗原则】

主要采用抗病毒治疗。治疗目的主要是缓解症状,减轻疼痛,缩短病程及防止继发感染等。目前的治疗方法尚不能达到彻底清除病毒、消除复发的效果。临床治愈标准为患处疱疹损害完全消退,疼痛、感觉异常以及淋巴结肿痛消失。

1. 一般疗法 ①主要是保持局部清洁、干燥,可每天用等渗 0.9% 氯化钠注射液清洗,疼痛者可口服止痛药,给予精神安慰;②并发细菌感染者可外用抗生素药膏;③局部疼痛明显者可外用 5% 盐酸利多卡因软膏或口服止痛药;④心理支持,说明疾病的性质、复发的原因和如何治疗及处理,增强与疾病斗争的信心。

2. 抗病毒治疗 主要适用于有病毒复制的原发性和

复发性生殖器疱疹,而对 HSV 潜伏感染则难以奏效。

【推荐处方】

处方 1. 适用于原发性生殖器疱疹的治疗。

(1) 阿昔洛韦,200mg,口服,5 次/d,连用 7~10 天。

(2) 伐昔洛韦,1 000mg,口服,2 次/d,连用 7~10 天。

(3) 泛昔洛韦,250mg,口服,3 次/d,连用 5~10 天。

处方 2. 适用于复发性生殖器疱疹的治疗(出现前驱症状或皮损出现后的 24 小时内开始治疗)。

(1) 阿昔洛韦,200mg,口服,5 次/d,连服 5 天。

(2) 伐昔洛韦,500mg,口服,2 次/d,连服 5 天。

(3) 泛昔洛韦,150mg,口服,3 次/d,连服 5 天。

处方 3. 适用于频繁复发者(1 年内复发 6 次以上)的治疗;减少复发次数,服用 4 个月~1 年的抑制疗法。

(1) 阿昔洛韦,400mg,口服,2 次/d。

(2) 伐昔洛韦,500mg,口服,1 次/d。

(3) 泛昔洛韦,250mg,口服,2 次/d。

处方 4. 适用于严重感染者的治疗。

0.9% 氯化钠　　100ml 阿昔洛韦　　5~10mg/kg	静脉滴注,每 8 小时 1 次,连用 5~7 天,直至临床症状消退。

处方 5. 局部治疗

(1) 3% 阿昔洛韦霜,适量,3 次/d,外涂。

(2) 1% 喷昔洛韦乳膏,适量,3 次/d,外涂。

【注意事项】

1. 合并细菌感染时应用敏感抗生素。

2. 局部保持患处清洁、干燥,疼痛明显时可外用盐酸利多卡因软膏或口服止痛药。

3. 孕妇合并 HSV 感染时,HSV 可通过胎盘造成胎儿宫内感染(少见)或经软产道感染新生儿(多见)。孕妇感染 HSV-2 型后可导致流产、死产、胎儿畸形,易发生早产或流产,其中所生的婴儿40%~60%在通过产道时感染,约有60%的新生儿死亡,幸存者也常留后遗症如胎儿畸形、眼部及中枢神经系统疾患。早期妊娠妇女患生殖器疱疹,应终止妊娠;晚期妊娠感染HSV者应行剖宫产,避免传染给新生儿。

4. 避免与生殖器疱疹患者性交,避孕套不能完全防止病毒传播。

第五节　生殖道沙眼衣原体感染

【概述】

沙眼衣原体(CT)感染是常见的性传播疾病之一,我国的CT感染呈上升趋势。CT有18个血清型,其中8个血清型(D~K)与泌尿生殖道感染有关,尤其以D、E和F型最常见,主要感染柱状上皮及移行上皮而不向深层侵犯。

【临床特征】

主要经性接触传播,间接传播少见。孕妇感染后可发生宫内感染,通过产道感染或出生后感染新生儿,其中经产道感染是最主要的传播途径,垂直传播率为30%~50%。胎儿经污染产道而感染,主要引起新生儿肺炎和眼炎。新生儿的血清CT IgM阳性,表明有宫内感染。

临床表现为孕妇感染后多无症状或症状轻微,以子宫颈管炎尿路炎和前庭大腺感染多见,子宫内膜炎、输卵管炎、腹膜炎、反应性关节炎和莱特尔综合征较少见。

【治疗原则】

妊娠期感染需要治疗,不推荐使用红霉素。孕妇禁用多西环素、喹诺酮类和四环素。性伴侣应同时治疗。治疗3~4周后复查CT。可能感染的新生儿应预防性用药。

【推荐处方】

处方 1. 适用于妊娠期感染者。

(1) 阿奇霉素, 1g, 顿服。

(2) 阿莫西林, 500mg, 口服, 3 次 /d, 连用 7 天。

处方 2. 适用于可能的新生儿感染, 预防衣原体肺炎。

(1) 红霉素, 50mg/(kg·d), 分 4 次口服, 连用 10~14 天。

(2) 阿奇霉素混悬剂, 20mg/(kg·d), 口服, 1 次 /d, 共 3 天。

【注意事项】

以阿奇霉素或多西环素治疗的患者, 在完成治疗后一般无须进行微生物学随访。有下列情况时考虑进行微生物学随访: ①症状持续存在; ②怀疑再感染; ③怀疑未依从治疗; ④无症状感染; ⑤红霉素治疗后。

第六节　支原体感染

【概述】

感染人类的支原体有 10 余种, 常见的与泌尿生殖道感染有关的支原体有解脲支原体 (UU)、人型支原体 (MH) 及生殖道支原体 (MG)。支原体存在于阴道、子宫颈外口、尿道口周围及尿液中, 主要经性接触传播。孕妇感染后, 可经胎盘垂直传播或经生殖道上行扩散引起宫内感染, 分娩过程中经污染的产道感染胎儿。

【临床特征】

MH 感染主要引起阴道炎、宫颈炎和输卵管炎, UU 感染多表现为非淋菌性尿道炎 (NGU), MG 感染多引起宫颈炎、子宫内膜炎盆腔炎。支原体在泌尿生殖道中存在定植现象, 多与宿主共存, 不表现出感染症状, 仅在某些条件下引起机会性感染,常与其他病原体共同致病。

【治疗原则】

不需要对下生殖道检出支原体而无症状的孕妇进行干预和治疗,对有症状者需要治疗。

【推荐处方】

处方 1. 适用于有症状的孕妇

(1)阿奇霉素,1g,顿服。

(2)红霉素,0.5g,口服,2 次 /d,连用 14 天。

处方 2. 适用于新生儿感染

(1)红霉素,25~40mg/(kg·d),分 4 次静脉滴注。

(2)红霉素,口服,连用 7~14 天。

【注意事项】

本病呈自限性,多数病例不经治疗可自愈,使用适当的抗菌药可以减轻症状、缩短病程。

第七节　获得性免疫缺陷综合征

【概述】

获得性免疫缺陷综合征(AIDS)又称艾滋病,是由人免疫缺陷病毒(HIV)感染引起的一种性传播疾病。HIV引起 T 淋巴细胞损害,导致持续性免疫缺陷,多个器官出现机会性感染及罕见的恶性肿瘤而最终导致死亡。

【临床特征】

HIV 存在于感染者的血液、精液、阴道分泌物、泪液、尿液、乳汁、脑脊液中,艾滋病患者及 HIV 携带者均有传染性,主要经性接触传播,其次为血液传播,如静脉毒瘾者、接受 HIV 感染的血液或血液制品、接触 HIV 感染者的血液和黏液等。孕妇感染 HIV 可通过胎盘传染给胎儿或分娩时经产道感染，其中母婴传播 20% 发生在妊娠 36 周前，50% 发生在分娩前几天，30% 发生在产时。出生后也可经母乳喂养感染新生儿，母乳喂养的传播率可高达 30%~40%。

感染 HIV 后少数无任何临床表现。常见症状包括发热、盗汗、疲劳、皮疹、头痛、淋巴结病、咽炎、肌痛、关节痛、恶心、呕吐和腹泻等，可出现发热、体重下降、全身浅表淋巴结肿大，常合并各种机会性感染（如口腔念珠菌感染、肺孢子菌肺炎、巨细胞病毒感染、疱疹病毒感染、弓形虫感染、隐球菌性脑膜炎及活动性肺结核等）和肿瘤（如卡波西肉瘤、淋巴瘤等），约半数患者出现中枢神经系统症状。

【治疗原则】

目前尚无治愈方法，主要采取抗病毒治疗和一般支持对症处理。妊娠期应用抗逆转录病毒治疗（ART）可降低 HIV 的母婴传播率，正在进行 ART 的 HIV 感染者妊娠，若病毒抑制效果可、患者能耐受，继续当前治疗；若检测到病毒，可行 HIV 抗逆转录病毒药物耐药性测试，若在妊娠早期，继续药物治疗；一旦治疗中断，则停用所有药物，待妊娠中期重新开始治疗。从未接受 ART 的 HIV 感染者，应尽早开始高效联合抗逆转录病毒治疗（HAART），俗称鸡尾酒疗法。如果 $CD4^+$ T 淋巴细胞计数高、HIV RNA 水平低，可考虑推迟至妊娠中期开始。

【推荐处方】

处方 1. 不论 $CD4^+$ T 淋巴细胞计数水平及临床分期，应即刻给予抗病毒治疗。

治疗方案：齐多夫定（AZT）或替诺福韦（TDF）[*]+ 拉米夫定（3TC）+ 洛匹那韦利托那韦（LPV/RTV）或依非韦伦（EFV）[**]。

齐多夫定（AZT），300mg，2 次 /d。

　　替诺福韦(TDF),300mg,1 次/d。

　　拉米夫定(3TC),300mg,1 次/d。

　　洛匹那韦利托那韦(LPV/RTV):LPV 400mg + RTV 100mg,2 次/d。

　　依非韦伦(EFV),600mg,每晚 1 次。

　　具体治疗方案可根据实际情况进行调整。

　　[*] 如果孕妇出现 Hb ≤ 90g/L,或者基线时中性粒细胞低于 0.75×10^9/L,建议不选或停用 AZT。可使用 TDF 替换 AZT,使用 TDF 的 HIV 感染者应注意监测肾功能。

　　[**] 获得 LPV/RTV 有困难时,可以考虑应用 EFV,但妊娠 3 个月内避免使用 EFV。

　　处方 2. 分娩期处理

　　若分娩前从未接受过 ART 或 HIV RNA>400copy/ml,或未知 HIV RNA 水平,可用齐多夫定,首剂 2mg/kg 静脉滴注(1 小时),然后 1mg/(kg·h)持续静脉滴注至分娩。

【注意事项】

　　1. HIV 感染的孕妇的抗病毒治疗必须使用三联抗病毒治疗方案。孕妇在任何 CD4[+] T 淋巴细胞水平时,都有可能将 HIV 传染给胎儿,因此孕妇一旦发现 HIV 感染,无论其是否进行 CD4[+] T 淋巴细胞计数和病毒载量检测,也无论其检测结果如何,需要立即启用抗病毒治疗。

　　2. 已经开始抗病毒治疗的女性通常可以在整个妊娠期间继续使用当前的治疗方案(包括妊娠前 3 个月)。妊娠前 3 个月避免使用 EFV,如果已经使用 EFV 方案治疗,妊娠 3 个月后才发现怀孕,可不更换 EFV。

　　3. TDF 虽然在孕妇中使用的安全性资料有限,但是已有的研究表明,TDF 在孕期使用是安全的,并且世界卫生组织的相关指南中也将 TDF 推荐为 HIV 感染孕妇的首选药物之一。因此在孕妇对 AZT 不耐受时,TDF 可以用于 HIV 感染的孕妇。同时对于 HIV 和 HBV 双重感染的孕妇,TDF 将是首选的核苷类逆转录酶抑制剂之一,与 3TC

合用。

4. 在分娩结束后,无论采用何种婴儿喂养方式,产妇均无须停药。

5. 妊娠期间尤其在妊娠的前 3 个月通常出现的恶心、呕吐可能会影响抗病毒治疗的依从性,有发生药物耐药的风险。因此,进行抗病毒治疗的女性应该接受对症处理和饮食调节以减少恶心和呕吐症状的发生。如果持续呕吐影响抗病毒药的应用,请咨询 HIV 治疗专家。

参考文献

［1］谢幸,孔北华,段涛.妇产科学.9 版.北京:人民卫生出版社,2018: 116-123.

［2］中华医学会妇产科学分会感染性疾病协作组.妊娠合并梅毒的诊断和处理专家共识.中华妇产科杂志,2012, 47 (2): 158-160.

［3］中国疾病预防控制中心性病控制中心.性传播疾病临床诊疗指南(节选 2).国际流行病学传染病学杂志,2008, 35 (5): 289-294.

［4］中国疾病预防控制中心性病控制中心,中华医学会皮肤性病学分会性病学组,中国医师协会皮肤科医师分会性病亚专业委员会.梅毒、淋病、生殖器疱疹、生殖道沙眼衣原体感染诊疗指南(2014).中华皮肤科杂志,2014, 47 (5): 365-372.

［5］中华医学会皮肤性病学分会性病学组,中国医师协会皮肤科分会性病亚专业委员会.尖锐湿疣诊疗指南(2014).中华皮肤科杂志,2014, 47 (8): 598-599.

（王　晨　潘　琼）

第十五章

胎儿异常

第一节　胎儿生长受限

【概述】

出生体重低于同胎龄体重第 10 百分位的新生儿称为小于孕龄儿(small for gestation age,SGA)。

胎儿生长受限(fetal growth restriction,FGR;intrauterine growth restriction,IUGR)指胎儿应有的生长潜力受损,估测的胎儿体重小于同孕龄第 10 百分位的 SGA。严重的 FGR(severe FGR)指估测的胎儿体重小于同孕龄第 3 百分位。

低出生体重儿指足月胎儿出生时的体重 <2 500g。

【临床特征】

胎儿生长受限根据其发生时间、胎儿体重以及病因分为 3 类:

1. 内因性均称型 FGR　一般发生在胎儿发育的第一阶段(妊娠 17 周之前,细胞增殖,细胞数目增加),因胎儿在体重、头围和身长 3 个方面均受限,头围与腹围均小,故称均称型。其病因包括基因或染色体异常、病毒感染、接触放射性物质及其他有毒物质。

2. 外因性不均称型 FGR　胚胎早期发育正常,至妊娠晚期才受到有害因素影响,如妊娠高血压疾病等所致的慢性胎盘功能不全。

3. 外因性均称型 FGR 为上述两型的混合型。其病因有母婴双方的因素,多因缺乏重要的生长因素如叶酸、氨基酸、微量元素或有害药物影响所致,在整个妊娠期间均产生影响。

【诊断】

1. 临床指标 子宫底高度连续 3 周测量均在第 10 百分位以下者,为筛选 FGR 的指标;妊娠 26 周后宫高测量值低于对应标准 3cm 以上,应疑诊 FGR;宫高低于对应标准 4cm 以上,应高度怀疑 FGR。

2. 辅助检查

(1)超声监测胎儿生长:测量胎儿的头围、腹围和股骨,估计胎儿的体重低于对应孕周胎儿体重第 10 百分位以下或胎儿的腹围(abdominal circumference,AC)小于对应孕周腹围第 10 百分位以下,需考虑 FGR,至少间隔 2 周复查 1 次;腹围 / 头围比值(AC/HC)小于正常同孕周平均值第 10 百分位,有助于估算不均称型 FGR;羊水量与胎盘成熟度需注意胎盘形态、脐带插入点、最大羊水深度及羊水指数。

(2)彩色多普勒超声检查脐动脉血流:所有超声估计体重或胎儿腹围测量低于正常第 10 百分位以下的胎儿都需进行脐动脉多普勒血流检测,了解子宫和胎盘灌注情况。

【治疗原则】

积极寻找病因,改善胎盘循环,加强胎儿监测,适时终止妊娠。

1. 积极寻找可能导致 FGR 的病因,正确治疗慢性高血压 / 子痫前期 / 糖尿病和其他合并症等非常重要。

2. 分娩方式及时机的选择

(1)继续妊娠的指征:胎儿状况良好,胎盘功能正常,妊娠未足月,孕妇无合并症及并发症,可以在严密监护下妊娠至足月,但不应超过预产期。

(2)终止妊娠的指征:①治疗后 FGR 毫无改善,胎儿停止生长 3 周以上;②胎盘提前老化,伴有羊水过少等胎盘功能低下的表现;③胎心电子监护反应差,胎儿的物理评分 <6 分,胎儿的脐血流测定提示缺氧;④在治疗中妊娠合并症、并发症病情加重,妊娠继续将危害母婴健康和生命,应尽快终止妊娠,一般孕 34 周终止妊娠,<34 周促胎肺成熟后终止妊娠。

(3)分娩方式的选择:FGR 胎儿对缺氧的耐受能力差,胎儿的胎盘功能不足,难以耐受分娩过程中子宫收缩时的缺氧,可适当放宽剖宫产的指征。

1)阴道分娩:经治疗,胎儿在宫内情况良好,胎盘功能正常,胎儿成熟,Bishop 宫颈成熟度评分 ≥ 7 分,羊水量及胎位正常,无其他禁忌者可经阴道分娩;如胎儿难以存活,无剖宫产指征时予以引产。

2)剖宫产:孕妇的病情不宜阴道分娩,产道条件欠佳,阴道分娩对胎儿不利均应行剖宫产结束分娩。

【推荐处方】

处方 1. 营养治疗

(1)复方氨基酸,250ml　静脉滴注,1 次 /d。

(2)5% 葡萄糖　500ml ｜ 静脉滴注,1 次 /d。
　　维生素 C　2g ｜

(3)5% 葡萄糖　500ml ｜ 静脉滴注,1 次 /d。
　　脂溶性维生素Ⅱ　1 支 ｜

(4)低分子右旋糖酐,500ml 静脉滴注,1 次 /d。

(5)复合维生素(爱乐维)/ 多维元素胶囊,1 粒,1 次 /d。

处方 2. 阿司匹林,50mg,口服,1 次 /d。

低分子量肝素钠,0.4ml,皮下注射,1 次 /d。

两药联合使用能有效恢复胎盘血液循环,增加孕妇的羊水量,促胎儿生长发育。

处方 3. 氧疗,3 次 /d,每次 30 分钟。

【注意事项】

不能连续给氧,因连续给氧会使子宫血管收缩,减少胎盘血流量。

第二节　巨大胎儿

【概述】

出生体重高于第 90 百分位体重的新生儿或胎儿称为大于孕龄儿(large for gestational age,LGA)。巨大胎儿(macrosomia)指任何孕周胎儿的体重超过 4 000g。还有一组以胎儿过度生长发育为特征的遗传综合征,称为发育过度综合征,该类患儿出生后持续过度生长。

【临床特征】

1. 腹部检查　腹部明显膨隆,宫高 >35cm,触诊胎体大,先露部高浮,若为头先露,多数胎头跨耻征为阳性。听诊时胎心清晰,但位置较高。

2. 超声检查　测量胎儿的双顶径、股骨长、腹围及头围等各项生物指标。巨大胎儿的胎头双顶径往往会大于10cm,此时需进一步测量胎儿的肩径及胸径,肩径及胸径大于头径者需警惕难产的发生。

【治疗原则】

监测血糖,排除糖尿病,根据胎盘功能及血糖控制情况决定终止妊娠的时机及方式,不建议预防性引产,预防新生儿低血糖。

【推荐处方】

处方 1. 合理膳食,控制体重,预防巨大胎儿出生。

中国营养学会妇幼营养分会推荐的孕妇的平衡膳食

见表 15-1。

表 15-1　孕妇的平衡膳食（中国营养学会妇幼营养分会）

	孕早期	孕中、晚期
油 /g	15~20	20~25
盐 /g	6	6
奶类及奶制品 /g	200~250	250~500
大豆类及坚果 /g	50	60
鱼、禽、蛋、肉类（含动物内脏）/g	150~200（其中鱼类、禽类、蛋类各 50）	200~250（其中鱼类、禽类、蛋类各 50）
蔬菜类 /g	300~500（以绿叶菜为主）	300~500（绿叶菜占 2/3）
水果类 /g	100~200	200~400
谷类、薯类及杂豆 /g	200~300（杂粮不少于 1/5）	350~450（杂粮不少于 1/5）

孕中、晚期的体重增长范围见表 15-2。

表 15-2　孕中、晚期的体重增长范围

孕前的 BMI/（kg/m²）	总体重增长范围 /kg	孕中、晚期的平均体重增长率（范围）/（kg/w）
体重不足 <18.5	12.5~18	0.51（0.44~0.58）
标准体重为 18.5~24.9	11.5~16	0.42（0.35~0.50）
超重为 25.0~29.9	7~11.5	0.28（0.23~0.33）
肥胖 ≥ 30.0	5~9	0.22（0.17~0.27）

处方 2. 预防新生儿低血糖。

10% 葡萄糖，口服 / 静脉滴注。

处方 3. 新生儿应补充钙剂。

10% 葡萄糖注射液　　　　　静脉滴注。

10% 葡萄糖酸钙　　1ml/kg

【注意事项】

1. 掌握肩难产的接生技术。

2. 应向患者和家属交代巨大胎儿时对产妇与婴儿的不利影响,并取得知情同意。

(1)发生新生儿窒息、颅内出血、锁骨骨折、臂丛神经损伤,甚至死亡。

(2)产妇由于难产致盆底组织受损,以后可能导致子宫脱垂或失禁。

(3)因子宫过度膨大、宫缩乏力,产后易发生大出血。

第三节 胎儿窘迫

【概述】

胎儿窘迫(fetal distress)指胎儿在子宫内因急性或慢性缺氧危及其健康和生命的综合症状,发生率为2.7%~38.5%。

【临床特征】

1. 急性胎儿窘迫 主要发生在分娩期。多因脐带异常、胎盘早剥、宫缩过强、产程延长及休克等引起。表现为产时胎心率异常、伴或不伴羊水胎粪污染、胎动异常等。

2. 慢性胎儿窘迫 主要发生在妊娠晚期,常延续至临产并加重。多因妊娠高血压疾病、慢性肾炎、糖尿病等所致。表现为胎动减少或消失、产前电子胎心监护异常、胎儿生物物理评分低(≤4分为缺氧,≤6分为可疑缺氧)、脐动脉 S/D 异常等。

【治疗原则】

1. 急性胎儿窘迫 采取措施,改善胎儿缺氧状态。

(1)一般处理:迅速查找病因,宫颈检查排除脐带脱垂或快速宫颈扩张或胎头下降;改变孕妇的体位,减少腔静脉压迫,改善子宫和胎盘血流;排除重度胎盘早剥及子宫破裂;纠正孕妇低血压等。

(2)停用促宫缩药,抑制宫缩。

(3)尽快终止妊娠:如果上述措施均不奏效,应紧急终止妊娠。根据产程进展决定分娩方式,第一产程的胎儿窘迫即刻剖宫产,第二产程胎先露 +2 以下产钳或吸引器助产胎先露 +2 及 +2 以上剖宫产,尽量 20 分钟内娩出胎儿。

2. 慢性胎儿窘迫　应针对妊娠合并症或并发症特点及其严重程度,根据孕周、胎儿成熟度及胎儿缺氧程度综合判断,制订处理方案。

(1)一般处理:卧床休息,取左侧卧位。定时吸氧,2~3 次 /d,每次 30 分钟。积极治疗妊娠并发症及合并症。

(2)终止妊娠:妊娠近足月者胎动减少或缩宫素激惹试验(OCT)出现频繁晚期减速,重度变异减速,以剖宫产终止妊娠为宜。

(3)期待疗法:孕周小、估计胎儿娩出后存活的可能性小,保守治疗以延长孕周,同时促胎肺成熟,等待胎儿成熟后终止妊娠。

【推荐处方】

处方 1. 吸氧治疗

面罩吸氧,10L/min,3 次 /d,每次 30 分钟。

处方 2. 纠正酸中毒

5% 碳酸氢钠,125ml,静脉滴注。

处方 3. 适当进食,补充能量:建议分娩期孕妇进食高能量、易消化的食物,对于不能进食者可以静脉补充葡萄糖和电解质。

5% 葡萄糖　500ml	静脉滴注。
维生素 C　2g	
5% 葡萄糖　500ml	静脉滴注。
氯化钾　15ml	

处方 4. 抑制宫缩治疗

（1）硫酸镁

5% 葡萄糖（0.9% 氯化钠）　100ml 25% 硫酸镁　5g	快速静 脉滴注。
随后，5% 葡萄糖（0.9% 氯化钠）　500ml 硫酸镁　15g	1~2g/h 缓 慢 滴 注 12 小时， 一般用药 不 超 过 48 小时。

（2）利托君

5% 葡萄糖（或 0.9% 氯化钠）　500ml 利托君　100mg	静脉 滴注。

滴速为 5 滴 /min（20 滴 /ml），每 10 分钟增加 5 滴 /min，直至达到预期效果，通常保持在 15~35 滴 /min，待宫缩停止，继续滴注 12~18 小时。静脉滴注结束前 30 分钟改口服，最初 24 小时每 2 小时 10mg（1 片），此后每 4~6 小时 10~20mg，总量不超过 120mg/d，常用的维持剂量为 80~120mg/d，平均分次给药。

（3）沙丁胺醇，2.4~4.8mg，每 8 小时 1 次，宫缩抑制后停用。

处方 5. 羊膜腔灌注适用于以下 3 种情况：治疗变异减速或延长减速；对羊水过少进行预防性羊膜腔灌注；稀释粪染的羊水等。

0.9% 氯化钠注射液加热到 37℃，以 15~20ml/min 的速度注入羊膜腔，总量不超过 1 000ml。

【注意事项】

1. 不能持续吸氧，因连续给氧会使子宫血管收缩，减少胎盘血流量。

2. 氨茶碱具有抑制宫缩的作用，亦可以缓解宫缩过强导致的胎盘血流量减少。但是氨茶碱可使胎心率增加,当分娩期胎心减速时应用氨茶碱后使胎心减速减轻,但导致胎心减速的病因尚未消除,易掩盖病情、延误诊断。因此,当出现胎儿窘迫时不能过分依赖氨茶碱。

第四节　死　胎

【概述】

妊娠 20 周后胎儿在子宫内死亡称为死胎。胎儿在分娩过程中死亡称为死产,也是死胎的一种。

【临床特征】

孕妇自觉胎动停止,子宫停止增长,检查时听不到胎心,子宫大小与停经周数不符,超声检查可确诊。

死胎在宫腔内停留过久可能引起母体凝血功能障碍。胎儿死亡后约 80% 在 2~3 周内自然娩出,若死亡后 3 周胎儿仍未排出,退行性变的胎盘组织释放凝血活酶进入母体血液循环,激活血管内凝血因子,可能出现弥散性血管内凝血(DIC)。胎死宫内 4 周以上者发生 DIC 的概率高,可引起分娩时的严重出血。

【治疗原则】

死胎一经确诊,尽早引产,建议进行尸体解剖及胎盘、脐带、胎膜病理检查及染色体检查,尽力寻找死胎的原因。凝血功能异常者,纠正凝血功能后引产。

【推荐处方】

处方 1. 依沙吖啶
经羊膜腔注入依沙吖啶,50~100mg。
处方 2. 米非司酮配伍前列腺素
米非司酮 150~200mg,分次口服(25~50mg,2 次 /d),

48~72 小时后加用前列腺素;可用米索前列醇 25μg,阴道给药,4 小时无效可重复。

处方 3. 水囊＋缩宫素引产

将水囊全部放入子宫腔内,置于子宫壁与胎膜之间,注入 0.9% 氯化钠注射液 300~500ml,最多不超过 600ml;24 小时后取出,如宫颈软化、无宫缩、估计加用缩宫素后胎儿能够娩出,可加用缩宫素。

处方 4. 凝血功能异常者根据情况酌情使用。

(1)低分子量肝素钠,5 000IU,1 次 /d

(2)注射用水　　100ml
　　纤维蛋白原　　1~2g

　静脉滴注,每 6 小时 1
　次,一般用量为 3~6g
　(纤维蛋白原 <1.5g/L)。

(3)凝血酶原复合物,1~2KU,静脉滴注。

(4)酌情输注新鲜冷冻血浆、冷沉淀(成人 6~8U/ 次)及血小板。

【注意事项】

1. 胎儿死亡 4 周尚未排出者应行凝血功能检查。若纤维蛋白原 <1.5g/L、血小板 <100×10^9/L 时可用肝素治疗,可使纤维蛋白原和血小板恢复到有效止血的水平,然后再引产,并备新鲜血,注意预防产后出血和感染。

2. 使用依沙吖啶引产需注意患者的肝、肾功能,掌握药物的适应证及禁忌证。依沙吖啶用于引产时,有 3%~4% 的孕妇发热达 38℃以上,可发生胎盘滞留或部分胎盘、胎膜残留而引起大量出血,一般以用于妊娠 16~24 周的引产为宜。极个别的孕妇有过敏反应。应掌握剂量,超过 500mg 为中毒剂量,超过 1 000mg 可能引起急性肾功能损伤甚至死亡。

3. 水囊引产根据孕周,注水量酌情增减,避免胎盘早剥、子宫破裂等。

4. 引产方式应根据孕周及子宫有无瘢痕,结合孕妇意愿,知情同意后选择。原则是尽量经阴道分娩,剖宫产仅限于特殊情况下使用。对于妊娠 28 周前有子宫手术史者,应制订个体化引产方案;妊娠 28 周后的引产应根据产科指南制订执行。

第五节　多胎妊娠

【概述】

1. 定义　1 次妊娠宫腔内同时有 2 个或 2 个以上的胎儿时称为多胎妊娠,以双胎妊娠多见。

2. 类型及特点

(1)双卵双胎:2 个卵子分别受精形成的双胎妊娠称为双卵双胎。双卵双胎约占双胎妊娠的 70%,与应用促排卵药、多胚胎宫腔内移植及遗传因素有关。有 2 个羊膜腔,中间隔有 2 层羊膜、2 层绒毛膜。同期复孕是 2 个卵子在短时间内的不同时间受精而形成的双卵双胎,精子也可来自不同的男性。

(2)单卵双胎:由 1 个受精卵分裂形成的双胎妊娠称为单卵双胎。1 个受精卵分裂形成 2 个胎儿,具有相同的遗传基因,故 2 个胎儿的性别、血型及外貌等均相同。由于受精卵在早期发育阶段发生分裂的时间不同,形成以下 4 种类型。

1)双绒毛膜双羊膜囊:单卵双胎分裂发生在桑椹期(早期胚泡),相当于受精后 3 天内,形成 2 个独立的胚胎、2 个羊膜囊。2 个羊膜囊之间隔有 2 层绒毛膜、2 层羊膜,胎盘为 1 或 2 个。此种类型约占单卵双胎的 30%。

2)单绒毛膜双羊膜囊:单卵双胎分裂发生在受精后第 4~8 天,胚胎发育处于胚泡期,即已分化出滋养细胞,羊膜囊尚未形成。胎盘为 1 个,2 个羊膜囊之间仅隔有 2 层羊膜。此种类型约占单卵双胎的 68%。

3)单绒毛膜单羊膜囊:单卵双胎受精卵在受精后第

9~13 天分裂,此时羊膜囊已形成,2 个胎儿共存于 1 个羊膜腔内,共有 1 个胎盘。此类型占单卵双胎的 1%~2%。

4)连体双胎:受精卵在受精第 13 天后分裂,此时原始胚盘已形成,机体不能完全分裂成 2 个,形成不同形式的联体儿,极罕见。寄生胎也是连体双胎的一种形式。

【临床特征】

1. 产科检查　同时听诊胎心 1 分钟,2 个胎心率相差 10 次以上。

2. 超声诊断绒毛膜及羊膜性质　在妊娠 6~10 周,可通过宫腔内的孕囊数目进行绒毛膜性质判断,若宫腔内有 2 个孕囊,则为双绒毛膜双胎;若仅见 1 个孕囊,则单绒毛膜双胎的可能性较大。在妊娠 10~14 周,可以通过判断胎膜与胎盘插入点呈"双胎峰"或者"T"字征来判断双胎的绒毛膜性,前者为双绒毛膜双胎,后者为单绒毛膜双胎。

【治疗原则】

补充足够的营养,预防早产,防治并发症,根据绒毛膜及羊膜性质个体化监护胎儿并选择终止妊娠的时机。

1. 妊娠期

(1)加强营养:营养物质应均衡,进食高热量、高蛋白质、高维生素及必需脂肪酸,注意补充铁剂、叶酸及钙剂,预防贫血、围产期心肌病及妊娠高血压疾病。

(2)明确为联体儿应尽早终止妊娠:双胎中一胎死亡者,若发生在妊娠早期,则无须特殊处理;若发生在晚期,则须警惕 DIC 的发生。

(3)防治早产:是产前监护的重点。多胎孕妇应增加每日的休息时间,减少活动量。

(4)防治妊娠期并发症:注意孕妇有无头晕、视物模糊、皮肤瘙痒、呼吸困难等不适,监测血压、尿蛋白、血糖、血红蛋白、血胆汁酸,发现异常及早治疗。

(5)终止妊娠的指征及时机:①合并羊水过多,有压迫症状及呼吸困难。②胎儿畸形。③母亲有严重的并发症，如子痫前期或子痫、早期心力衰竭等，不能继续妊娠时。④妊娠足月尚未临产而出现胎盘功能减退及胎儿宫内窘迫。⑤无并发症及合并症的双绒毛膜双胎可期待至孕 38 周时再考虑分娩，最晚不应超过 39 周;无并发症及合并症的单绒毛膜双羊膜囊双胎可以在严密监测下至妊娠 35~37 周分娩;单绒毛膜单羊膜囊双胎的分娩孕周为 32~34 周;复杂性双胎如 TTTS、sLUGR 及 TAPS 需要结合每个孕妇及胎儿的具体情况制订个体化的分娩方案。

2. 分娩期　绝大多数能经阴道分娩。

(1)产妇要有足够的阴道分娩的信心及体力,保证足够的热量及睡眠。

(2)严密观察产程及胎心、宫缩变化。如出现宫缩乏力,在严密监护下给予低浓度的缩宫素静脉滴注。

(3)第二产程行会阴侧切术,减轻胎头受压。

3. 剖宫产的指征

(1)异常胎先露:如第一个胎儿为肩先露、胎头交锁(一臀一头)、胎头碰撞(两胎头同时入盆)、胎头嵌顿(第二个胎儿的胎头位于第一个胎儿的颈部)。

(2)脐带脱垂、胎盘早剥、前置胎盘、先兆子痫、子痫、胎膜早破、继发性宫缩乏力。

(3)先兆子宫破裂。

(4)胎儿窘迫。

(5)产程进展异常经处理无效。

【推荐处方】

处方 1. 营养:正常妊娠体重(BMI 为 19.8~26.0kg/m^2)者需热量 3 500kcal(14 650kJ)/d, 铁 60~100mg/d, 叶酸 1mg/d。

处方 2. 非孕妇及单胎、双胎、三胎及三胎以上孕妇控制每日进食所需的各营养要素:见表 15-3。

表 15-3　非孕妇及单胎、双胎、三胎及三胎以上孕妇
每日进食所需的各营养要素估计表

（美国国家研究委员会食物及营养协会）

营养物质	非妊娠	单胎	双胎	三胎或四胎	食物来源
热量 /kcal (1kcal= 4.2kJ)	2 200	2 500	3 500	4 500	蛋白、脂肪、碳水化合物
蛋白质 (20%)/g	110	126	176	225	肉（含家禽）、海鲜
碳水化合物(40%)/g	220	248	350	450	面包、谷物、面糊、牛乳、水果
脂肪(40%)/g	98	112	115	200	乳制品、核桃、油
叶酸 /μg	180	400	800	1 200	绿色植物、柑橘、柠檬类水果
烟碱酸 / mg	15	17	25	35	肉、核桃、豆
维生素 B_2/mg	1.3	1.6	3.0	4.0	肉（含家禽）、肝、面包、面糊
维生素 B_1/mg	1.1	1.5	3.0	4.0	猪肉、面包、家禽、面糊
维生素 A/μg RE	800	800	1 000	1 200	绿色植物、柑、黄色植物、肝
维生素 B_6/mg	1.6	2.2	4.4	6.0	肉（含家禽）、肝、面包、面糊
维生素 B_{12}/μg	2.0	2.2	3.0	4.0	肉
维生素 C/mg	60	70	150	200	柑、柠檬类水果
维生素 D/μg	5	10	15	20	精炼乳制品

续表

营养物质	非妊娠	单胎	双胎	三胎或四胎	食物来源
维生素 E/mg	8	10	14	16	核桃、油
钙/mg	800	1 200	2 000	3 000	牛乳、甘酪、冰淇淋
碘/μg	150	175	300	400	碘盐
铁/mg	15	30	60	90	肉(含家禽)、蛋、面包、面糊
镁/mg	280	320	500	750	海鲜、豆、面包、家禽、面糊
磷/mg	800	1 200	2 000	3 000	肉
硒/μg	55	65	75	90	面包、家禽
锌/mg	12	15	30	40	肉、蛋、海鲜

处方 3. 双胎孕妇根据不同的体重指数控制每日的热量及蛋白质、碳水化合物、脂肪摄入量:见表 15-4。

表 15-4　双胎孕妇根据不同的体重指数的每日热量及蛋白质、碳水化合物、脂肪摄入量推荐表

体重指数/(kg/m²)	体重较轻 <19.8	正常体重 19.8~26.0	体重较重 26.1~29.0	肥胖 >29.0
热量/kcal	4 000	3 500	3 250	3 000
蛋白质(占热量的 20%)/g	200	176	163	150
碳水化合物(占热量的 40%)/g	400	350	325	300
脂肪(占热量的 40%)/g	133	155	144	178

处方 4. 促子宫收缩治疗

(1) 复方氯化钠　500ml　　　静脉滴注。
　　缩宫素　　　20U

(2) 缩宫素,10U,肌内注射,预防产后出血。

(3) 麦角新碱,0.2mg,肌内注射,预防产后出血,必要时每 2~4 小时重复 1 次,不超过 5 次。

(4) 米索前列醇,400μg,直肠内给药;或卡前列甲酯栓,0.1mg,舌下含服,预防产后出血。

(5) 卡前列素氨丁三醇,250μg,肌内注射或宫颈注射,治疗产后出血,必要时间隔 15 分钟 ~3.5 小时重复给药,总剂量不超过 2mg(8 次)。

【注意事项】

1. 孕期严密监测,预防双胎并发症。

2. 阴道分娩时,当第一个胎儿娩出后,应注意以下几点:

(1) 立即夹紧脐带,以防第二个胎儿失血。

(2) 立即腹部沙袋加压,以防宫内压力骤减引起胎盘早剥;避免过度牵拉脐带引起胎盘早剥。

(3) 立即嘱助手腹部固定第二个胎儿,防止其胎方位或胎产式改变。

(4) 若发现有脐带脱垂或胎盘早剥,及时用产钳或臀牵引娩出第二个胎儿。

(5) 若无异常,等待第二个胎儿自然分娩;如等待 15 分钟仍无宫缩,可人工破膜并静脉滴注低浓度的缩宫素加强宫缩。

(6) 若胎头交锁且第一个胎儿已死亡,应对其行断头以保存第二个胎儿。

3. 预防产后出血。

(1) 临产时备血,开通静脉通道。

(2) 第二个胎儿的前肩娩出后缩宫素 20U 静脉滴注和 10U 肌内注射,并加用米索前列醇 400μg 直肠内给药以预防产后 2 小时出血。使用缩宫素要维持到产后 2 小时。

参考文献

［1］谢幸, 孔北华, 段涛. 妇产科学. 9 版. 北京: 人民卫生出版社, 2018: 135-141.

［2］曹泽毅. 中华妇产科学. 3 版. 北京: 人民卫生出版社, 2014: 488-768.

［3］李荷莲, 郑桂英, 韩丽英. 简明妇产科医师处方. 北京: 人民军医出版社, 2008: 43-103.

［4］刘元姣, 陈建华, 洛若愚. 妇产科医师手册. 2 版. 北京: 北京科学技术出版社, 2010: 107-135.

［5］韦镕澄, 万桂平. 妇产科临床处方手册. 南京: 江苏科学技术出版社, 2002: 15-35.

（李瑞珍）

第十六章

胎盘与胎膜异常

第一节　前置胎盘

【概述】

妊娠 28 周以后,胎盘位置低于胎先露部,附着于子宫下段,下缘达到或覆盖宫颈内口称为前置胎盘(placenta previa)。为妊娠晚期阴道出血最常见的原因。前置胎盘分为 4 类:完全性前置胎盘、部分性前置胎盘、边缘性前置胎盘、低置胎盘。

1. 完全性前置胎盘(complete placenta previa)或称中央性前置胎盘(central placenta previa)　胎盘组织完全覆盖宫颈内口。

2. 部分性前置胎盘(partial placenta previa)　胎盘组织覆盖部分宫颈内口。

3. 边缘性前置胎盘(marginal placenta previa)　胎盘附着于子宫下段,下缘达到宫颈内口。

4. 低置胎盘(low lying placenta)　胎盘附着于子宫下段,边缘距宫颈内口 <2cm。

【临床特征】

典型症状为妊娠晚期或临产后发生无诱因、无痛性反复阴道出血。

由于子宫下段形成、宫颈管消失、宫口扩张等因素,胎盘边缘与宫颈内口的关系常随孕周的不同时期而改变,目前临床上以处理前的最后一次检查结果来确定其分类。

既往有剖宫产史或子宫肌瘤剔除术史,此次妊娠为前置胎盘,胎盘附着于原手术瘢痕部位者,发生胎盘粘连、植入和致命性大出血的风险高,称之为凶险性前置胎盘(pernicious placenta previa)。

【治疗原则】

抑制宫缩、纠正贫血、预防感染和适时终止妊娠。

1. 期待疗法　目的是在保障母婴安全的前提下,尽量延长妊娠时间,提高胎儿存活率。适用于妊娠 <36 周、胎儿存活、一般情况良好、阴道出血量少、无须紧急分娩的孕妇。

2. 终止妊娠

(1)指征:①出血量大甚至休克,为挽救孕妇生命,无须考虑胎儿情况,应立即终止妊娠;②出现胎儿窘迫等产科指征时,胎儿已可存活,可行急诊手术;③临产后诊断的前置胎盘,出血量较多,估计短时间内不能分娩者,也应终止妊娠。

(2)时机:①无临床症状的前置胎盘根据类型决定分娩时机;②合并胎盘植入者可于妊娠 36 周及 36 周以上择期终止妊娠;③完全性前置胎盘可于妊娠 37 周及 37 周以上择期终止妊娠;④边缘性前置胎盘可于 38 周及 38 周以上择期终止妊娠;⑤部分性前置胎盘应根据胎盘遮盖宫颈内口的情况适时终止妊娠。

【推荐处方】

处方 1. 卧床休息,左侧卧位。

处方 2. 保持大便通畅:乳果糖,15ml,空腹口服,1 次 /d;多食蔬菜、水果。

处方 3. 抑制宫缩

(1)硫酸镁

5% 葡萄糖或 0.9% 氯化钠	100ml 快速
25% 硫酸镁　5g	静脉滴注。

| 随后,5% 葡萄糖或 0.9% 氯化钠　500ml
25% 硫酸镁　15g | 1~2g/h 缓慢滴注 12 小时,一般用药不超过 48 小时。 |

(2)利托君

| 5% 葡萄糖或 0.9% 氯化钠　500ml
利托君　100mg | 静脉滴注。 |

滴速为 5 滴 /min(20 滴 /ml),每 10 分钟增加 5 滴 /min,直至达到预期效果,通常保持在 15~35 滴 /min,待宫缩停止,继续输注 12~18 小时。静脉滴注结束前 30 分钟改口服,最初 24 小时每 2 小时 10mg(1 片),此后每 4~6 小时 10~20mg,总量不超过 120mg/d,常用的维持剂量为 80~120mg/d,平均分次给药。

(3)沙丁胺醇,2.4~4.8mg,口服,每 8 小时 1 次,宫缩抑制后停用。

(4)钙通道阻滞剂:硝苯地平,初始剂量为 20mg,口服,然后 10~20mg,3~4 次 /d,根据宫缩情况调整。应密切注意孕妇的心率及血压变化。

(5)前列腺素合成酶抑制剂:吲哚美辛,初始剂量为 50~100mg,经阴道或直肠给药,也可口服;然后每 6 小时 25mg,维持 48 小时。

(6)阿托西班,初始剂量为 6.75mg,静脉注射 1 分钟;继之 18mg/h 滴注,维持 3 小时;接着 6mg/h 缓慢静脉滴注,持续 45 小时。

处方 4. 纠正贫血:高铁高蛋白饮食,口服补充铁剂。

(1)蛋白琥珀色亚铁口服液,15ml/ 支,每天 1~2 支,餐前服用,餐前服用。不良反应有胃肠道反应。禁用于含铁血黄素沉着、溶血性贫血、铁利用障碍性贫血等。

(2)硫酸亚铁片,0.3g/ 片,一次 1 片,3 次 /d,餐后服用。可能引起便秘。禁用于肝炎、胃与十二指肠溃疡、胰腺炎等。

（3）健脾生血片，0.6g/片，一次 3 片，3 次/d。主要适用于贫血并脾胃虚弱、食纳欠佳、大便不调者。非缺铁性贫血禁用。

处方 5. 间断吸氧，3 次/d，每次 30 分钟。

处方 6. 促胎肺成熟

（1）地塞米松注射液，6mg，肌内注射，每 12 小时 1 次，共 4 次。

（2）倍他米松注射液，12mg，肌内注射，24 小时后再重复 1 次。

适用于妊娠 ≤ 35 周，1 周内有可能分娩的孕妇；如果用药后超过 2 周，仍存在 ≤ 34 周早产可能者，可重复 1 个疗程。

处方 7. 预防深静脉血栓：每天摄入充足的水分，穿弹力袜。

处方 8. 术中出血止血

（1）热盐水纱布垫压迫。

（2）在明胶海绵上放凝血酶或巴曲酶，置出血部位再加纱垫压迫 10 分钟。

（3）用可吸收线 8 字缝扎开放的血窦。

（4）在胎盘剥离面的蜕膜下注射垂体后叶素 6U（1ml），用 0.9% 氯化钠 10ml 稀释后多点注射，每点注射 1ml 稀释液，有望促使局部血管收缩止血。

【注意事项】

1. 已用硫酸镁者慎用钙通道阻滞剂，以防血压急剧下降。

2. 吲哚美辛可通过胎盘，大剂量长期使用可使胎儿动脉导管提前关闭，导致肺动脉高压且有使肾血管收缩、抑制胎尿形成、使肾功能受损、羊水减少的严重副作用，故此类药物仅在妊娠 32 周前短期选用，用药期间应监测羊水量及胎儿动脉导管血流。

3. 使用 β_2 肾上腺素受体激动剂（利托君、沙丁胺醇）时，对合并心脏病、高血压、未控制的糖尿病和并发重度子痫前期、明显产前出血等孕妇慎用或禁用。用药期间需密切观察孕妇的主诉及心率、血压、宫缩变化，并限制静脉输液量（不超过 2 000ml/d），以防肺水肿。如患者的心率 >120 次 /min，应减少滴速；如心率 >140 次 /min，应停药；如出现胸痛，应立即停药并行心电监护。长期用药者应监测血钾、血糖、肝功能和超声心动图。

4. 沙丁胺醇对于糖尿病、心脏病、青光眼患者不能用。

第二节　胎盘早剥

【概述】

胎盘早剥（placental abruption）指妊娠 20 周后正常位置的胎盘在胎儿娩出前，部分或全部从子宫壁剥离，发病率约为 1%。属于妊娠晚期的严重并发症，疾病发展迅猛，若处理不及时可危及母婴生命。

【临床特征】

典型的临床表现为阴道出血、腹痛，可伴有子宫张力增高和子宫压痛，尤以胎盘剥离处最明显。

阴道流出的特征为陈旧不凝血，但出血量往往与疼痛程度、胎盘剥离程度不一定符合，尤其是后壁胎盘的隐性剥离。

早期表现通常以胎心率异常为首要变化，宫缩间歇期子宫呈高张状态，胎位触诊不清。

严重时子宫呈板状，压痛明显，胎心率改变或消失，甚至出现恶心、呕吐、出汗、面色苍白、脉搏细弱、血压下降等休克征象。

出现胎儿宫内死亡的患者胎盘剥离面积常超过 50%，接近 30% 的胎盘早剥会出现凝血功能障碍。

在临床上推荐按照胎盘早剥的 Page 分级标准评估病情严重程度，见表 16-1。

表 16-1　胎盘早剥的 Page 分级标准

分级	标准
0 级	分娩后回顾性产后诊断
Ⅰ 级	外出血,子宫软,无胎儿窘迫
Ⅱ 级	胎儿宫内窘迫或胎死宫内
Ⅲ 级	产妇出现休克症状,伴或不伴 DIC

【治疗原则】

处理原则是早期识别,积极处理休克,及时终止妊娠,控制 DIC,减少并发症。

1. 纠正休克　面罩吸氧,输血,补液,防止并发症发生。

2. 及时终止妊娠　胎盘一旦早剥,很可能继续剥离,持续时间越长,病情越重,出现并发症的风险也越高。因此,确诊后必须及时终止妊娠,娩出胎儿才能控制子宫出血。

3. 终止妊娠的方法

(1)经阴道分娩:经产妇的一般情况较好,病情较轻以显性出血为主,子宫颈口已扩张,估计短时间内能分娩者可选择经阴道分娩。

(2)剖宫产:凡重型胎盘早剥,尤其初产妇,不可能在短时间内结束分娩者;虽属轻型胎盘早剥但出现胎儿窘迫征象者;破膜及静脉滴注缩宫素后产程无进展者均应及时行剖宫产术。

【推荐处方】

处方 1. 预防产后出血

| (1)复方氯化钠　500ml | 静脉滴注,并 10U |
| 缩宫素　20U | 肌内注射。 |

(2) 麦角新碱,0.2mg,肌内注射,必要时每 2~4 小时重复 1 次,不超过 5 次。

(3) 米索前列醇,400μg,直肠内给药。

(4) 卡前列甲酯栓,0.1mg,舌下含服。

(5) 卡前列素氨丁三醇,250μg,肌内注射或宫颈注射,必要时间隔 15 分钟 ~3.5 小时重复给药,总剂量不超过 2mg(8 次)。

处方 2. 低分子量肝素钠,5 000IU,1 次 /d。DIC 的高凝阶段及早应用至关重要。

处方 3. 注射用水　　100ml │ 静脉滴注,每 6 小时 1
　　　　　纤维蛋白原　1~2g │ 次,一般用量为 3~6g。

处方 4. 凝血酶原复合物,1~2KU,静脉滴注。

处方 5. 酌情输注新鲜冷冻血浆、冷沉淀(成人 6~8U/次)及血小板。

处方 6. 抗纤溶:用于纤溶亢进阶段,出血不止,可应用抗纤溶药以抑制纤溶酶原的激活因子。

(1) 5% 葡萄糖　　100ml │ 静脉滴注。
　　氨基己酸　　4~6g │

(2) 5% 葡萄糖　　100ml │ 静脉滴注。
　　氨甲环酸　　0.25~0.5g │

(3) 5% 葡萄糖　　100ml │ 静脉滴注。
　　氨甲苯酸　　0.1~0.2g │

【注意事项】

1. 拟行阴道分娩患者应立即行人工破膜,使羊水缓慢流出,子宫容积得以逐渐缩减,并用腹带紧裹产妇的腹部加压,可迫使胎盘不再继续剥离,并可促进子宫收缩。胎儿娩出后,立即人工剥离胎盘,并使用促宫缩药预防产后出血。

2. 部分患者使用麦角新碱后可发生恶心、呕吐、出冷汗、面色苍白等反应,静脉给药时可出现头痛、头晕、耳鸣、腹痛、恶心、呕吐、胸痛、心悸、呼吸困难、心动过缓,故不宜以静脉注射作为常规使用。

3. 已发生凝血功能障碍而有活动性出血的患者不用肝素,否则反而加重出血。

4. 纤维蛋白原应缓慢静脉滴注,速度过快可能发生血管内凝血;溶解后立即使用;无尿/血栓性静脉炎/心肌梗死/心功能不全慎用。

第三节　胎膜早破

【概述】

临产前胎膜自然破裂称为胎膜早破(premature rupture of membrane, PROM)。妊娠达到及超过 37 周发生者称足月胎膜早破,未达到 37 周发生者称未足月胎膜早破(preterm premature rupture of membrane, PPROM)。

【临床特征】

典型症状是孕妇突感较多的液体自阴道流出,增加腹压时阴道流液量增多。足月胎膜早破时检查触不到前羊膜囊,上推胎儿先露时阴道流液量增多,可见胎脂和胎粪。少量间断不能自控的阴道流液需与尿失禁、阴道炎溢液相鉴别。

【治疗原则】

1. 足月胎膜早破　破膜超过 12 小时应预防性应用抗生素。若无明确的剖宫产指征,宜在破膜后的 2~12 小时内积极引产:对宫颈成熟的孕妇,首选缩宫素引产;宫颈不成熟且无阴道分娩的禁忌证者,可应用前列腺素制剂或子宫颈扩张球囊促宫颈成熟,试产过程中应严密监测母胎情况。

2. 未足月胎膜早破　应根据孕周、母胎状况、当地的新生儿救治水平及孕妇和家属意愿进行综合决策;如果终止妊娠的益处大于期待治疗,则应考虑终止妊娠。

(1)引产:妊娠 <24 周的 PPROM,由于胎儿存活率极低、母胎感染风险很大,以引产为宜;妊娠 24~27^{+6} 周的 PPROM,可根据孕妇及家属意愿、新生儿抢救能力等决定是否引产。

(2)不宜继续妊娠,采用引产或剖宫产终止妊娠:妊娠 34~36^{+6} 周者;无论任何孕周,明确诊断的绒毛膜羊膜炎、胎儿窘迫、胎盘早剥等不宜继续妊娠者。

(3)期待治疗:妊娠 24~27^{+6} 周,要求期待治疗者,应充分告知期待治疗过程中的风险,慎重抉择;妊娠 28~33^{+6} 周无继续妊娠的禁忌证,应行期待治疗,具体内容如下。

1)一般处理:保持外阴清洁,避免不必要的肛门检查和阴道检查,动态监测体温、宫缩、母胎心率、阴道流液量和性状,定期复查血常规、羊水量、胎心监护和超声检查等,确定有无绒毛膜羊膜炎、胎儿窘迫和胎盘早剥等并发症。

2)促胎肺成熟:妊娠 ≤ 35 周,1 周内有可能分娩的孕妇,应使用糖皮质激素促胎儿肺成熟;如果用药后超过 2 周,仍存在 ≤ 34 周早产可能者,可重复 1 个疗程。

3)预防感染:应及时预防性应用抗生素(如青霉素类、头孢菌素类、大环内酯类),可有效延长孕周,减少绒毛膜羊膜炎和新生儿感染的发生率。通常 5~7 天为 1 个疗程。

4)抑制宫缩:妊娠 <34 周者,建议给予宫缩抑制剂 48 小时,配合完成糖皮质激素的促胎肺成熟治疗并宫内转运至有新生儿 ICU 的医院。

5)胎儿神经系统的保护:妊娠 <32 周前早产风险者,给予硫酸镁静脉滴注,预防早产儿脑瘫的发生。

【推荐处方】

处方 1. 缩宫素引产

5% 葡萄糖　500ml	静脉滴注。
缩宫素　2.5U	

8 滴 /min(2.5mU/min),密切观察子宫收缩反应,每隔 10~20 分钟调整滴速,至有效子宫收缩,即达到每 3 分钟 1 次宫缩,持续 30~60 秒。有 2 种调节方法:①等差法,即 2.5、5.0 和 7.5mU/min;②等比法,即 2.5、5.0 和 10mU/min。若仍无宫缩,可增加缩宫素的浓度至 500ml 5% 葡萄糖注射液或葡萄糖盐水中加缩宫素 5U,滴速不能超过 50 滴 /min。

处方 2. 地诺前列酮栓,1 枚,置于阴道后穹隆,以 0.3mg/h 的速度释放,可放置 24 小时后取出,如已临产或宫缩过强应立即取出。

处方 3. 促胎肺成熟

(1)地塞米松注射液,6mg,肌内注射,每 12 小时 1 次,共 4 次。

(2)倍他米松注射液,12mg,肌内注射,24 小时后再重复 1 次。

处方 4. 预防感染

(1)GBS 感染者:

0.9% 氯化钠　100ml 青霉素　240 万 U	静脉滴注,每 4 小时 1 次,首次加倍。

(2)支原体、衣原体感染:红霉素,250~500mg,2 次 /d,5~10 天。

(3)无确定病原体者用广谱抗生素:

0.9% 氯化钠　100ml 头孢西丁　1g	静脉滴注,每 8 小时 1 次。

处方 5. 抑制宫缩

(1)硫酸镁

5% 葡萄糖(0.9% 氯化钠)　100ml 25% 硫酸镁　5g	快速静脉滴注。
随后,5% 葡萄糖(0.9% 氯化钠)　500ml 25% 硫酸镁　15g	1~2g/h 缓慢滴注 12 小时,一般用药不超过48小时。

（2）利托君

5% 葡萄糖(0.9% 氯化钠)　500ml 利托君　100mg	静脉滴注。

滴速为 5 滴 /min(20 滴 /ml),每 10 分钟增加 5 滴 /min,直至达到预期效果,通常保持在 15~35 滴 /min,待宫缩停止,继续输注 12~18 小时。静脉滴注结束前 30 分钟改口服,最初 24 小时每 2 小时 10mg(1 片),此后每 4~6 小时 10~20mg,总量不超过 120mg/d,常用的维持剂量为 80~120mg/d,平均分次给药。

（3）沙丁胺醇,2.4~4.8mg,口服,每 8 小时 1 次,宫缩抑制后停用。

（4）钙通道阻滞剂:硝苯地平,初始剂量为 20mg,口服,然后 10~20mg,3~4 次 /d,根据宫缩情况调整。应密切注意孕妇的心率及血压变化。

（5）前列腺素合成酶抑制剂:吲哚美辛,初始剂量为 50~100mg,经阴道或直肠给药,也可口服;然后每 6 小时 25mg,维持 48 小时。

（6）阿托西班,初始剂量为 6.75mg,静脉注射 1 分钟;继之 18mg/h 滴注,维持 3 小时;接着 6mg/h 缓慢滴注,持续 45 小时。

处方 6.胎儿神经保护

5% 葡萄糖(0.9% 氯化钠)　100ml 25% 硫酸镁　5g	快速静脉滴注。
随后,5% 葡萄糖(0.9% 氯化钠)　500ml 硫酸镁　15g	1~2g/h 缓慢滴注 12 小时,一般用药不超过 48 小时。

【注意事项】

长时间大剂量使用硫酸镁可引起胎儿骨骼脱钙,用于早产一般不超过 48 小时。

参考文献

［1］谢幸,孔北华,段涛.妇产科学.9版.北京:人民卫生出版社,2018:147-154.

［2］曹泽毅.中华妇产科学.3版.北京:人民卫生出版社,2014:484-529.

［3］李荷莲,郑桂英,韩丽英.简明妇产科医师处方.北京:人民军医出版社,2008:85-106.

［4］刘元姣,陈建华,洛若愚.妇产科医师手册.2版.北京:北京科学技术出版社,2010:128-149.

［5］韦镕澄,万桂平.妇产科临床处方手册.南京:江苏科学技术出版社,2002:14-134.

（李瑞珍）

第十七章

羊水量异常

第一节 羊水过多

【概述】

羊水过多定义为妊娠期间发现羊水量超过 2 000ml，发生率为 0.5%~1%。根据发病缓急，可分为急性羊水过多和慢性羊水过多。

【临床特征】

1. 症状 急性羊水过多因羊水量在数日内急剧增多，子宫增大过快，孕妇自觉腹胀、腹痛，行动不便，如出现膈肌抬高，可以出现呼吸困难甚至发绀；慢性羊水过多因发病缓慢，症状较缓和，临床上除腹部增大较快外可无明显不适或仅有轻微胸闷、气急等轻微压迫症状。

2. 查体 子宫大于孕月，胎位不清，胎心遥远，腹壁皮肤发亮、变薄，子宫张力大且有液体震颤感。

3. B 超 可测量羊水量，还能了解胎儿情况。

【治疗原则】

根据胎儿有无畸形、孕周及孕妇自觉症状的严重程度个体化制订治疗方案。

1. 羊水过多合并胎儿畸形 应及时终止妊娠。

2. 羊水过多合并正常胎儿 应积极寻找病因，治疗妊娠糖尿病、妊娠高血压疾病等母体疾病。如孕周小，胎肺不成熟,应尽量延长孕周;如孕周 ≥ 34 周,羊水量反复增长,自觉症状严重者可考虑终止妊娠。

【推荐处方】

处方 1. 如诊断为羊水过多合并胎儿畸形可考虑以下引产方式。

(1)依沙吖啶注射液是一种强力杀菌剂,能引起子宫收缩,从而排出胎儿及胎盘。依沙吖啶注射液,100mg,羊膜腔注射,引产。

(2)前列腺制剂:前列腺素可作用于子宫肌层上的前列腺受体,抑制宫颈胶原合成,促宫颈软化、扩张。

米非司酮配伍米索前列醇:米非司酮片,100mg/d,分2 次口服,连续 2 天;米索前列醇首次服用与米非司酮间隔36~48 小时,口服米索前列醇 400μg 或阴道上药米索前列醇 600μg,如无妊娠物排出,间隔 3 小时(口服)或 6 小时(阴道给药)重复给予米索前列醇 400μg,最多用药 ≤ 4 次。

处方 2. 前列腺素合成酶抑制剂:妊娠晚期羊水主要由胎儿的尿液形成,前列腺素合成酶抑制剂有抗利尿作用,可作用于胎儿近曲小管重吸收,从而减少胎儿的尿液、减少羊水量。

吲哚美辛片,2.2~2.4mg/(kg·d),分 3 次服用。

【注意事项】

1. 依沙吖啶多用于 14~27 周中孕引产而无禁忌证者。肝、肾功能不全者及对此药物过敏者禁用。

2. 米非司酮配伍米索前列醇可用于 8~16 周终止妊娠,其主要药物副作用为胃肠道反应、高血压、头晕等情况。需交代患者避开餐前、餐后 2 小时内服药。

3. 引产后清宫。依沙吖啶中孕引产排出胎盘后多数有胎盘胎膜残留,建议常规行清宫术。使用米非司酮配伍米索前列醇并非常规清宫,但在其用药引产期间需密切观察阴道出血及胎盘娩出情况,如出现阴道出血增多需急诊清宫。

4. 吲哚美辛可通过胎盘,使胎儿动脉导管狭窄或提前关闭,仅限于 32 周之前短时间使用。使用过程中需密切监测羊水量及胎儿超声心动图和心脏彩色超声多普勒监测(用药后每 24 小时 1 次,此后每 2~7 天 1 次),如有效,可逐渐降低药物用量直至停药。

5. 羊水过多终止妊娠易出现宫缩乏力致产后出血,应积极备血并使用促子宫收缩药预防产后出血。

第二节 羊水过少

【概述】

孕晚期羊水少于 300ml 即为羊水过少,其发生率为 0.5%~5%。羊水过少的病因尚未明确,可分为胎儿因素、胎盘胎膜因素、孕妇因素及药物因素,并尚有许多无法用以上 4 种因素解释,被称为特发性羊水过少。但总的来说,羊水过少出现越早、量越少,围产儿的预后越差。

【临床特征】

1. 症状 临床上羊水过少的症状多不典型,如为胎盘功能异常者可出现胎动减少、胎膜早破者伴有阴道流液。

2. 检查 宫高、腹围小,伴有胎儿生长受限明显,并且有子宫紧裹胎儿感。如临产,阴道检查无羊膜囊不明显,人工破膜时羊水极少。

3. B 超 是发现羊水过少的重要辅助检查,且还能通过 B 超了解胎儿的宫内生长情况。孕期发现羊水过少需排除胎儿畸形的可能性,建议行胎儿染色体检查。孕晚期出现羊水过少则需警惕胎盘功能减退,应加强胎儿的生物物理评分及胎儿的电子监护监测;如怀疑胎膜早破,则需行胎膜早破的相关检查。

【治疗原则】

根据羊水过少的不同病因、不同孕周,治疗方案不同。

1. 羊水过少合并胎儿畸形 应及时终止妊娠。

2. 羊水过少合并正常胎儿

(1)对已足月,胎儿已成熟,应及时终止妊娠。如发现胎儿窘迫,短时间内无法经阴道分娩,应选择剖宫产;对胎儿储备能力好,可在严密监测下引产,在引产过程中密切监测胎心变化,警惕胎儿窘迫,及时剖宫产终止妊娠。

(2)若孕周小,胎肺不成熟,应在严密监测下尽量延长孕周,期待治疗。

(3)对于早产胎膜早破,给予抗生素预防感染。

【推荐处方】

处方 1. 0.9% 氯化钠,200ml,经腹羊膜囊输液,液体需加温至 37℃左右,输液速度为 10ml/min。

处方 2. 静脉补液治疗

(1)复方氨基酸,250ml,静脉滴注,2 次 /d。

(2)5% 葡萄糖　500ml　｜静脉滴注,1 次 /d。
　　维生素 C　2g

(3)5% 葡萄糖　500ml　｜静脉滴注,1 次 /d。
　　脂溶性维生素Ⅱ　1 支

(4)低分子右旋糖酐,500ml,静脉滴注,1 次 /d。

【注意事项】

1. 经腹羊膜囊输液需使用宫缩抑制剂预防感染或早产。

2. 可予以静脉补液治疗,补液量可达 1 500~2 000ml/d。

参考文献

[1] 谢幸,孔北华,段涛.妇产科学.9 版.北京:人民卫生出版社,2018: 136-139.

[2] 沈铿,马丁.妇产科学.3 版.北京:人民卫生出版社,2015: 169-172.

[3] 徐丛剑,华克勤.实用妇产科学.4 版.北京:人民卫生出版社,2018: 197-201.

(高　舟　薛　敏)

第十八章

异常分娩

第一节　产力异常

【概述】

产力是分娩的动力,其包括子宫收缩力、腹肌及膈肌收缩力、肛提肌收缩力。其中子宫收缩力是主要产力,贯穿于分娩全过程,是决定分娩的重要因素之一。子宫收缩力具有节律性、对称性和极性,无论任何原因,使子宫收缩丧失此特性,均可称为产力异常。

一、宫缩乏力

【临床特征】

1. 协调性宫缩乏力　又称为低张性宫缩乏力,特点是子宫收缩虽有节律性、对称性和极性,但收缩强度弱、持续时间短而间隙时间长。腹部检查在宫缩高峰期子宫体不隆起或变硬,阴道检查宫颈停止扩张或扩张速度缓慢,胎先露下降缓慢,甚至产程延长。多为继发性宫缩乏力。

2. 不协调性宫缩乏力　又称为高张性宫缩乏力,指子宫收缩失去正常的节律性、对称性,尤其是极性消失或倒置。其无法使子宫宫口扩张和胎先露下降,属于无效宫缩。但产妇往往自觉宫缩强,宫缩后腹痛也不能完全缓解。

具体见表18-1。

表 18-1　宫缩乏力的临床特征

	协调性宫缩乏力	不协调性宫缩乏力
发生率	约占分娩的 4%	约占分娩的 1%
发生时间	宫颈扩张活跃期或第二产程多见	潜伏期多见
临床特点	宫缩持续时间短、间歇时间长,产妇自觉痛感减少	宫缩间歇期子宫张力仍高,产妇自觉宫缩强
胎儿窘迫	出现时间晚	出现时间早
镇静效果	不明显	明显
缩宫素效果	良好	不佳(宫缩未恢复协调禁用)

【治疗原则】

1. 预防　加强对产妇的产前教育,临产后解除产妇的思想顾虑和恐惧心理,增强其分娩信心,预防精神心理因素所导致的宫缩乏力。

2. 积极寻找病因　如有头盆不称或严重的胎位异常,建议行剖宫产终止妊娠;如无明显的头盆不称、胎位异常、胎位窘迫征象,协调性宫缩乏力可加强宫缩,不协调性宫缩乏力需用药使宫缩恢复协调后加强宫缩。

【推荐处方】

处方 1. 镇静药:对于潜伏期即出现的宫缩乏力,多为不协调性宫缩乏力,镇静治疗产妇休息后多数可恢复为协调性宫缩,自然转入活跃期。

(1) 哌替啶,100mg,肌内注射。

(2) 地西泮,10mg,静脉注射。

(3) 吗啡,10mg,肌内注射。

处方 2. 缩宫素:适用于协调性宫缩乏力,原则是以最小浓度获得最佳宫缩,可在第一或第二产程中使用。

| 0.9% 氯化钠　500ml
缩宫素　2.5~5U | 静脉滴注,根据宫缩情况调整,直至出现有效宫缩,最大给药浓度不超过 7.5mU/min。 |

处方 3. 地西泮或者间苯三酚:能选择性地松弛宫颈平滑肌,软化宫颈,促进宫口扩张。

(1)地西泮,10mg,缓慢静脉注射。

| (2)0.9% 氯化钠　100ml
　　间苯三酚　40mg | 静脉滴注。 |

【注意事项】

1. 镇静药可能引起新生儿呼吸抑制,使用前需谨慎评估产程进展。如使用哌替啶或吗啡,需避免胎儿 4 小时内娩出;如使用地西泮,需估计胎儿 2 小时内不会娩出。

2. 使用缩宫素时必须有经过训练、熟悉该药性质并能处理并发症的医务人员在旁,密切观察宫缩、胎心率、血压及产程进展等症状。对有明显的产道梗阻和瘢痕子宫者不宜使用。

3. 不协调性宫缩乏力如宫缩未恢复协调后加强宫缩禁用缩宫素。

二、宫缩过强

【临床特征】

1. 协调性宫缩过强　与协调性宫缩乏力相反,其节律性、对称性和极性均正常,仅子宫收缩力过强、过频。如产道无阻力,易发生急产,经产妇多见;如有产道梗阻或者瘢痕子宫,有可能发生病理性缩复环甚至子宫破裂。

2. 不协调性宫缩过强

(1)强直性子宫收缩:大多是由外界因素异常造成的,如头位难产或者骨盆异常导致的分娩梗阻,或不适当地应用缩宫素,或胎盘早剥血液浸润子宫肌层。表现为产妇烦躁不安,持续性腹痛、拒按,胎位触不清,胎心听不清,有时可出现病理性缩复环、血尿等先兆子宫破裂的征象。

(2)子宫痉挛性狭窄环:多因产妇精神紧张、过度疲劳以及不适当地应用缩宫素或粗暴地进行产科处理所致。表现为子宫壁某部肌肉呈痉挛性、不协调性收缩而形成环状狭窄,持续不放松,多在子宫上、下段交界处,也可在胎体某一狭窄部,以胎颈、胎腰处常见,此环不随宫缩上升。产妇可出现持续性腹痛、烦躁不安、宫颈扩张缓慢、胎先露部下降停滞、胎心时快时慢,不引起子宫破裂,但会导致产程进展缓慢或停滞。

【治疗原则】

以预防为主,临产后需谨慎使用任何可促进宫缩的产科处理,如人工破膜或者缩宫药物等。如发生急产,需积极预防产后出血等情况。如出现子宫先兆破裂、子宫破裂或者产程异常、胎儿窘迫等症状,应立即行剖宫产术

【推荐处方】

处方 1. 宫缩抑制剂:当确诊为强直性子宫收缩时,应及时给宫缩抑制剂。

(1)5% 葡萄糖　20ml 　　25% 硫酸镁　20ml	缓慢静脉注射(不低于 5 分钟)。
(2)5% 葡萄糖　250ml 　　肾上腺素　1mg	静脉滴注。

处方 2. 镇静药:如估计短时间内胎儿不会娩出,强直性子宫收缩也可使用此类药物消除异常宫缩。

(1)哌替啶,100mg,肌内注射。

(2)地西泮,10mg,静脉注射。

(3)吗啡,10mg,肌内注射。

【注意事项】

1. 镇静药可能引起新生儿呼吸抑制,使用前需谨慎评

估产程进展。如使用哌替啶或吗啡,需避免胎儿 4 小时内娩出;如使用地西泮,需估计胎儿 2 小时内不会娩出。

2. 宫缩过强、过频易导致急产,经阴道分娩时可致宫颈、阴道、会阴撕裂伤及产后出血等情况,需做好生产准备,并及时使用促子宫收缩药。

3. 胎儿娩出过快,胎头在产道内受到的压力突然解除,可致新生儿颅内出血、骨折等情况,需与新生儿科医师联系,做好充分新生儿窒息的复苏准备。

第二节　产道异常

【概述】

产道异常包括骨产道异常及软产道异常。骨产道异常又称为狭窄骨盆,较为多见,如骨盆畸形明显、头盆明显不称者应及时行剖宫产。软产道异常较为少见,其可由先天发育异常和后天疾病因素引起,在产程中如无法解除,也应中转剖宫产。

【临床特征】

1. 骨产道异常多见于先天发育异常、出生后营养、疾病及外伤等因素;软产道异常多见于生殖道畸形、盆腔肿瘤、宫颈粘连和瘢痕、宫颈癌变、子宫瘢痕等因素。

2. 依据产前检查、骨盆测量数据、软产道检查情况,以及临产后的产程进展异常可诊断。

【治疗原则】

心理治疗、支持治疗,根据情况试产,必要时剖宫产。

【推荐处方】

处方　仅适用于宫颈瘢痕、宫颈坚硬、宫颈水肿等情况,可使宫颈软化,如无改善需中转剖宫产。

（1）地西泮,10mg,宫旁两侧注入。

（2）0.5% 利多卡因,10ml,宫旁两侧注入。

【注意事项】

对于产道异常,尤其骨产道异常者不能试产,因此早期及时的诊断和正确的处理对安全分娩以及保护胎儿与产妇的生命与健康十分重要。

参考文献

［1］谢幸,孔北华,段涛.妇产科学.9 版.北京:人民卫生出版社,2018: 187-197.

［2］沈铿,马丁.妇产科学.3 版.北京:人民卫生出版社,2015: 76-84.

［3］曹泽毅.中华妇产科学.3 版.北京:人民卫生出版社,2014: 378-407.

［4］徐丛剑,华克勤.实用妇产科学.4 版.北京:人民卫生出版社,2018: 375-389.

（高 舟　薛 敏）

第十九章

分娩期并发症

在分娩过程中可出现一些严重威胁母婴生命安全的并发症,如产后出血、羊水栓塞、子宫破裂等,是导致孕产妇死亡的主要原因。

第一节 产后出血

【概述】

产后出血指胎儿娩出后的 24 小时内阴道分娩者的出血量 ≥ 500ml,剖宫产者 ≥ 1 000ml。产后出血是分娩的严重并发症,是我国孕产妇死亡的首要原因。严重的产后出血指胎儿娩出后的 24 小时内出血量 ≥ 1 000ml;难治性产后出血指经过缩宫素、持续性子宫按摩或按压等保守措施无法止血,需要外科手术介入治疗甚至切除子宫的严重产后出血。

【临床特征】

1. 宫缩乏力致产后出血

(1)有子宫过度膨胀、产程延长、子宫肌壁损伤、子宫病变、前置胎盘、胎盘早剥等高危因素。

(2)宫底升高,子宫质软、轮廓不清,阴道出血多。

(3)按摩子宫及应用缩宫素后子宫变硬,阴道出血减少或停止。

2. 胎盘因素致产后出血

(1)胎儿娩出后胎盘未娩出致阴道大量出血。

(2)胎盘娩出后检查胎盘及胎膜不完整。

(3)副胎盘残留可能见胎盘胎儿面有断裂血管。

(4)若为胎盘植入,徒手剥离胎盘时如发现胎盘与宫壁关系紧密,难以剥离,牵拉脐带时子宫壁与胎盘一起内陷。

3. 软产道裂伤致产后出血

(1)阴道出血:胎儿娩出后立即发生阴道出血,色鲜红。

(2)疑有软产道裂伤时,应立即仔细检查宫颈、阴道及会阴处是否有裂伤。

(3)阴道疼痛而阴道出血不多,应考虑隐匿性软产道损伤。

4. 凝血功能障碍致产后出血

(1)阴道持续出血,且血液不凝。

(2)失血过多引起继发性凝血功能障碍,可有全身多部位出血、身体瘀斑。

【治疗原则】

针对病因迅速止血,补充血容量,纠正休克,防治感染及其他并发症。对产后出血的患者应有一套快速有效的应急方案。

【推荐处方】

处方:促进子宫收缩治疗

(1)0.9% 氯化钠注射液　250ml　　静脉滴注,缩宫
　　缩宫素注射液　　10~20U　　素不超过 60U/d。

(2)麦角新碱,0.2mg,肌内注射,总量 <1mg/d。

(3)卡前列甲酯栓,0.5~1mg,置于阴道后穹隆、直肠或舌下含服。

(4)卡前列素氨丁三醇,0.25mg,肌内注射或子宫肌壁注射。

(5)马来酸甲麦角新碱注射液,0.2mg,肌内注射或静脉注射,每 2~4 小时注射 1 次,最多注射 5 次,静脉注射时需稀释后缓慢注入(至少 1 分钟)。

(6)卡贝缩宫素,100μg,1 分钟内缓慢静脉注射。

【注意事项】

1. 麦角新碱 2~5 分钟即可起效,若 5 分钟后仍无效,可重复给药。麦角新碱的不良反应有恶心、呕吐、头晕、高血压等,子痫前期、患有心脏病的孕妇禁用。

2. 卡前列素氨丁三醇 3 分钟起作用,30 分钟达作用高峰,可维持 2 小时,每 15~90 分钟可重复使用,但总量不超过 2g(8 支)。哮喘、心脏病和青光眼患者禁用,高血压患者慎用,偶尔有暂时性恶心、呕吐等轻微的不良反应。

3. 缩宫素的半衰期较短(1~6 分钟),所以需要持续静脉滴注以维持有效血药浓度,从而维持有效的子宫收缩。快速静脉滴注未稀释的缩宫素可引起全身血管平滑肌松弛而发生低血压。

第二节 羊水栓塞

【概述】

羊水栓塞是由于羊水进入母体血液循环而引起的肺动脉高压、低氧血症、循环衰竭、弥散性血管内凝血以及多器官功能衰竭等一系列病理生理变化的过程,以起病急骤、病情凶险、难以预测、病死率高为临床特点,是极其严重的分娩并发症。

【临床特征】

1. 典型羊水栓塞

(1)以骤然出现的低氧血症、低血压(血压与失血量不符合)和凝血功能障碍为特征。

(2)30%~40% 的患者会出现非特异性的前驱症状,如呼吸急促、胸痛、憋气、寒战、咳嗽、头昏、乏力、心慌、恶心、呕吐、麻木、针刺样感觉、焦虑、烦躁和濒死感,胎心减速、胎心基线变异消失等。

(3)出现突发呼吸困难、心动过速、低血压、抽搐、意识丧失或昏迷、突发血氧饱和度下降、心电图 ST 段改变及右心受损和肺底部湿啰音等;严重者,产妇于数分钟内猝死。

(4)出现以子宫出血为主的全身出血倾向,如切口渗血、全身皮肤黏膜出血、针眼渗血、血尿、消化道大出血等。

(5)中枢神经系统和肾脏是最常受损的器官。

2. 不典型羊水栓塞　可仅出现低血压、心律失常、呼吸短促、抽搐、急性胎儿窘迫、心搏骤停、产后出血、凝血功能障碍。

【治疗原则】

维持生命体征和保护器官功能。

【推荐处方】

处方 1. 急性左心衰竭 / 低血压的治疗

(1)多巴酚丁胺,2.5~5.0μg/(kg·min),静脉泵入。

(2)磷酸二酯酶Ⅴ型抑制剂(米力农),首剂 25~75μg/kg,缓慢静脉注射;然后 0.25~0.75μg/(kg·min),静脉泵入。

(3)去甲肾上腺素,0.05~3.3μg/(kg·min),静脉泵入。

处方 2. 肺动脉高压的治疗

(1)
| 5%~10% 葡萄糖 | 250~500ml |
| 盐酸罂粟碱 | 30~90mg |
静脉滴注。

(2)
| 5%~10% 葡萄糖 | 10ml |
| 阿托品注射液 | 1~2mg |
每 15~30 分钟静脉注射 1 次,直至患者面部潮红或症状好转为止。

(3)
| 5%~10% 葡萄糖 | 20ml |
| 氨茶碱注射液 | 250mg |
静脉注射(缓慢),必要时可重复使用,每 24 小时 1~2 次。

(4)前列环素,1~2ng/(kg·h),静脉泵入。

处方 3. 抗过敏治疗

(1)
| 5%~10% 葡萄糖 | 50~100ml |
| 氢化可的松 | 100~200mg |
快速静脉滴注。

(2) 5% 葡萄糖　250~500ml
　　氢化可的松　300~800mg
　　　　　　　　　　　　　　　静脉滴注。

(3) 地塞米松注射液, 20mg, 静脉注射。

(4) 5%~10% 葡萄糖　250~500ml
　　地塞米松注射液　20mg
　　　　　　　　　　　　　　　静脉滴注。

【注意事项】

1. 氢化可的松的剂量可达 500~1 000mg/d。

2. 部分患者往往死于尿毒症, 故在一开始的抢救过程中则应随时注意尿量, 使每小时尿量不少于 30ml 为宜。如休克期后血压已回升、循环血容量已补足时仍出现少尿 (<400ml/d), 需尽早应用利尿药。

3. 肝素治疗羊水栓塞 DIC 的争议大, 由于 DIC 早期高凝状态难以把握, 使用肝素治疗的弊大于利, 因此不推荐使用肝素治疗。

4. 如心率在 120 次 /min 以上时, 应慎用阿托品。

第三节　子宫破裂

【概述】

子宫破裂指在妊娠晚期或分娩期子宫体部或子宫下段发生破裂, 是直接危及产妇及胎儿生命的严重并发症。

【临床特征】

1. 先兆子宫破裂

(1) 子宫呈强直性或痉挛性过强收缩, 产妇烦躁不安, 呼吸、心率加快, 下腹剧痛难忍。

(2) 病理性缩复环。

(3) 膀胱受压充血, 出现排尿困难及血尿。

(4) 因宫缩过强、过频, 无法清楚触及胎体, 胎心率加快或减慢或听不清。

2. 子宫破裂

（1）产妇突感下腹一阵撕裂样剧痛，子宫收缩骤然停止。

（2）因羊水、血液进入腹腔刺激腹膜，出现全腹持续性疼痛，并伴有低血容量性休克的征象。

（3）全腹压痛明显、有反跳痛，腹壁下可清楚触及胎体。

（4）子宫位于侧方，胎心、胎动消失。

（5）阴道检查可有鲜血流出，胎先露部升高。

【治疗原则】

先兆子宫破裂应立即抑制子宫收缩；子宫破裂在抢救休克的同时，无论胎儿是否存活，均应尽快手术治疗。

【推荐处方】

处方　先兆子宫破裂的治疗

哌替啶，100mg，肌内注射。

【注意事项】

1. 先兆子宫破裂应尽快行剖宫产术，手术时采用的硬膜外麻醉本身也是一种抑制宫缩的有效方法。

2. 在子宫破裂发生的 30 分钟内施行外科手术是降低围产期永久性损伤以及胎儿死亡率的主要治疗手段。

参考文献

［1］陈莉，漆洪波.英国皇家妇产科医师协会"产后出血指南(2016版)"要点解读.中国实用妇科与产科杂志，2017, 33 (11): 1158-1163.

［2］周玮，漆洪波.美国母胎医学会羊水栓塞指南(2016)要点解读.中国实用妇科与产科杂志，2016, 32 (9): 864-867.

［3］赫英东，杨慧霞.围产期瘢痕子宫破裂的早识别和早处理.中华围产医学杂志，2016, 19 (9): 649-652.

（冯　晴）

第二十章

产褥期及并发症

第一节　正常产褥

【概述】

从胎盘娩出至产妇全身各器官除乳腺外恢复至正常未孕状态所需的一段时期称为产褥期，通常为 6 周。

【临床特征】

1. 子宫复旧。
2. 乳腺在产后开始泌乳。
3. 产后恶露的量、颜色及内容物随时间而变化，一般持续 4~6 周。

【治疗原则】

产褥期母体各系统的变化很大，虽属生理范畴，但若处理和保健不当可转变为病理情况。

【推荐处方】

处方 1. 排尿困难的治疗

(1) 新斯的明，1mg，肌内注射。

(2) 酚妥拉明，1mg，肌内注射。

处方 2. 促进子宫复旧治疗

(1) 益宫颗粒，10g，口服，3 次 /d。

(2) 五加生化胶囊，6 粒，口服，2 次 /d。

处方 3. 外阴清洁　红核妇洁洗液,10ml,稀释于 100ml 温开水中,外用,2 次 /d。

处方 4. 退奶治疗

(1)芒硝,250mg,外敷。

(2)生麦芽,60~90g,水煎服,连用 3~5 天可以有效。

(3)溴隐亭,2.5mg,口服,2 次 /d,连用 14 天。

(4)维生素 B_6,200mg,口服,3 次 /d。

【注意事项】

1. 患有心动过速、房室传导阻滞、支气管哮喘的产妇禁用新斯的明。

2. 溴隐亭无明显的副作用,但停药后可出现反跳现象,再次用药仍然有效。

第二节　产褥期并发症

一、产褥感染

【概述】

产褥感染指分娩及产褥期生殖道受病原体侵袭,引起局部或全身性感染,其发病率约 6%。

【临床特征】

1. 急性外阴、阴道、宫颈炎

(1)会阴部疼痛、坐位困难,可有低热。

(2)局部伤口红肿、发硬,伤口裂开,压痛明显,脓性分泌物流出。

(3)产后恶露的量、颜色及内容物随时间而变化,一般持续 4~6 周。

2. 子宫感染

(1)若为子宫内膜炎,子宫内膜充血、坏死、阴道内有大量脓性分泌物且有臭味。

(2)若为子宫肌炎,腹痛,恶露增多呈脓性,子宫压痛明显,子宫复旧不良,可伴发高热、寒战、头痛,白细胞明显增高。

3. 急性盆腔结缔组织炎和急性输卵管炎

(1)下腹痛伴肛门坠胀,可伴寒战、高热、脉速、头痛等全身症状。

(2)体征为下腹明显压痛、反跳痛、肌紧张。

(3)严重者整个盆腔形成"冷冻骨盆"。

4. 急性盆腔腹膜炎及弥漫性腹膜炎

(1)高热、恶心、呕吐、腹胀。

(2)若脓肿波及肠管与膀胱,会出现腹泻、里急后重与排尿困难。

(3)检查时下腹部明显压痛、反跳痛。

5. 血栓性静脉炎

(1)弛张热。

(2)下肢持续性疼痛。

(3)股白肿。

【治疗原则】

一旦诊断为产褥感染,原则上应给予广谱、足量的有效抗生素,并根据感染的病原体调整抗生素治疗方案。对脓肿形成或宫内残留感染组织者,应积极进行感染灶的处理。

【推荐处方】

处方 1. 会阴部感染的治疗

高锰酸钾,1:5 000,坐浴,15~30 分钟。

处方 2. 盆腔感染的治疗

(1)0.9% 氯化钠注射液 100ml　　静脉滴注,每
　　头孢曲松 2g　　　　　　　　12 小时 1 次。

甲硝唑注射液,500mg,静脉滴注,每 8 小时 1 次。

(2)0.9% 氯化钠注射液　200ml 克林霉素　900mg	静脉滴注,每 8 小时 1 次。
0.9% 氯化钠注射液　200ml 氨曲南　1g	静脉滴注,每 8 小时 1 次。
(3)0.9% 氯化钠注射液　100ml 头孢西丁　2g	静脉滴注,每 8 小时 1 次

处方 3. 血栓性静脉炎的治疗(在使用强有力抗生素的前提下加用以下药物)

(1)5% 葡萄糖注射液　500ml 肝素　150U/(kg·d)	静脉滴注,每 6 小时 1 次,体温下降后改为 2 次 /d,连用 4~7 天。
(2)5% 葡萄糖注射液　500ml 尿激酶　40 万 U	静脉滴注,1 次 /d, 连用 10 日。

【注意事项】

1. 使用低分子量肝素时注意监测凝血功能。有应用肝素的禁忌证者,应于腔静脉内放置过滤器,以免血栓脱落导致器官栓塞。

2. 应用抗生素未能确定病原体时,应根据临床表现及临床经验选用广谱高效抗生素,然后依据细菌培养和药敏试验结果调整抗生素的种类和剂量,保持有效血药浓度。

3. 中毒症状严重者,短期加用适量的肾上腺皮质激素,提高机体应激能力,但必须是在足量使用抗生素的基础上。

4. 甲硝唑注射液哺乳期禁用,使用期间建议停止哺乳。

5. 血栓性静脉炎仍需要应用大量抗生素。

二、产褥期抑郁症

【概述】

产褥期抑郁症是指产妇在产褥期间出现抑郁症状,是产褥期精神综合征最常见的一种类型。主要表现为持续和严重的情绪低落以及一系列症状,如动力减低、失眠、悲观等,甚至影响对新生儿的照料能力。

【临床特征】

1. 情绪改变。
2. 自我评价降低。
3. 创造性思维受损,主动性降低。
4. 对生活缺乏信心,觉得生活无意义。
5. 严重者甚至绝望、有自杀或杀婴倾向,有时陷于错乱或昏睡状态。

【治疗原则】

应采用综合治疗方法,包括心理治疗(心理医师治疗及家人和朋友安抚)、抗抑郁药治疗、按摩、运动锻炼等。

【推荐处方】

处方 1. 盐酸帕罗西汀,20mg,口服,每天早餐时 1 次。
处方 2. 盐酸舍曲林,50mg,口服,与食物同服,1 次 /d。
处方 3. 阿米替林,25mg,口服,2~3 次 /d。

【注意事项】

1. 药物治疗适用于中至重度抑郁症及心理治疗无效患者。应以在专科医师指导下用药为宜,可根据以往疗效及个性化选择药物。应尽量选用不进入乳汁的抗抑郁药,首选 5- 羟色胺再摄取抑制剂。

2. 应用盐酸帕罗西汀 2~3 周后,如疗效不好且副作用不明显,可以 10mg 递增,最大剂量为 50mg(体弱者40mg),1 次 /d。肝、肾功能不全患者慎用。注意不宜骤然停药。

3. 服用盐酸舍曲林数周后增至 100~200mg/d,常用剂量为 50~100mg/d,最大剂量为 150~200mg/d(此量不得连续应用超 8 周以上)。需长期应用者,需用最低有效剂量。

4. 阿米替林的常用剂量开始使用后,需根据病情和耐受情况逐渐增至 150~250mg/d,分 3 次口服,最高剂量不超过 300mg/d,维持剂量为 50~150mg/d。

参考文献

[1] 谢幸,孔北华,段涛.妇产科学.9 版.北京:人民卫生出版社,2018: 204-212.

[2] 中华医学会妇产科学分会产科学组.产后出血预防与处理指南(2014).中华妇产科杂志,2014,49 (9): 641-646.

[3] 中华医学会妇产科学分会感染性疾病协作组.盆腔炎症性疾病诊治规范(草案).中华妇产科杂志,2014,49 (6): 401-403.

(冯 晴)

第二十一章

妊娠期和哺乳期用药

第一节　妊娠期用药

【概述】

妊娠期是指卵子与精子结合至分娩的约 40 周时间,妊娠 1~3 个月为妊娠早期,4~6 个月为妊娠中期,7 个月至分娩为妊娠晚期。药物的体内过程,孕妇显然不同于非孕妇女,妊娠期间机体对药物的敏感性发生改变,且药物可能对胎儿产生特殊影响。因此,对患病孕妇治疗药物的选择,准确了解药物对孕妇、胎儿的安全性具有至关重要的意义。

妊娠期用药要考虑到 2 个方面的因素:①药物可透过血胎屏障进入羊水和胎儿循环,对胎儿产生作用。有些药物进入胎膜甚少或对胚胎的危害较轻。但也有一些药物却有较强的危害胚胎的作用,属致畸药物。②药物影响妊娠过程。药物可引起子宫收缩而导致流产,如奎宁等。

药物对不同时期胚胎(胎儿)的影响根据妊娠的不同时期而不同。①受精和着床期:时间为从受精起到怀孕第 17 天。在这一时期内,药物有何作用知之尚少,通过动物实验可了解某些药物的作用。在药物作用下,受损的胚胎往往引起流产。有些药物在体内潴留的时间较长,故想要怀孕的妇女也应注意,要求在受精前 15~30 天停药,以保证安全。精子的质量也是一个重要的决定因素,在受精期间,男方服用药物可能影响胚胎的质量。②器官形成期:

时间为怀孕第 18~55 天。在此期内服用一些药物可能造成畸胎,但只有明显的畸形在出生时才可观察到。有一些微小的畸形往往不被发觉,但会影响机体的功能。有些致畸作用是迟发的,如母亲在怀孕期间服用己烯雌酚,所生下的女孩到青春发育期时可出现阴道腺病甚至阴道上皮癌。③生长发育期:时间为怀孕 56 天后至出生前。在此期间,许多药物可影响胎儿的器官功能,如抗甲状腺药可致新生儿甲状腺功能低下症;四环素影响骨和牙的发育;氨基糖苷类可致听神经损害;一些可致依赖性的药物引起新生儿药物依赖性(戒断综合征);强烈的前列腺素合成抑制剂(如吲哚美辛等)在妊娠后期可致胎儿动脉导管早闭等。

【妊娠期使用药物危险性分级标准】

美国 FDA 颁布妊娠期使用药物危险等级的分类,某些药物由于其危害性可因其用药持续时间不同而构成不同的危害级别,其分级标准如下(表 21-1):

1. A 级　在有对照组的研究中,妊娠 3 个月的妇女未见到对胎儿危害的迹象(也没有对其后 6 个月危害性的证据),可能对胎儿的影响甚微。

2. B 级　在动物繁殖性研究中(并未进行孕妇的对照研究)未见到对胎儿的影响。在动物繁殖性研究中表现有不良反应,并未在妊娠 3 个月的妇女中得到证实(也没有对其后 6 个月危害性的证据)。

3. C 级　动物实验中证明对胎儿有不良反应(致畸或杀死胚胎),但并未在孕妇中进行对照研究。本类药物只有在权衡对孕妇的好处大于对胎儿的危害之后方可应用。

4. D 级　有对胎儿危害性的明确证据,尽管有危害性,但孕妇用药后有绝对的好处(例如孕妇受到死亡的威胁或患有严重的疾病,应用其他药物虽然安全但无效时),仍然要用。

5. X 级　在动物或人的研究表明它可致胎儿异常,孕妇应用这类药物显然是无益的。本类药物禁用于妊娠或即将妊娠的患者。

表 21-1　妊娠期使用药物危险性等级

药物类别	药物危险性等级
抗组胺药	布克力嗪(C)、氯苯那敏(B)、西咪替丁(B)、赛庚啶(B)、苯海拉明(B)、茶苯海明(C)、羟嗪(C)、美克洛嗪(B)、异丙嗪(C)、美吡拉敏(C)
抗阿米巴病药	卡巴胂(D)、双碘喹啉(C)
驱肠虫药	哌嗪(B)、噻嘧啶(C)、吡维铵(C)
抗疟药	氯喹(D)、伯氨喹(C)、乙胺嘧啶(C)、奎宁(C)
抗滴虫药	甲硝唑(C)
抗生素	阿米卡星(Cm)、庆大霉素(C)、卡那霉素(D)、新霉素(D)、链霉素(D)、妥布霉素(C)、头孢菌素类(B)、青霉素类(B)、四环素(D)、地美环素(D)、美他环素(D)、米诺环素(D)、土霉素(D)、金霉素(D)、杆菌肽(C)、氯霉素(C)、克林霉素(B)、红霉素(B)、林可霉素(B)、新生霉素(C)、竹桃霉素(C)、多黏菌素 B(B)、万古霉素(C)
其他抗菌药	磺胺类药物(B/D)、甲氧苄啶(C)、呋喃唑酮(C)、呋喃妥因(B)、孟德立酸(C)、乌洛托品(B)、萘啶酸(B)
抗结核药	对氨基水杨酸(C)、乙胺丁醇(B)、异烟肼(C)、利福平(C)
抗真菌药	两性霉素 B(B)、克霉唑(B)、灰黄霉素(C)、咪康唑(B)、制霉菌素(B)
抗病毒药	金刚烷胺(C)、碘苷(C)、阿糖腺苷(C)

续表

药物类别	药物危险性等级
抗肿瘤药	甲氨蝶呤(X)、硫唑嘌呤(D)、博来霉素(D)、白消安(D)、苯丁酸氮芥(D)、顺铂(D)、环磷酰胺(D)、阿糖胞苷(D)、放线菌素D(D)、柔红霉素(D)、多柔比星(D)、氟尿嘧啶(D)、氮芥(D)、美法仑(D)、巯嘌呤(D)、甲氨蝶呤(D)、普卡霉素(D)、丙卡巴肼(D)、塞替派(D)、长春碱(D)、长春新碱(D)
自主神经系统药物	拟胆碱药乙酰胆碱(C)、新斯的明(C)、喷他佐辛(B/D)、哌替啶(B/D)、美沙酮(B/D)、芬太尼(B/D)、溴吡斯的明(C)、依酚氯铵(C)、毛果芸香碱(C)、毒扁豆碱(C)、烯丙吗啡(D)、纳洛酮(C)
抗胆碱药	阿托品(C)、颠茄(C)、苯甲阿托品(C)、后马托品(C)、莨菪碱(C)、东莨菪碱(C)、溴丙胺太林(C)、苯海索(C)
拟肾上腺素药	肾上腺素(C)、去甲肾上腺素(D)、异丙肾上腺素(C)、麻黄碱(C)、美芬丁胺(C)、间羟胺(D)、甲氧明(D)、去氧肾上腺素(D)、特布他林(D)、多巴胺(C)、多巴酚丁胺(C)
抗肾上腺素药	普萘洛尔(C)
肌松药	异卡波肼(C)、去甲替林(D)、苯乙肼(C)、反苯环丙胺(C)、十烃溴铵(C)
中枢神经系统药物	中枢兴奋药咖啡因(B)、右苯丙胺(D)、哌甲酯(C)
解热镇痛药	对乙酰氨基酚(B)、阿司匹林(C/D)、非那西丁(B)、右丙氧芬(C/D)、双水杨酯(C/D)、水杨酸钠(C/D)
非甾体抗炎药	非诺洛芬(B/D)、布洛芬(B/D)、吲哚美辛(B/D)、甲氯芬那酸(B/D)、萘普生(Bm/D)、羟布宗(D)、保泰松(D)、舒林酸(B/D)、托美丁(B/D)

续表

药物类别	药物危险性等级
镇痛药	阿法罗定(B/D)、抗肾上腺素药可待因(B/D)、吗啡(B/D)、阿片(B/D)、樟磺咪芬(C)
镇静催眠药	异戊巴比妥(C)、戊巴比妥(C)、苯巴比妥(B)、司可巴比妥(C)、水合氯醛(C)、乙醇(C/X)、地西泮(D)、氯氮䓬(D)、甲丙氨酯(D)、甲喹酮(D)、奥沙西泮(C)、硝西泮(C)
安定药	氯丙嗪类(C)、氟哌利多(C)、锂盐(D)、噻吨类(C)
抗抑郁药	阿米替林(D)、多塞平(C)、丙米嗪(D)、地塞米松(C)、泼尼松(B)、泼尼松龙(B)
血管扩张药	亚硝酸异戊酯(C)、双嘧达莫(C)、硝酸异山梨酯(C)、戊四硝酯(C)、硝酸甘油(C)、妥拉唑林(C)
强心苷	醋洋地黄毒苷(B)、洋地黄(B)、地高辛(B)、洋地黄毒苷(B)、去乙酰毛花苷(B)、毛花苷丙(B)、溴苄铵(C)、丙吡胺(C)、奎尼丁(C)、维拉帕米(C)
抗高血压药	卡托普利(C)、可乐定(C)、二氮嗪(D)、六甲溴铵(C)、肼屈嗪(B)、甲基多巴(C)、米诺地尔(C)、硝普钠(D)、帕吉林(C)、哌唑嗪(C)、利血平(D)
利尿药	乙酰唑胺(C)、阿米洛利(Bm)、氯噻嗪类(D)、依他尼酸(D)、呋塞米(C)、甘油(D)、甘露醇(C)、螺内酯(D)、氨苯蝶啶(D)、尿素(D)
消化系统药物	地芬诺酯(C)、洛哌丁胺(C)、复方樟脑酊(B/D)、二甲硅油(C)
肾上腺皮质激素	氢化可的松(D)、倍他米松(C)、胰岛素(B)、氯磺丙脲(D)
孕激素	孕激素类(X)、口服避孕药(D)
甲状腺激素	降钙素(B)
雌激素	己烯雌酚(X)、雌二醇(D)

　　说明:FDA颁布的危害等级标准中,大部分药物的危害性级别由制药厂按上述标准拟订;有少数药物的危害性级别是由某些专家拟订的。某些药物标有2个不同的危害性级别,是因为其危害性可因其用药持续时间不同所致。

特殊说明：

ABCDX 分类方法虽然简单易行，但也存在分类系统过于简单，不能反映出有效的可用信息，未能有效地传递妊娠期、哺乳期及潜在备孕男女的用药风险等缺点。因此，2014 年 12 月，美国 FDA 发布了一项指导草案，制定新式的"怀孕与哺乳期标示规则"（pregnancy and lactation labeling rule，PLLR），并以格式化的文字说明，取代简化的字母分类系统。新式的 PLLR 标示法包括三个小节的具体内容：妊娠期、哺乳期、对女性和男性生殖系统影响。每个小节都会有风险概要、支持性数据的讨论，以及协助医务人员开具处方与咨询决策的相关信息。

但目前国内大部分药品说明书尚未参照美国 FDA 的新规进行修订，故本书仍暂应用 ABCDX 分类法则来指导妊娠期临床用药。

【注意事项】

1. 必须有明确的指征，避免不必要的用药。

2. 必须在医师指导下用药，不要擅自使用药物。

3. 能用 1 种药物的情况，避免联合用药。

4. 能用疗效肯定的药物，避免尚未确定对胎儿有不良影响的新药；能用小剂量药物，避免大剂量药物。

5. 严格掌握药物的剂量和用药时间，注意及时停药。妊娠早期若病情允许，尽量推迟到中、晚期再用药。

6. 若病情允许，在妊娠早期应用对胚胎、胎儿有害的致畸药物应先终止妊娠，随后再用药。

第二节　哺乳期用药

【概述】

哺乳期因处于特殊时期，不当用药可影响乳汁分泌或使药物通过乳汁进入婴儿体内影响婴儿的生长发育。哺

乳期用药需考虑以下几个方面的因素:

1. 影响乳汁分泌的药物　一些药物可通过不同的机制,增加或减少乳汁分泌。

(1)增加乳汁分泌或促进乳房发育的药物

1)氯丙嗪、舒必利:减少催乳素抑制因子分泌而增加乳汁分泌。

2)西咪替丁:有抗雄激素作用(可能是促进雄激素代谢),可促进乳房发育和泌乳。

(2)抑制乳汁分泌的药物

1)溴隐亭:抑制催乳素分泌,减少泌乳。

2)雌激素:促使乳腺导管增生;大剂量抑制腺垂体的催乳素释放而减少泌乳。

3)呋塞米(速尿):减少泌乳(可能与大量利尿有关)。

2. 药物进入乳汁及对乳儿的影响　许多药物可透过血乳屏障,进入乳汁而影响乳儿。药物进入乳汁的能力与其性质相关。小分子药物较易进入乳汁,而大分子药物则不易进入。蛋白结合率低和脂溶性较强的药物较易进入乳汁,而蛋白结合率高的药物则相对不易进入乳汁。有机碱类药物较易进入乳汁,而有机酸类药物则相对进入较少。可以利用药物进入乳汁来给乳儿喂药。如用苯海拉明治疗婴儿皮肤过敏性疾患,可让母亲服用常用剂量,通过哺乳,乳儿可获得需要量的药物。

【哺乳期使用药物危险性等级】

1. L1 最安全　许多哺乳母亲服药后没有观察到对婴儿的副作用会增加。在哺乳期妇女的对照研究中没有证实对婴儿有危险,可能对喂哺婴儿的危害甚微;或者该药物在婴儿不能口服吸收利用。

2. L2 较安全　在有限数量的对哺乳母亲用药的研究中没有证据显示副作用增加和/或哺乳母亲使用该种药物有危险性的证据很少。

3. L3 中等安全　没有在哺乳期妇女进行对照研究,

但喂哺婴儿出现不良反应的危害性可能存在;或者对照研究仅显示有很轻微的非致命性的副作用。本类药物只有在权衡对婴儿的利大于弊后方可应用。没有发表相关数据的新药自动划分至该等级,不管其安全与否。

4. L4 可能危险 有对喂哺婴儿或母乳制品的危害性的明确证据。但哺乳母亲用药后的益处大于对婴儿的危害,例如母亲处在危及生命或严重病的情况下,而其他较安全的药物不能使用或无效。

5. L5 禁忌 对哺乳母亲的研究已证实对婴儿有明显的危害或者该药物对婴儿产生明显危害的风险较高。在哺乳期妇女应用这类药物显然是无益的。本类药物禁用于哺乳期妇女。

【哺乳期安全用及慎用、禁用药物简介】

1. 抗生素、磺胺类、抗真菌类

(1)安全用药:青霉素 V 钾、阿莫西林、头孢拉定、红霉素。

1)青霉素 V 钾、阿莫西林等的毒性较小,在乳汁中的含量中等,不经代谢由尿排出,对婴儿基本无影响,可用(但要排除过敏体质)。

2)头孢拉定的极性低,极少进入血脑屏障,对婴儿安全,可用。

3)红霉素的毒性低,可用。

(2)慎用药物:氨苄西林丙磺舒、头孢羟氨苄、头孢呋辛、头孢克洛、罗红霉素、琥乙红霉素、阿奇霉素。

1)氨苄西林丙磺舒应慎用,因为丙磺舒可提高氨苄西林的血药浓度,延长其半衰期,而新生儿排泄青霉素的速度很慢,更易发生过敏反应。

2)头孢羟氨苄、头孢呋辛、头孢克洛等对婴儿的作用未知,慎用。

3)罗红霉素、琥乙红霉素、阿奇霉素等在乳汁中的含量高,有肝、肾毒性,可引起恶心、呕吐、腹泻等,慎用。

(3)禁用药物:链霉素、庆大霉素、卡那霉素、阿米卡星、磺胺类、四环素、土霉素、米诺环素、酮康唑、氟康唑、伊曲康唑、盐酸多西环素、克林霉素、林可霉素、甲硝唑和替硝唑、呋喃妥因。

1)链霉素、庆大霉素、卡那霉素、阿米卡星对新生儿的第八对脑神经和肾脏都有损害,禁用。

2)磺胺类在乳汁中的含量多少不等,可使婴儿出现高胆红素血症甚至黄疸。此外,对缺少葡萄糖-6-磷酸脱氢酶的婴儿,还可导致溶血性贫血,禁用(尤其是长效制剂)。

3)四环素类如四环素、土霉素、米诺环素等的脂溶性强,易向乳汁转运,沉积在乳儿的牙齿和骨骼中,使其牙齿永久性着色,牙釉质发育不良并抑制其骨骼生长,禁用。

4)酮康唑、氟康唑、伊曲康唑、盐酸多西环素、克林霉素、林可霉素等因毒性大,禁用。

5)甲硝唑和替硝唑在乳汁中的含量较多,长期应用可使新生儿血液障碍、恶心、呕吐并可致癌,禁用。

6)呋喃妥因可使缺乏葡萄糖-6-磷酸脱氢酶的乳儿发生溶血性贫血,禁用。

7)但制霉菌素和克霉唑可局部用药。

2. 解热镇痛类

(1)安全用药:对乙酰氨基酚、布洛芬。在婴儿尿中未发现对乙酰氨基酚、布洛芬原型药物或代谢产物,其安全、可用。

(2)慎用药物:阿司匹林、吲哚美辛。乳汁中的阿司匹林、吲哚美辛含量多,可阻止血小板聚集并同胆红素竞争与血浆白蛋白的结合。小剂量安全,长期大量应用易引起婴儿出血、黄疸、酸中毒和惊厥,应慎用。

3. 降血糖药

(1)安全用药:胰岛素是治疗妊娠合并糖尿病最的安全的药物,虽能进入乳汁,但对乳儿无害,可用。哺乳期应降至妊娠期剂量的75%。

(2)禁用药物:甲苯磺丁脲可分泌至乳汁中,引起新生儿黄疸和低血糖,不宜应用。

4. 镇静安眠类

(1)慎用药物:苯巴比妥、水合氯醛。

1)苯巴比妥:乳母用药后,婴儿肝和脑内的药物浓度较高且有蓄积,长期用药一旦停药会出现停药反应并导致高铁血红蛋白症,应慎用。

2)水合氯醛:使乳儿昏睡,偶发皮疹,应慎用。

(2)禁用药物:地西泮。在乳汁中的含量中等,易在婴儿体内蓄积,使其倦怠、嗜睡、吸吮力下降、体重减轻并诱发高胆红血症,应避免应用。

5. 维生素类

慎用药物:维生素 D、维生素 K。维生素 D 过量可使婴儿血钙过高、智力发育障碍,应慎用;维生素 K 过量可使婴儿肝损害,发生高胆红素血症及核黄疸,应慎用。

6. 麻醉止痛类

慎用药物:哌替啶、吗啡。哌替啶、吗啡在乳汁中的含量虽少,但长期应用可使婴儿成瘾,引起明显的呼吸抑制,慎用。

7. 激素类

(1)安全用药:甲状腺素及抗甲状腺素药(哺乳期用药应进行随访)、左甲状腺素。

1)甲状腺素及抗甲状腺素药:甲巯咪唑可随乳汁分泌,因量极少,不影响乳儿的甲状腺功能,但哺乳期用药应进行随访。

2)左甲状腺素:难以进入乳汁,可用。

(2)慎用药物:泼尼松、地塞米松、丙酸倍氯米松、己烯雌酚、甲地孕酮、炔诺酮、甲羟孕酮。

1)糖皮质激素:如泼尼松、地塞米松、丙酸倍氯米松等可抑制婴儿生长,降低其机体免疫力,使之发育迟缓,应慎用。

2)性激素、孕激素:如己烯雌酚、甲地孕酮、炔诺酮、甲羟孕酮等抑制母体泌乳,慎用。

(3)禁用药物:复方炔诺酮、放射性碘、硫脲嘧啶、丙硫氧嘧啶。

1)口服避孕药(雌激素):如复方炔诺酮,可减少母体泌乳和乳汁中的蛋白质、脂肪、钙质。在乳汁中的含量多,可使男婴乳房增大、女婴阴道上皮增生、月经初潮提前,禁用。

2)放射性碘、硫脲嘧啶、丙硫氧嘧啶:会引发乳儿甲状腺肿大和粒细胞减少症,禁用。

8. 胃肠道用药

(1)安全用药:甲氧氯普胺、复方氢氧化铝。

1)甲氧氯普胺:服用后的 3~4 小时内应避免哺乳,疗程限制在 10~14 天。

2)复方氢氧化铝:难以吸收,在乳汁中的含量低,可用。

(2)慎用药物:瑞巴派特、奥美拉唑、多潘立酮、阿苯达唑、阿托品。

1)瑞巴派特、奥美拉唑、多潘立酮:可向母乳中转移,慎用。

2)阿苯达唑:抑制泌乳,慎用。

3)阿托品:大量应用时通过乳汁排泄,引起乳儿瞳孔散大、烦躁、高热、皮肤干燥并抑制母体泌乳,慎用。

(3)禁用药物:硫酸镁、西咪替丁、果胶铋、莫沙必利、西沙必利、雷尼替丁、法莫替丁、兰索拉唑。

1)硫酸镁:能运转到乳汁中,使婴儿出现腹泻、呼吸困难,最好不用。

2)西咪替丁:已证实对乳儿的肝功能有影响,并抑制其胃酸分泌,禁用。

3)果胶铋、莫沙必利、西沙必利:安全性尚未确定,避免应用。

4)雷尼替丁、法莫替丁、兰索拉唑:对婴儿的毒性较大,禁用。

9. 抗肿瘤药　可抑制婴儿的机体免疫和骨髓造血功能,禁用。在治疗中妇女禁止哺乳。

10. 抗结核药

禁用药物:异烟肼、乙胺丁醇、吡嗪酰胺、利福平等进入乳儿体内的药量虽微乎其微,但其代谢物对婴儿的肝和神经有毒性,可引起贫血、便秘、恶心,禁用。

11. 心血管类

(1)安全用药:普萘洛尔、美托洛尔、呋塞米。

1)β受体拮抗剂:普萘洛尔、美托洛尔等在乳汁中的含量低,可用。

2)呋塞米:不分泌至乳汁中,可用。

(2)禁用药物:利尿药氢氯噻嗪可抑制泌乳,并影响婴儿的水、电解质平衡,避免使用。

12. 强心苷

安全药物:地高辛可分泌至乳汁中,但婴儿的吸收率仅为1%,可用。

13. 抗心律失常药

(1)安全药物:维拉帕米分泌至乳汁中的量少,未见有副作用,可用(若与地高辛合用时应减少后者的剂量)。

(2)禁用药物:奎尼丁、利多卡因、美西律、普罗帕酮、氯化钾、胺碘酮等大多在婴儿体内的含量接近于治疗浓度,有潜在毒性,产生中枢神经抑制,禁用。

14. 抗心绞痛药

禁用药物:硝酸甘油、硝酸异山梨酯、硝苯地平、地尔硫䓬、舒血宁等的临床研究不充分,最好不用。

15. 抗高血压药

禁用药物:利血平、卡托普利、尼莫地平、尼群地平。利血平可使婴儿出现鼻塞、发绀、食欲缺乏、腹泻等,不宜应用;卡托普利影响新生儿的肾功能,禁用;尼莫地平、尼群地平的临床研究尚不充分,应避免使用。

16. 止咳平喘类   大多数止咳平喘药对母婴是安全的,但最好在哺乳后给药,以尽量减少婴儿的摄入量。如婴儿出现激惹表现,则提示有毒性反应。

慎用药物:可待因、氨茶碱。可待因自乳汁排出,可引起婴儿嗜睡、便秘、心动过缓,应慎用。乳母应用常规剂量的氨茶碱后,约有10%的药量进入乳汁,引起婴儿兴奋、烦躁不安,对其心脏亦有一定的影响,应慎用。

17. 抗凝血药

安全药物:华法林、肝素在哺乳期应用是安全的。

18. 抗抑郁药、抗精神病药

(1)慎用药物:氯丙嗪、双嘧达莫、氨氯地平、氯丙嗪能增加乳母溢乳并使婴儿嗜睡,应慎用。

(2)禁用药物:碳酸锂、氟哌噻吨美利曲辛、曲唑酮、氟西汀、帕罗西汀、文拉法辛、阿米替林。

1)碳酸锂易进入乳汁,使婴儿发绀、体温异常下降,禁用。

2)氟哌噻吨美利曲辛、曲唑酮、氟西汀、帕罗西汀、文拉法辛、阿米替林等对婴儿的长效作用尚未进行广泛研究,不宜应用。

19. 抗组胺药

(1)安全药物:氯苯那敏、阿司咪唑、异丙嗪在哺乳期应用是安全的。

(2)慎用药物:苯海拉明、特非那定、氯雷他定、赛庚啶可使婴儿有精神症状的改变,有较高的风险,应慎用。

20. 抗癫痫药

(1)安全用药:卡马西平、丙戊酸钠虽能进入乳汁,但对乳儿无毒副作用,可用。

(2)慎用药物:氯硝西泮、苯妥英钠。

1)氯硝西泮可引起婴儿肌张力降低、呼吸困难、应慎用。

2)苯妥英钠虽在乳汁中的含量低,但可抑制中枢神经,若母亲用最小治疗剂量,在严密观察下可哺乳。

【注意事项】

1. 应避免应用禁用药物,如必须应用,应停止哺乳。

2. 需用慎用药物时,应在临床医师指导下用药,并密切观察婴儿的反应并且知情选择。值得注意的是,企图通过挤空乳房来清除乳汁中的药物是徒劳的。

3. 确定乳母的用药指征并选择疗效好、半衰期短的药物。剂量大或疗程长时,应检测婴儿的血药浓度。

4. 用药途径以口服或局部用药最好,尽可能应用最小有效剂量,不要随意加大剂量。

5. 母亲可在授乳后立即用药,并适当延长距离下次哺乳的时间,有利于婴儿吸吮乳汁时避开血药浓度高峰期。

6. 母亲必须用药,但该药对婴儿的安全性又未能证实时,应暂停哺乳或改为人工喂养。

【妊娠期及哺乳期常用药物安全性一览表】

药物名称	哺乳危险性等级	妊娠危险性等级
常用的解热镇痛药		
对乙酰氨基酚	L1	B
布洛芬	L1	B 妊娠头 6 个月 D 妊娠后 3 个月
阿司匹林	L3	C 妊娠头 6 个月 D 妊娠后 3 个月
常用的抗生素		
青霉素 G	L1	B
氨苄西林	L1	B
阿莫西林	L1	B
羧苄西林	L1	B
双氯西林	L1	B
氯唑西林	L2	B
头孢氨苄	L1	B
头孢羟氨苄	L1	B

续表

药物名称	哺乳危险性等级	妊娠危险性等级
头孢唑林	L1	B
头孢拉定	L1	B
头孢噻吩	L2	B
头孢克洛	L2	B
头孢西汀	L1	B
头孢呋辛	L2	B
头孢罗齐	L1	C
头孢噻肟	L2	B
头孢曲松	L2	B
头孢他啶	L1	B
头孢唑肟	L1	B
头孢地尼	L2	B
头孢克肟	L2	B
头孢哌酮	L2	B
头孢吡肟	L2	B
阿莫西林克拉维酸钾	L1	B
氨苄西林舒巴坦	L2	B
氨曲南	L2	B
亚胺培南	L2	C
美罗培南	L3	B
红霉素	L1 L3 新生儿早期	B
阿奇霉素	L2	C

续表

药物名称	哺乳危险性等级	妊娠危险性等级
克拉霉素	L2	B
林可霉素	L2	B
克林霉素	L2	B
阴道用克林霉素	L2	B
庆大霉素	L2	C
阿米卡星	L2	C
卡那霉素	L2	D
链霉素	L3	D
妥布霉素	L3	C
四环素	L2	D
多西环素	L3 短期使用 L4 长期使用	D
氯霉素	L4	C
氧氟沙星	L2	C
诺氟沙星	L3	C
环丙沙星	L3	C
呋喃妥因	L2	B
呋喃唑酮	L2 L4 新生儿早期	C
万古霉素	L1	C
莫匹罗星软膏	L1	B
奎宁	L2	D
氯喹	L3	C
吡喹酮	L2	B

药物名称	哺乳危险性等级	妊娠危险性等级
阿苯达唑	L3	C
甲硝唑	L2	B
甲硝唑阴道栓	L2	B
替硝唑	L2	C
常用抗结核药		
异烟肼	L3	C
利福平	L2	C
乙胺丁醇	L2	B
常用的抗病毒药		
金刚烷胺	L3	C
阿昔洛韦	L2	C
伐昔洛韦	L1	B
利巴韦林	L4	X
常用的抗真菌药		
两性霉素 B	L3	B
制霉菌素	L1	B
克霉唑	L1	B 外用制剂 C 口服制剂
咪康唑	L2	C
酮康唑	L2	C
常用的抗过敏药		
苯海拉明	L2	C
茶苯海明	L2	B
异丙嗪	L2	C

续表

药物名称	哺乳危险性等级	妊娠危险性等级
氯苯那敏	L3	B
氯雷他定	L1	B
西替利嗪	L2	B
泼尼松	L2	C
地塞米松	L2	C
布地奈德	L2	C
局部用氢化可的松	L2	C
呼吸系统疾病常用药物		
右美沙芬	L1	C
可待因	L3	C
色甘酸钠	L1	B
茶碱	L3	C
异丙托品	L2	B
沙丁胺醇	L1	C
特布他林	L2	B
伪麻黄碱	L3 短期使用 L4 长期使用	C
愈创甘油醚	L2	C
蓖麻油	L3	X
硫酸镁	L1	B
消化系统疾病常用药物		
阿托品	L3	C
多潘立酮	L1	C

续表

药物名称	哺乳危险性等级	妊娠危险性等级
西沙必利	L2	C
硫糖铝	L2	B
西咪替丁	L2	B
雷尼替丁	L2	B
泮托拉唑	L1	B
奥美拉唑	L2	C
心血管系统疾病常用药物		
地高辛	L2	C
维拉帕米	L2	C
尼莫地平	L2	C
硝苯地平	L2	C
普萘洛尔	L2	C
美托洛尔	L3	B
倍他洛尔	L3	C
马来酸依那普利	L2	C 妊娠头 3 个月 D 妊娠后 6 个月
卡托普利	L2	D
影响内分泌系统的常用药物		
左旋甲基炔诺酮	L2	X
左旋甲基炔诺酮	L2	X
炔诺酮	L1	X
米非司酮	L3 非妊娠患者 L5 妊娠患者	X
氯米芬	L3 哺乳后期 L4 产后早期	X

续表

药物名称	哺乳危险性等级	妊娠危险性等级
胰岛素	L1	B
阿卡波糖	L3	B
二甲双胍	L1	B
格列本脲	L2	B
丙硫氧嘧啶	L2	D
卡比马唑	L3	D
左甲状腺素	L1	A
促甲状腺激素	L1	C
降钙素	L3	C
维生素及矿物质		
维生素 A	L3	A
维生素 B_2	L1	A
维生素 B_6	L2 L4 大剂量使用	A
维生素 B_{12}	L1	A
叶酸	L1	A 妊娠头 6 个月 C 妊娠后 3 个月
维生素 C	L1	A 妊娠头 6 个月 C 妊娠后 3 个月
维生素 D	L2	A
维生素 E	L2	A
维生素 K_1	L1	C
锌盐	L2	C
右旋糖酐铁	L2	C

续表

药物名称	哺乳危险性等级	妊娠危险性等级
神经系统疾病的常用药物		
氯丙嗪	L3	C
阿普唑仑	L3	D
地西泮	L3	D
丙米嗪	L2	D
卡马西平	L2	C
疫苗类		
白喉、破伤风类毒素	L2	B
乙肝免疫球蛋白	L2	B
乙型肝炎疫苗	L2	C
甲型肝炎疫苗	L2	C
流感疫苗	L1	C
脑膜炎球菌疫苗	L1	C
水痘疫苗	L2	C
风疹病毒减毒活疫苗	L2	X
麻疹、腮腺炎和风疹联合病毒活疫苗	L2	X
口服脊髓灰质炎疫苗	L2	C
炭疽菌苗	L3	C
霍乱菌苗	L3	C
伤寒菌苗	L2	C
狂犬病疫苗	L3	C

参考文献

［1］谢幸, 孔北华, 段涛. 妇产科学. 9 版. 北京：人民卫生出版社, 2018: 59-60.

［2］CARL P W, CATALIN B. 妊娠哺乳期用药指南. 2 版. 孙路路, 译. 北京：人民军医出版社, 2014.

［3］THOMAS W H. Medications and mothers milk. Berlin: Springer Publishing Company, 2018.

［4］蒋式时, 邵守进, 陶如风. 妊娠期哺乳期用药. 2 版. 北京：人民卫生出版社, 2010.

（李立杰）

52检